Dr. med. Antje-Katrin Kühnemann

Bleiben Sie gesund mit mir!

Dr. med. Antje-Katrin Kühnemann

Bleiben Sie gesund mit mir!

Was Sie am meisten interessiert

Hier meine Antworten

Auch zur Schönheit

Mosaik

Layout und Satz: Petra Dorkenwald
Grafik, Design & Artwork, München
Druck und Bindung: Mohn Media GmbH, Gütersloh
Printed in Germany
ISBN 3-576-11408-4

Inhalt

Atemwege

Umwelt

Ernährung

Kreislauf

Venen

Stoffwechsel

Schilddrüse

Speiseröhre

Magen

Darm

Leber

Blase

Niere

Männerkrankheiten

Potenz

Brustkrebs

Wechseljahre

Knochen

Sport für Senioren

Gehirn – Nerven – Seele

Naturheilkunde

Homöopathie

Medikamente

Schmerzen

Rheuma

Inhalt

Haut

Schönheit

Zähne

Augen

Ohr

Vorsorge

Vorwort

Was machen die anderen, wovon ich noch nichts weiß? Womit halten sie sich fit und jung und sind so aktiv? Gibt es doch besondere Mittel und Wege?

Soll man tatsächlich Magnesium schlucken oder auch Kalzium oder Selen? Oder am besten von allem etwas und wie viel? Schützt Vitamin E wirklich vor Alzheimer? Sind Melatonin, Wachstumshormone oder DHEA Wundermittel oder Teufelszeug – oder nichts von beidem?

Das alles sind Fragen, die mir immer wieder gestellt werden. Möchten Sie auch die Antworten wissen? Hier sind sie. Ich versuche mit diesem Buch, sie Ihnen zu geben.

Am liebsten geht's mir gut – das können wir wohl alle unterschreiben. Allzu oft sind wir aber selber diejenigen, die verhindern, dass es uns gut geht. Wie wir uns selbst weniger im Weg stehen, was wir uns Gutes tun und wie wir vermeintlich Gutes besser lassen können, das möchte ich Ihnen sagen. Ob es etwas gibt, das wir schlucken können oder besser nicht. Dass Gesundheit und Genießen sich nicht ausschließen.

Und ich möchte dazu motivieren, sich aufzumachen, die Gesundheit selbst in die Hand zu nehmen, sich und seinen Körper so kennen zu lernen, dass Sie nicht nur wissen, was gut tut, sondern es auch machen.

Ich möchte einen Bogen spannen, von der richtigen Bewegung über ein gesundes Maß an sportlicher Belastung, über die Lust am Leben, auch in der Sexualität, bis hin zur Frage, was unsere Seele krank macht, vor allem aber, wie wir uns bei uns selbst wohl fühlen können. Es geht um äußere und innere Schönheit, um Falten und Lachfältchen, um Narben auf der Haut und auf der Seele. Es geht um Ernährung, die Frage, wie hoch das Cholesterin wirklich sein darf. Es geht um die Angst vor Herzinfarkt und Schlaganfall, genauso wie um das Kreuz mit dem Kreuz, neue Operationstechniken, auch an Hüfte und Knie.

Dieses Buch ist absichtlich kein Lexikon. Ich möchte ganz subjektiv die Fragen auswählen und die Antworten geben, von denen ich glaube, dass sie Sie am meisten interessieren. Und voilà, hier ist das Buch. Ich habe es geschrieben, für Sie geschrieben. Ich möchte Ihnen sagen: Bleiben Sie gesund mit mir!

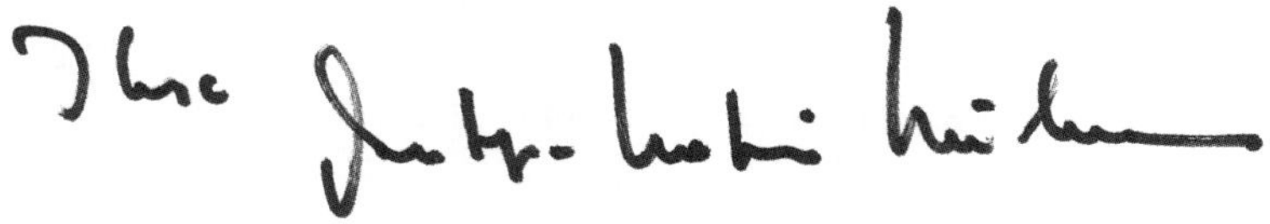

Jungbrunnen?

Melatonin: »Wenn das alles stimmt, dann muss ich es unbedingt auch mal probieren.«

Kann man es jemandem übel nehmen, der bei den Meldungen über wahre Wunderwirkungen von Melatonin so denkt? Da soll man mit neunzig noch fit und elastisch, frei von jeglichen Beschwerden mit dem Enkel um die Wette Rollerblades fahren. Ob Herz oder Knochen, Haut oder Haare, alles wird geschützt, vor allem aber die Wachheit des Gehirns. Selbst gegen Krebs, ob Prostata oder ganz besonders Brust, soll eine Schutzwirkung vorhanden sein. Selbstverständlich wird das Immunsystem ohne große Mühe auf Vordermann gebracht, um mit allen Krankheiten fertig zu werden, bis hin zu einer möglichen Hilfe bei Aids. Und mit dem Schlafen geht es endlich genauso problemlos wie mit der Überwindung jeglicher Zeitverschiebung. Man ist ganz einfach voll im Takt und super drauf.

Dass Skepsis angebracht ist, wissen nicht nur die Autoren dieser Meldungen. Deshalb schreiben sie auch immer dann, wenn man kurz davor ist, nichts sehnlicher zu wünschen, als endlich diese Wunderpille schlucken zu dürfen: Wir können natürlich nicht sagen, ob sie auch Ihnen hilft und für Sie richtig ist, das müssen Sie Ihren Arzt fragen.

Aber wie sollte ein Arzt etwas beurteilen, das er noch nicht wissen kann, weil es darüber noch kein Wissen gibt.

Aus einigen Tierversuchen und theoretischen Überlegungen lassen sich zwar Vermutungen anstellen, was aber wirklich auf den Menschen zutrifft, vor allem auch an unerwünschten Wirkungen, das muss erst untersucht werden. Bedenkenloses Schlucken könnte sonst in einigen Jahren zu bösen Überraschungen führen.

Was ist bisher bekannt und was sind Hypothesen?

Melatonin ist das Hormon der Zirbeldrüse im Gehirn. Seine Hauptaufgabe ist die Steuerung des Schlaf-Wach-Rhythmus. Nachts, bei Dunkelheit, steigt der Hormonspiegel an. Tagsüber, unter Sonneneinwirkung, ist er niedrig. Einige Untersuchungen sprechen dafür, dass zu geringe nächtliche Melatoninspiegel Schlafstörungen hervorrufen können. Dass in diesem Fall an eine Melatoninergänzung gedacht wird, ist naheliegend. Tagsüber muss der Spiegel abfallen, damit wir wach und aktiv sind. In dunklen Jahreszeiten bleibt der Melatoninspiegel auch tagsüber erhöht. Empfindliche Menschen sind dann nicht nur müde, sie können mit Depressionen reagieren. Man spricht von der »Winterdepression«. Für die Betroffenen wäre es daher am besten, wenn sie eine Reise in sonnige Länder machen könnten. Geht das nicht, dann erfolgt die Behandlung mit künstlichem Licht, um den Melatoninspiegel abzusenken. Es wäre also geradezu verheerend, wenn solche Betroffenen nun noch zusätzlich Melatonin schlucken würden. Ganz besonders schlimm wäre es, wenn sie das am Tag machen würden.

Welche theoretischen Überlegungen stehen nun hinter der Behauptung, man würde sich so besonders fit und toll und jung fühlen? Dabei geht es um indirekte Auswirkungen von Eigenschaften, die für die Substanz vermutet, aber noch nicht in Einzelheiten bewiesen sind. Es soll die so genannte antioxidative Wirkung sein, wie wir sie in den Vitaminen C, E, Provitamin A und auch bestimmten Mineralstoffen, wie zum Beispiel Selen und Zink, kennen. Dadurch sollen aggressive Stoffwechselprodukte in der Zelle, freie Radikale, abgefangen werden, die die Zelle angreifen und sogar zerstören können. Auf diese Weise glaubt man eine Möglichkeit des Zellschutzes zu haben und leitet daraus alles andere ab, also: Krebsschutz, Vorbeugung gegen vorzeitige Alterungsprozesse, Abwehrstärkung, Schutz der Hirnzellen und damit geistige Frische.

Dass Melatonin ein Jungbrunnen auch für sexuelle Aktivität sein soll, ist ganz besonders zweifelhaft. Hohe Melatoninspiegel bremsen bei Tieren die sexuelle Aktivität, man spricht daher auch vom »Keuschheitshormon«. In den Phasen der Brunft und der empfängnisbereiten Zeit sind die Spiegel dagegen niedrig. Beim Menschen stehen entsprechende Erfahrungen aus.

Am ehesten nachvollziehbar ist, wie schon gesagt, die Wirkung von Melatonin auf den Schlafrhythmus. Dazu gibt es bereits Untersuchungen, vor allem an Menschen, die viel fliegen, mit entsprechenden Zeitverschiebungen und dem bekannten Jet-lag. Wenn der eigene Rhythmus noch auf Tag eingestellt ist, am Ankunftsort aber schon Schlafenszeit herrscht, kann die Einnahme von Melatonin bei der schnelleren Umstellung helfen. Noch darf das aber nicht als Empfehlung verstanden werden, da, wie gesagt, Langzeiterfahrungen fehlen.

Es darf sich nicht wiederholen, was bei der Entdeckung von Kortison passiert ist. Kortison, das Hormon der Nebennierenrinde, wurde zunächst von allen, die unter schmerzhaften Entzündungen litten, begeistert als Wundermittel gepriesen. Als die Nebenwirkungen bekannt wurden, hieß es nur noch das »Teufelszeug«. Dennoch ist es auch heute eine große Hilfe für alle, die es wirklich brauchen und richtig anwenden. Sicher wird auch Melatonin, wenn wir mehr Kenntnisse darüber haben und die Übertreibungen wegfallen, für einige Menschen hilfreich sein. Wie groß dieser Fortschritt aber letztlich sein wird, das kann man heute noch nicht vorhersagen.

Die Zirbeldrüse im Gehirn ist eng mit dem Sehnerv verbunden. Bei Dunkelheit schüttet sie Melatonin aus, Helligkeit bremst die Produktion. Weil Wirkung und Nebenwirkungen nicht ausreichend erforscht sind, ist das Schlummerhormon Melatonin in Deutschland offiziell nicht erhältlich.

DHEA: Jungbrunnen aus der Schachtel?

Immer wieder gibt es neue »Wundermittel«. Kaum hat uns die Melatoninwelle überrollt, da macht ein weiteres Hormon von sich reden. DHEA (*Dehydroepiandrosteron*). So kompliziert der Name ist, so schwer ist nachzuvollziehen, warum gerade dieses Hormon der Nebennierenrinde ein solcher Jungbrunnen sein soll.

Die Substanz ist ein Vorläufer zur Bildung der weiblichen und männlichen Geschlechtshormone. Dass ein ausgeglichener Hormonhaushalt durchaus etwas mit unserem Wohlbefinden zu tun hat, wissen Frauen, die Wechseljahrsbeschwerden erlebt haben. Und auch bei Männern kann die Testosteronbildung nachlassen und damit ebenfalls das Wohlbefinden, insbesondere die Leistungsfähigkeit.

Da wir selbst aber sehr große Mengen dieses Hormons bilden, ist es fraglich, ob dem Gesunden eine Zufuhr nutzt. Man könnte sich natürlich vorstellen, dass mit zunehmendem Alter und generell nachlassender Hormonproduktion auch hier Ergänzungen sinnvoll sein könnten. Es fehlen aber die dafür notwendigen Studien.

Bei uns ist die Wirksubstanz nur auf Rezept erhältlich. In den USA kann man sie in Supermärkten kaufen, und auch in einigen anderen Ländern ist sie rezeptfrei.

Meldungen über verbesserte Merkfähigkeit, geistige Leistungsfähigkeit, Wachheit und insgesamt ein besseres Wohlbefinden verführen viele, sich dieses Mittel zu besorgen. Da es nicht teuer ist, ist die Industrie nicht daran interessiert, aufwändige Studien zum Wirksamkeitsnachweis zu führen. So können wir nur hoffen, dass die unkontrollierte Einnahme nicht nach einiger Zeit unangenehme Überraschungen bringt.

Wer dennoch das Bedürfnis hat, selbst auszuprobieren, ob stimmt, was berichtet wird, und ob er sich nicht doch besser fühlt, sollte zumindest vorher den DHEA-Spiegel bestimmen lassen. Nur wenn der Wert wirklich niedrig ist, könnte man über eine Substitution nachdenken. Der Normalbereich liegt zwischen 35 und 430 Mikrogramm pro Deziliter Serum bei Frauen und 80 bis 560 Mikrogramm pro Deziliter Serum bei Männern. Erfahrungen auf diesem Gebiet haben Ärzte für Endokrinologie (Internisten mit einer speziellen Ausbildung) und auch häufig Frauenärzte, die dann auch Männer beraten können.

DHEA soll das Stresshormon Kortison in Schach halten. Eine Reihe von Wirkungen könnte man sich damit ganz gut erklären.

Magnesium – das Muskel-, Herz- und Nervenmineral

Den Anstoß, mich intensiv mit Magnesium zu beschäftigen, bekam ich nicht von meinen medizinischen Lehrern, sondern von einem Sportler. Es war Rudi Altig, der lange vor Jan Ullrich Tour-de-France-Gewinner war. Bekanntermaßen haben Radsportler ja große Erfahrung mit Pharmaka. Ich fragte Rudi Altig, was er denn glaube, was sinnvoll gewesen sei. Seine Antwort war: Magnesium. Die Erklärung: Wenn ein Radprofi von einer Etappe mit eisenharten Muskeln zurückkommt, dann wird häufig Magnesium nicht nur geschluckt, sondern in die Vene gespritzt. Der Effekt ist, die Muskulatur wird wieder weicher, kann durchblutet werden, angehäufte Stoffwechselprodukte werden abtransportiert, und am nächsten Tag kann wieder besser Leistung erbracht werden. Die Muskulatur wird also weicher, aber nicht schlapp.

Zur damaligen Zeit war in den Lehrbüchern kaum etwas über diese Zusammenhänge zu finden.

Heute wird Magnesium überall dort eingesetzt, wo es darauf ankommt, Verkrampfungen und Verspannungen zu lösen. Es gilt als der so genannte physiologische Weichmacher. Zu allererst haben die Gynäkologen diesen Effekt entdeckt. Bei vorzeitigem Einsetzen von Wehen gelingt es nicht selten, die Muskulatur der Gebärmutter wieder mit Magnesium zu beruhigen oder aber den Einsatz von Antiwehenmitteln zu reduzieren.

Für Sportler wurde Magnesium sehr früh in breitem Umfang eingesetzt. Wie überall bedeutet das aber nicht, dass es ausschließlich auf das Magnesium ankommt. Es muss das Gleichgewicht aller Elektrolyte, aber insbesondere das Verhältnis von Magnesium und Kalzium, stimmen. Während früher kaum ein Fußballspiel ablief, bei dem nicht jemand am Rand mit einem Wadenkrampf behandelt werden musste, sieht man das heute kaum noch. Das trifft nicht nur genauso für alle anderen Sportarten zu, auch jeder von uns kann bei Wadenkrämpfen günstig mit einem Elektrolytausgleich, insbesondere mit Magnesium, behandelt werden. Und es geht nicht nur um die Wadenkrämpfe. Patienten mit Nackenverspannungen und Rückenschmerzen auf Grund von verkrampfter Muskulatur können Linderung bekommen.

Sogar in der Kardiologie findet Magnesium zunehmend Einsatz. Dabei hat es drei verschiedene Wirkprinzipien:

1. Es wird genauso wie bei der übrigen Muskulatur auch für den Herzmuskel eingesetzt, um ihn vor übermäßiger Anspannung zu schützen und zu entkrampfen.

2. Ganz besonders wichtig ist die ausgleichende Wirkung von Magnesium auf die Nervenleitung. Deshalb wird es bei bestimmten Rhythmusstörungen eingesetzt. Außerdem vermindert Magnesium die Ausschüttung der Stresshormone, weshalb es bei immer mal wieder auftretendem Herzrasen, bei hoher nervlicher Anspannung und Stress besonders hilfreich und entkrampfend auch auf die Gefäße wirkt.

3. Die Wirkung auf die Blutplättchen. Ähnlich wie Aspirin, nur mit einem anderen Angriffspunkt, setzt Magnesium die Klebrigkeit der Blutplättchen herab. Wie inzwischen sicher alle wissen, ist das ganz wichtig, damit die Gefäße nicht verstopfen, ein Effekt, der an den Herzkranzgefäßen oder Koronarien hoch geschätzt wird.

Allein mit der Ernährung ist es oft schwer, ausreichende Magnesiummengen aufzunehmen. Günstig ist es, bei der Verwendung von Mineralwässern auf einen guten Magnesiumgehalt zu achten. Die Deutsche Gesellschaft für Ernährung (DGE) empfiehlt Erwachsenen, dem Körper täglich insgesamt 300 bis 350 Milligramm Magnesium zuzuführen. Dabei können Magnesiumpräparate durchaus hilfreich sein. Die Dosis sollte jedoch mit dem Arzt abgesprochen werden.

Wer zu viel Magnesium einnimmt, merkt das an einem schnelleren Stuhlgang bis hin zu Durchfall. Ernstere Überdosierungserscheinungen sind nicht zu erwarten. Ausnahmen stellen nur Menschen dar, die eine kranke Niere haben und daher ein Zuviel an Magnesium nicht aus dem Körper ausscheiden können.

Abgesehen von den schon erwähnten Eigenschaften ist Magnesium Bestandteil ganz vieler Wirkstoffe in unserem Körper. Möglicherweise brauchen wir deshalb so viel davon und haben kein Problem mit einem Zuviel. Im Stress wird Magnesium verbraucht. Ein Mangel trägt zusätzlich zur Hochspannung bei. Stresszeichen und Magnesiummangelsymptome gleichen sich.

Magnesiummangel-symptome

- Herzrasen
- Herzschmerzen
- Bauchkrämpfe
- Muskelzucken
- Kopfschmerzen
- Depressive Verstimmung
- Nervosität
- Brüchige Fingernägel

Jungbrunnen?

Mineralstoffe

Wie viele Mineralstoffe und Spurenelemente braucht der Körper?

Mineralstoff	empfohlene Zufuhr für Erwachsene pro Tag	100 Gramm dieser Lebensmittel enthalten etwa	
Chlorid	830 mg	5 g Kochsalz	830 mg
Eisen	10 mg (Männer)	Bierhefe	17,5 mg
		Sesamsamen	10 mg
		Sojabohnen, Hirse	9 mg
	15 mg (Frauen)	Linsen, Bohnen	6-7 mg
		Spinat	3-4 mg
Fluor	1,5-4 mg	0,1 l schwarzer Tee	0,35 mg
		Walnuss	0,68 mg
		Lachs	0,58 mg
		Thunfisch	0,37 mg
		Hühnerei	0,11 mg
Jod	0,2 mg	Schellfisch	0,245 mg
		Seelachs	0,20 mg
		Scholle	0,19 mg
	Tipp: Immer jodiertes Speisesalz verwenden	Kabeljau	0,12 mg
		Rotbarsch	0,10 mg
Kalium	2000 mg	Sojabohnen	1740 mg
		Linsen	810 mg
		Kartoffeln	400-500 mg
		Fleisch	260-420 mg
		Gemüse	200-500 mg
Kalzium	800-1000 mg	Emmentaler	1020 mg
		Gouda	820 mg
		Schokolade	245 mg
		Grünkohl	210 mg
		Vollmilch, Kefir	120 mg
		Brokkoli, Bohnen	110 mg
Kupfer	2-3 mg	Leber	3,6-7,6 mg
		Miesmuscheln	3,2 mg
		Nüsse	0,3-3,7 mg
		Schokolade	1,1-2,7 mg
		Weizenkleie	1,55 mg

Mineralstoff	empfohlene Zufuhr für Erwachsene pro Tag	100 Gramm dieser Lebensmittel enthalten etwa	
Magnesium	300-350 mg	Weizenkleie	590 mg
		Nüsse	135-270 mg
		Sojabohnen	245 mg
		unpolierter Reis	120 mg
		Milch, Joghurt, Ei	12 mg
Mangan	2-5 mg	Haferflocken	5 mg
		Sojabohnen	3 mg
		Hülsenfrüchte	1,3-2 mg
		Roggenbrot, Reis	1 mg
		Nudeln	0,7 mg
Molybdän	0,075-0,25 mg	Hülsenfrüchte	0,03-0,2 mg
		Innereien	0,02-0,1 mg
		Mais	0,04 mg
		Nudeln, Reis	0,05 mg
		Hühnerei	0,05 mg
Natrium	550-2000 mg	5 g Kochsalz	2000 mg
		Matjeshering	2500 mg
		Salzstangen	1800 mg
		Räucherschinken	1400 mg
		Wurst	700 mg
Phosphor	1300 mg	Käse	500-840 mg
		Sojabohnen	590 mg
		weiße Bohnen	430 mg
		Seelachs	300 mg
		Vollkornbrot	265 mg
Selen	0,02-0,1 mg	Kokosnuss	0,81 mg
		Thunfisch	0,13 mg
		Sojabohnen	0,06 mg
		unpolierter Reis	0,05 mg
		Sesam	0,045 mg
Zink	12-15 mg	Austern	65-150 mg
		Innereien	bis 23 mg
		Hülsenfrüchte	3-5 mg
		Haferflocken	4-17 mg
		Käse, Fleisch	2-5 mg

Wozu braucht der Körper Mineralstoffe?

Aufgaben und Funktion der Mineralstoffe und Spurenelemente

Chlorid

Liegt zusammen mit Natrium als Natriumchlorid (Kochsalz) vor. Wichtig für den Elektrolythaushalt des Körpers.

Eisen

Wichtiger Bestandteil der roten Blutkörperchen, versorgt den Körper mit Sauerstoff. Dient als Baustein vieler Enzyme, die chemische Reaktionen im Körper steuern. Entgiftet den Organismus und reguliert den Säurewert (pH-Wert) des Blutes.

Fluor

Festigt Zahnschmelz und Knochen, verhindert Karies.

Jod

Dient der Bildung von Schilddrüsenhormonen, die den Energiehaushalt des Körpers regulieren sowie die Geschwindigkeit, mit der die wichtigsten Körperfunktionen ablaufen. Sie beeinflussen ganz wesentlich die körperliche und geistige Entwicklung des Menschen.

Kalium

Unentbehrlich für die Funktion von Muskeln und Nerven. Steuert die Reizleitung und ist damit auch für den Herzschlag verantwortlich. Bindet Wasser innerhalb der Zellen.

Kalzium

Wichtig für den Aufbau von Knochen und Zähnen und für die Blutgerinnung, außerdem für die Funktion von Nerven, Muskeln und Herzrhythmus.

Kupfer

Unterstützt Blutbildung, Wachstum und Fortpflanzung, schützt vor giftigen Stoffen. Außerdem wichtig für die Freisetzung von Hormonen, für das Zellwachstum, den Eiweißstoffwechsel und den Aufbau von Nervenfasern.

Magnesium
Wichtig für die Reizleitung der Nerven, für Muskeltätigkeit und Blutgerinnung. Verbessert die Leistung des Herzmuskels und erweitert die Herzkranzgefäße. Kann Cholesterin senken, wirkt gegen Migräne, krampfartige Kopfschmerzen, Gefäß- und Muskelkrämpfe. Dämpft als »Anti-Stress-Mineral« Gereiztheit und Aggressivität.

Mangan
Aktiviert wichtige Enzyme für die Bildung von Blutfetten und von Gerinnungs-, Blutgruppen- und Immunsubstanzen.

Molybdän
Aktiviert wichtige Enzyme, unter anderem für die Harnsäurebildung.

Natrium
Liegt zusammen mit Chlorid als Natriumchlorid (Kochsalz) vor. Steuert den Wasserhaushalt und die Erregbarkeit von Muskeln und Nerven. Bindet Wasser außerhalb der Zellen. Gemeinsam mit Kalium, das das Wasser innerhalb der Zelle bindet, sorgt es dafür, dass die Zellen weder platzen noch in sich zusammenfallen.

Phosphor
Verbindet sich mit Kalzium und stärkt den Knochen. Greift in den Säure-Basen-Haushalt und die Energieproduktion ein.

Selen
Schützt die Zellmembranen gemeinsam mit Vitamin E vor dem Angriff aggressiver Moleküle. Außerdem ist es beteiligt an der Produktion von Schilddrüsenhormonen. Stärkt das Immunsystem und hilft möglicherweise bei Rheuma, Herz-Kreislauferkrankungen, Entzündungen des Magen-Darm-Trakts und anderen entzündlichen Erkrankungen.

Zink
Aktiviert über siebzig wichtige Enzyme, erhöht die Wirkung von Insulin, beeinflusst Geschlechtshormone, unterstützt das Sehen in der Dämmerung und die Wundheilung sowie das körpereigene Abwehrsystem.

Wie viele Vitamine brauche ich?

Empfehlungen für die tägliche Vitaminzufuhr bei Erwachsenen in Milligramm (mg)

Vitamin	Empfehlung DGE	Empfehlung USA	Höchstdosis
A (Retinol)	0,8-1,1 mg	0,9-1,1 mg	10-50 mg
Betacarotin (Provitamin A)	2,0-4,0 mg	5,4-6,6 mg	10-20 mg
B_1 (Thiamin)	1,1-1,6 mg	1,0-1,5 mg	20-80 mg
B_2 (Riboflavin)	1,5-1,8 mg	1,3-1,7 mg	100 mg
B_3 (Niacin)	15-20mg	13-16 mg	50-100 mg
B_5 (Pantothensäure)	6,0 mg	5,0-10,0 mg	600 mg
B_6 (Pyridoxin)	1,6-2,1 mg	2,0-2,2 mg	40-80 mg
B_9 (Folsäure)	0,15-0,3 mg	0,4 mg	10-15 mg
B_{12} (Cobalamin)	0,003 mg	0,003 mg	0,2-0,3 mg
C (Ascorbinsäure)	75,0 mg	60,0 mg	2000 mg
D (Calciferol)	0,005 mg	0,005 mg	0,02-0,04 mg
E (Tocopherol)	12-14 mg	15-30 mg	600-100 mg
H (Biotin)	0,03-0,1 mg	0,1-0,3 mg	3,0 mg
K (Phyllochinon)	0,06-0,8 mg	0,07-0,14 mg	200 mg

So mache ich es

Fit, gesund, einfach gut drauf sein und so jung wie möglich bleiben. Wer möchte das nicht? Deshalb fragen mich die allermeisten: Was kann ich denn noch einnehmen? Wie? In welcher Kombination? Natürlich wissen alle, dass richtige Ernährung, Bewegung und Stressabbau entscheidend sind. Aber trotzdem: Was kann man zusätzlich tun? Am liebsten hätten alle ein Patentrezept. Das gibt es nicht, und deshalb kommt dann regelmäßig die Frage: Was nehmen Sie denn ein?

Ich will es Ihnen sagen, aber mit Einschränkungen. Natürlich gilt nicht für jeden das Gleiche. Es kommt darauf an, wie alt er ist, wie viel Sport er treibt, ob er bereits Erkrankungen hat etc. Man sollte also durchaus auch mal den behandelnden Arzt fragen.

Hier aber nun, was ich mache:
1. Nicht immer alles und auch nicht alles auf einmal. Ich mache Pausen, zum Beispiel im Urlaub. Und ich nehme konsequenter und mehr ein, wenn die infektanfälligen Zeiten nahen, also im Herbst und Winter oder bei höheren beruflichen Belastungen.

Den Kern bildet in Belastungszeiten ein Multivitamin-Mineralstoff-Präparat. Ich muss kein bestimmtes empfehlen. Sie sollten selbst einmal die Zusammensetzung genauer lesen.

Vitamin A beziehungsweise die Vorstufe, Betacarotin, ist in den meisten Produkten ausreichend enthalten. Ebenso der Vitamin-B-Komplex.

Bei Empfindlichen, und dazu gehöre ich, können B-Vitamine Hautunreinheiten verursachen. Deshalb lege ich immer mal wieder eine Pause mit diesem Multipräparat ein.

Auch alles andere ist in meinem Präparat enthalten, von einigen wichtigen Vitaminen und Mineralstoffen meiner Meinung nach aber zu wenig: zum Beispiel Vitamin E. Also nehme ich zusätzlich eine Kapsel mit 400 mg Vitamin E, oder ich verwende eine Antioxidantienkombination. Sie enthält Vitamin A, Vitamin E, Vitamin C, Zink, Selen, Kupfer und Magnesium.

Selen ist mir trotz allem in der Kombination dieser beiden Präparate zu wenig, also nehme ich nochmals 50 µg dazu.

Vitamin C ist mir ebenfalls zu wenig, denn ich kann ja gut und gerne bis auf ein Gramm kommen. Also nehme ich noch einen halben Teelöffel Ascorbinsäure in meinen nicht zu heißen Früchtetee. Das ist mein Getränk für den Praxisalltag, gesüßt mit Süßstoff. Es macht nicht dick und gibt mir das, was ich brauche.

Natürlich esse ich auch täglich frisches Obst, schon zum Frühstück und zwischendurch.

Magnesium ist mir auch zu wenig mit 100 mg. Da brauche ich 300 mg. Also nehme ich noch zusätzlich ein.

Kalzium muss ich selbst nur selten ergänzen, denn ich habe viele Milchprodukte in der Ernährung. Dennoch, ab und zu lege ich darauf doch für die Knochen noch zusätzlich Wert. Wir brauchen ja etwa 1000 mg pro Tag. Also nehme ich mindestens eine Tablette à 500 mg in Kombination mit Vitamin D.

Der Kaliumgehalt ist zu Recht niedrig, weil Kalium überdosiert werden kann. Die 80 mg in meinem Präparat sind aber als Ergänzung günstig.

Jod: Es ist ausreichend, nämlich 150 µg Jodid, im Multivitaminpräparat enthalten. Der Jodgehalt ist ganz wichtig. Mit genügend Jod bleibt die Schilddrüse gesund.

Zink: 15 mg. Bei größeren sportlichen Aktivitäten oder anderen Belastungen nehme ich nochmals 20 mg extra.

Folsäure ist im Multipräparat genug vorhanden. Auch das Biotin für die Fingernägel und Haare ist ausreichend.

Nun weiß ich ganz genau, dass vor allem die Vertreter der Deutschen Gesellschaft für Ernährung äußerst kritisch sein werden. Die Haltung in unserem Land heißt: Wir können uns alles mit der richtigen Ernährung zuführen und brauchen zumindest solche hohen Dosen nicht. Deshalb kann ich das, was ich Ihnen hier aufgezählt habe, auch nicht verallgemeinern – es gilt für mich. Ich habe ja schon betont, dass sich jeder einmal direkt mit seinem Arzt beraten soll. Auch Blutbefunde können günstig sein, um zu beurteilen, was sinnvoll ist oder nicht.

Ich richte mich eher nach den Kenntnissen über eine optimale Versorgung, also eher nach Angaben aus den USA, und weniger danach, was unbedingt notwendig ist.

Und noch etwas täte wahrscheinlich vielen sehr gut: Das ist täglich ein Glas Tomatensaft als eine Art Krebsschutz. Leider mag ich keinen Tomatensaft, aber ich esse gern frische Tomaten und gleiche das damit wieder aus. So findet ohnehin jeder seinen eigenen Weg, wie er es am besten macht. Das gilt auch für das Glas Karottensaft am Morgen, das auch die Vitamin-A-Versorgung unterstützen hilft. Allerdings nur, wenn ein Schuss Sahne dazugegeben wird, damit das fettlösliche Betacarotin überhaupt aufgenommen wird.

summa summarum braucht nicht jeder immer alles. Aber sich informieren, die Inhaltsangaben studieren, mit der Tabelle vergleichen, in denen ich die empfohlenen Werte für Vitamine und Mineralstoffe aufgeschrieben habe, ab und zu bei zu geringen Dosierungen einmal etwas ergänzen, zwischendurch auch Pausen machen, so gelingt es jedem, seine persönliche Rezeptur zu finden.

Und wer sich wirklich hervorragend ernährt, und das regelmäßig, der braucht natürlich umso weniger zusätzlich zu schlucken.

Vitamin E empfehle ich allerdings jedem, schon allein wegen der Möglichkeit, sich vor Alzheimer zu schützen. Magnesium braucht auch fast jeder, denn wer wäre nicht immer mal wieder unter Hochspannung. Und jodiertes Speisesalz sollte bei jedem in der Küche stehen, zusätzlich zum Verzehr von Seefisch, damit der Jodgehalt stimmt, denn sonst braucht man Tabletten.

Vielleicht ist die Art, wie ich Vitamine und Mineralstoffe einnehme, auch ein kleiner Teil der Erklärung dafür, dass ich mich wirklich rundum wohl fühle.

Seit 1972 läuft unsere »Sprechstunde« wöchentlich im Fernsehen. Ich moderiere sie seit der ersten Sendung und musste sie noch nie ausfallen lassen. Tatsächlich war ich nie so krank.

Übrigens ist unsere Sendung neben der Tagesschau die am längsten und regelmäßigsten ausgestrahlte Sendung im deutschen Fernsehen. Ob es nicht nur in Deutschland, sondern auch irgendwo anders auf der Welt jemanden gibt, der so lange ununterbrochen eine solche Sendung moderiert, weiß ich nicht. Vielleicht finde ich mich eines Tages im Guinness-Buch der Rekorde.

Mein Plan ist also:

Fast regelmäßig

(Pausen im Urlaub und natürliches Vergessen)
Magnesium-Tabletten: 1 × 300 mg
Vitamin-E-Kapseln: 1 × 400 mg
Ascorbinsäurepulver/Vitamin C: ½ Teelöffel

Immer mal wieder dazu

Kalzium-Tabletten: 1 × 500 mg,
kombiniert mit Vitamin D 400 IV
Biotin-Tabletten: 1 × 10 mg

In anfälligen Zeiten

Multivitamin-Mineralstoff-Tabletten: 1 × 1
Antioxidantienkombination: 1 × 1
Selen nochmals zusätzlich 50 µg: 1 × 1
Und was ich sonst »regelmäßig« einnehme: siehe oben.

Essen Sie sich gesund – besonders ergiebige Vitaminquellen

Vitamin	enthalten in	Portion in Gramm	deckt Tagesbedarf zu ...%
A (Retinol)	Kalbsleber	150	3000
	Emmentaler	100	27
	Makrele	200	20
	Mango	100	25
	Spinat	100	90
	Karotten	100	125
B_1 (Thiamin)	Schweinefleisch	150	75
	Vollkornbrot	100	15
	Kartoffeln	250	15
B_2 (Riboflavin)	Trinkmilch	200	20
	Buttermilch	200	15
	Leber	150	220
B_3 (Niacin)	Erbsen	200	30
	Rind- und Schweinefleisch	150	40
	Brathuhn	150	55
	Sardinen	100	50
B_5 (Pantothen)	Ostseehering	100	155
	Leber	150	170
	Steinpilze	200	90
	Erbsen	200	25
	Wassermelone	150	40

Vitamin	enthalten in	Portion in Gramm	deckt Tagesbedarf zu ...%
B_6 (Pyridoxin)	Sardinen	100	40
	Makrelen	100	30
	Kotelett	150	30
	Bananen	150	30
Folsäure (B_9)	Leber	150	135
	rohe Tomaten	150	145
	Blumenkohl	150	125
	roher Weißkohl	150	30
	Wirsing	200	120
B_{12} (Cobalamin)	Kalbsleber	150	3000
	Trinkmilch	200	25
	Speisequark	125	35
C (Ascorbinsäure)	schwarze Johannisbeeren	150	380
	rohe Paprika	200	370
	roher Weißkohl	150	95
	Kiwi	100	200
	Orangen	100	66
	Erdbeeren	200	165
D (Calciferol)	Hering	100	620
	Lachs	100	320
	Aal	100	260
E (Tocopherol)	Weizenkeimöl	15	180
	Sonnenblumenöl	15	55
	Grünkohl	150	45
	Erbsen	150	35
H (Biotin)	Vollmilch	100	20
	Leber	100	40
	Sojabohnen	100	90
K (Phyllochinon)	Tomaten	100	10
	Kopfsalat	50	90
	Leber	150	120

Wie wirken die Vitamine, bei welchen Erkrankungen helfen sie?

Vitamin A (Retinol)
Gut für Augen, Haut und Schleimhäute, wichtig für ein intaktes Immunsystem. Wirkt möglicherweise gegen Nachtblindheit, Akne und andere Hautkrankheiten und kann den Verlauf von Masern mildern. Unterstützt Knochenbildung und Zahnentwicklung.

Betacarotin (Provitamin A)
Diese Vorstufe zu Vitamin A schützt die Zellen vor einer Zerstörung durch Oxidation (natürliches Antioxidans) und stärkt die Abwehrfunktion des Immunsystems. Vermindert eventuell in geringem Maße die Sonnenempfindlichkeit der Haut, kann aber keinen Sonnenbrand verhindern.

Vitamin B_1 (Thiamin)
Wichtig im Kohlehydratstoffwechsel und für das Nervensystem. Hat eventuell eine positive Wirkung in der Behandlung der Gürtelrose.

Vitamin B_2 (Riboflavin)
Ist am Fett-, Kohlehydrat- und Eiweißstoffwechsel beteiligt. Unterstützt möglicherweise positiv die Behandlung von Infektionen und Verbrennungen.

Vitamin B_3 (Niacin)
Wichtig für die Enzyme des Energiestoffwechsels, für die Herzfunktion und das zentrale Nervensystem. Senkt eventuell das Cholesterin im Blut bei Fettstoffwechselstörungen; kann unter Umständen Ohrgeräusche verringern und bei Frauen mit prämenstruellem Syndrom Kopfschmerzen verhindern.

Vitamin B_5 (Pantothensäure)
Wichtig beim Abbau von Fetten, Kohlehydraten und Aminosäuren sowie beim Aufbau von Fettsäuren und bestimmten Hormonen. Sorgt für ein gutes Wachstum und gesundes Gedeihen.

Vitamin B_6 (Pyridoxin)
Wichtig für den Eiweißstoffwechsel und das Nervensystem. Wirkt möglicherweise bei der Behandlung des Karpaltunnelsyndroms (Nerveneinklemmung im Handgelenk, die zu Taubheit und Schmerzen in den Fingern führt).

Folsäure (Vitamin B_9)
Wichtig für die Zellteilung und die Bildung neuer Zellen, besonders für rote und weiße Blutkörperchen. Kann bestimmte Formen der Blutarmut (Anämie) verhindern, wenn zuvor ein Vitamin B_{12}-Mangel ausgeschlossen wurde.

Folsäure fördert während der Schwangerschaft der Frau beim Embryo die Entwicklung des Nervensystems und beugt einem Neuralrohrdefekt (»offener Rücken«, *Spina bifida*) vor. Deshalb wird heute allen schwangeren Frauen empfohlen, 0,4 mg Folsäure täglich einzunehmen. Das gilt auch für alle Frauen mit Kinderwunsch. Bei bestimmten Risiken kann auch eine höhere Dosis bis 4 mg täglich angezeigt sein.

Vitamin B_{12} (Cobalamin)

Trägt zur Bildung der roten Blutkörperchen bei, verhindert bestimmte Formen der Blutarmut (perniziöse Anämie).

Vitamin C (Ascorbinsäure)

Verbessert die Eisenaufnahme aus der Nahrung, ist wichtig für die Bildung und Funktionserhaltung von Bindegewebe und Knochen, regt die körpereigenen Abwehrkräfte an. Beschleunigt möglicherweise die Wundheilung, könnte bei Harnwegsinfekten helfen und bei frühzeitiger Einnahme die Symptome von Erkältungen mildern.

Der Nobelpreisträger Linus Pauling wurde 93 Jahre alt und hat zeitweise bis zu 10 Gramm(!) Vitamin C eingenommen. Deshalb wurde er sehr angegriffen. Ein Zuviel des Guten nützt zwar nichts, zu viel Vitamin C schadet in der Regel aber auch nicht. Es wird einfach ausgeschieden. Für Patienten mit Nierensteinen kann es aber doch schädlich sein. Deshalb Vorsicht. Linus Pauling selbst hat keine Probleme mit seiner hohen Dosis gehabt. Er starb 1991. 1954 bekam er den Nobelpreis für Chemie für seine Forschungen über die Molekülstruktur der Proteine. Er ist zusätzlich Träger des Friedensnobelpreises 1962, für seine Anstrengungen, die Kernwaffentests zu beenden.

Vitamin D (Calciferol)

Wichtig im Kalzium- und Phosphorstoffwechsel. Stärkt Knochen und Zähne. Schützt vor Rachitis und Osteoporose. Kann auch bei Akne und Herpes helfen.

Vitamin E (Tocopherol)

Schützt ungesättigte Fettsäuren und Vitamin A im Körper vor Zerstörung durch Oxidation (natürliches Antioxidans). Dadurch eventuell eine positive Wirkung in der begleitenden Behandlung von Arteriosklerose, koronarer Herzkrankheit, Diabetes und Arthritis.

Vitamin H (Biotin)

Wichtig bei der Synthese von Kohlehydraten und Fettsäuren. Schützt möglicherweise Drüsen, Nervengewebe und Blutzellen und stärkt Knochen, Haut, Haare und Nägel.

Vitamin K (Phyllochinon)

Wichtig für die Blutgerinnung. Schützt eventuell Neugeborene vor Gehirnblutung. Beugt bei Frauen nach den Wechseljahren möglicherweise dem Kalziumabbau aus dem Knochen vor und könnte so vor Osteoporose schützen.

Das Zellschutzvitamin E

Die Deutsche Gesellschaft für Ernährung (DGE) empfiehlt eine tägliche Zufuhr von 12–14 mg Vitamin E. Nach der Meinung des Ernährungsmediziners Hans-Konrad Biesalski von der Universität Hohenheim kann das Fünf- bis Zehnfache dieser Menge jedoch zusätzlich vor bestimmten Krebskrankheiten, Arteriosklerose, Herzerkrankungen und Schlaganfall schützen, ohne dem Körper zu schaden. Eine tägliche Aufnahme von mehr als 400 mg jedoch sollte nur auf Anraten des Arztes für längere Zeit erfolgen. Allerdings sind selbst bei diesen Dosen bisher keine Nebenwirkungen beobachtet worden.

Gesund und Vitamine, das gehört zusammen. Sie wissen alle, dass wir in unserer täglichen Ernährung auf einen ausreichenden Vitamingehalt achten und unsere Nahrung schonend zubereiten müssen, um die Vitamine nicht zu zerstören. Man spricht von Vollwertkost und meint damit, dass möglichst naturbelassene Produkte bevorzugt werden sollen, die neben ihrem hohen Gehalt an Ballast- und Mineralstoffen vor allem durch ihren Reichtum an Vitaminen ausgezeichnet sind.

Was aber ist davon zu halten, wenn einzelne Vitamine noch zusätzlich eingenommen werden sollen? Hier gehen die Meinungen teilweise noch auseinander. Ein besonderes Beispiel dafür ist das Vitamin E. Schuld daran ist neben anderen Argumenten ein Missverständnis aus den Anfängen der Erforschung dieses Vitamins.

Potenz oder Fertilität

Da wurde behauptet, Vitamin E steigere die männliche Potenz und könne bei nachlassender Liebeslust wieder anregend wirken. Diese Eigenschaften haben Wissenschaftler dem Vitamin E niemals zugeordnet. Die Fehlmeinung entstand durch die Verwechslung von Potenz und Fertilität, also Fruchtbarkeit. Man hatte nämlich herausgefunden, dass Ratten, die reichlich Vitamin E gefüttert bekamen, eine höhere Zahl an Nachkommen aufwiesen als die Kontrollgruppe. Erklären kann man sich dieses Phänomen durch die Beeinflussung von bestimmten Zellstrukturen durch das Vitamin E. Die Spermien sind möglicherweise beweglicher, kommen damit schneller ans Ziel, und die Befruchtung gelingt häufiger. Ähnliche Beobachtungen haben auch Gynäkologen bei der Behandlung von Ehepaaren mit bis dahin unerfülltem Kinderwunsch beobachtet. Diese Phänomene haben aber mit der Eigenschaft einer Art Liebesvitamin nichts zu tun.

Vitamin E kommt besonders reichhaltig in Weizenkeim- und Sonnenblumenöl, Leinsamen, Grünkohl, Erbsen und Haselnüssen vor.

Wie viel Vitamin E?

Für die moderne Forschung ist diese Diskussion aus den Anfangszeiten kaum noch von Bedeutung. Für das Vitamin E haben sich eine ganze Reihe hoch interessanter Wirkungen ergeben, die therapeutisch, also zur Behandlung, ausgenutzt werden können. Hier liegt auch der Unterschied in der Empfehlung von Dosierungen zur Einnahme. Eine ausgewogene Ernährung kann allein den normalen Tagesbedarf decken. Zusätzliche Schutzwirkungen oder auch Behandlungsmaßnahmen erreicht man mit der Einnahme darüber hinausgehender Mengen. Auch hier sind die Empfehlungen unterschiedlich und müssen vom Arzt im Einzelnen festgelegt werden.

Antioxidans – was heißt das?

Der Schlüssel zum Verständnis der unterschiedlichsten Wirkweisen des Vitamin E liegt in seiner Bedeutung für den Schutz der Zelle. Das Schlagwort heißt Antioxidans und ist mit einfachen Worten nicht leicht zu erklären. Im Rahmen des normalen Zellstoffwechsels und vor allem auch bei bestimmten Abwehrvorgängen entstehen aggressive Sauerstoffprodukte, so genannte freie Radikale. Diese müssen durch Antioxidantien entgiftet werden. So unverzichtbar der Sauerstoff für unser Leben ist, so giftig können einige seiner Verbindungen sein. Einfach ausgedrückt würde es heißen: Wo gehobelt wird, da fallen Späne. Die Späne müssen abtransportiert werden, damit wir nicht irgendwann in dem Abfall ersticken. Das ist eine der Aufgaben der Antioxidantien. Ganz besonders wichtig ist dieser Schutz für die Hülle jeder einzelnen Zelle. Man muss sich das vorstellen wie bei einer Autokarosserie. Sie schützt den Innenraum, sie verhindert, dass wir während der Fahrt herausfallen, sie lässt uns aber ein- und aussteigen. Ebenso ist es bei unseren Zellen. Sie dürfen nicht hermetisch abgeschlossen sein, sondern müssen gezielt Stoffe hinein- und hinauslassen. Die Hülle muss vor Angriffen von außen schützen, sie muss verhindern, dass wichtige Stoffe aus der Zelle austreten, und sie muss notwendige Stoffe eintreten lassen. Damit die Zellmembran, also diese Schutzhülle, all ihre Funktionen gewährleisten kann, ist Vitamin E als wesentlicher Faktor nötig. Es verhindert das Rosten der Karosserie und hilft den richtigen Passagieren zur rechten Zeit beim Ein- und Aussteigen. Eine ganz wichtige Rolle scheint dieser Mechanismus zu spielen, wenn es um die Gesunderhaltung unseres Gehirns geht. Vitamin E greift in die Ablagerung so genannter Alterspigmente ein und scheint die Bildung einzudämmen. Deshalb wird Vitamin E nicht nur eingesetzt, um unsere geistige Frische bis ins hohe Alter zu erhalten, sondern auch bei Erkrankungen wie Parkinson oder Alzheimer.

Auch äußerlich kann möglicherweise ein Effekt bezüglich der Bildung von Altersflecken erreicht werden.

Die weiteren Eigenschaften des Vitamin E ergeben sich alle aus seiner Grundfunktion als Antioxidans, wie ich es gerade versucht habe zu erklären. Es spielt eine Rolle in der Eindämmung entzündlicher Vorgänge. Deshalb wird es bei rheumatischen Erkrankungen eingesetzt, bei Gelenkentzündungen, aber auch bei Muskelverspannungen.

Sportler wenden es sehr vielfältig an, zum Beispiel beim Tennisellbogen oder anderen schmerzhaften Reizzuständen. Sie haben aber noch einen weiteren Grund, Vitamin E einzusetzen. Die körperliche Leistungsfähigkeit bleibt länger beanspruchbar. Der Grund dafür liegt zum einen in der länger möglichen Belastung, ohne in eine Sauerstoffschuld zu geraten. Zum anderen hat auch die bessere Fließfähigkeit des Blutes einen Einfluss. Dies wiederum wird ausgenutzt bei Menschen, die bereits unter Durchblutungsstörungen leiden. Hinzu kommt, dass möglicherweise die Schäden an den Gefäßen selbst hinausgezögert werden.

Ganz besonders wichtig, gerade in der heutigen Zeit, in der wir von immer neuen Stoffen hören, die die Krebsentstehung fördern können, ist das Zusammenwirken von Vitamin E mit anderen Vitaminen, vor allem mit Vitamin A und C sowie Selen und auch Zink, um die Zelle vor diesen Einflüssen bis zu einem gewissen Grad zu schützen.

In Anbetracht all dieser neuesten Forschungsergebnisse kann man das Vitamin E ganz sicher nicht mehr als Modevitamin bezeichnen.

Antioxidantien: Rostschutzmittel für den Körper

Was sind Antioxidantien? Es sind Stoffe, die das Oxidieren verhindern, also die Reaktion mit Sauerstoff. Warum ist das so gut? Warum werden diese Antioxidantien als wahre Wundermittel gegen viele Krankheiten empfohlen? Warum soll die Reaktion mit Sauerstoff so schädlich sein, wenn unser ganzes Leben doch vom Sauerstoff abhängt? Selbstverständlich, wir brauchen Sauerstoff als das Lebenselixier, ohne Sauerstoff kein Leben. Es gibt aber auch Reaktionen mit Sauerstoff, die Schaden anrichten können. Nur um diese Vorgänge geht es. Wir möchten weder rosten noch Grünspan ansetzen oder ranzig werden. Sehr ähnliche Vorgänge gibt es in unserem Körper. All das sind Reaktionen mit Sauerstoff, also Oxidationen, die wir mit Antioxidantien in Schach halten wollen. Zum Beispiel ist das LDL des Cholesterins für unsere Gefäße hauptsächlich in der oxidierten Form schädlich. Mit Antioxidantien könnten wir den Schutz vor Arteriosklerose verbessern.

Man bezeichnet Antioxidantien auch als Radikalfänger. Ein Radikal ist ein freies Elektron, das auf der Suche nach einem zweiten Elektron ist, mit dem es eine stabile Bindung eingehen kann. Was das für uns bedeutet, wird viel plastischer an einem Beispiel, das von Professor Nolte aus Bad Reichenhall stammt: Wir alle wissen, dass man vor Betreten einer Moschee seine Schuhe auszieht und abstellt. Stellen Sie sich vor, Sie kommen zurück und finden nur noch einen Schuh. Wie lange wird es wohl dauern, bis jemand auf die Idee kommt, sich einfach den zweiten Schuh von einem anderen Paar zu nehmen. Der Nächste macht es genauso, und auf diese Weise entsteht eine Kettenreaktion. Freie Radikale machen in unserem

Freie Radikale sind an der Entstehung von Arteriosklerose, Asthma, Rheuma, Alzheimer, Parkinson und Krebs beteiligt. Die Vitamine C und E, das Provitamin A und die Spurenelemente Selen und Zink gelten als wichtigste Antioxidantien. Sie unterstützen den Körper bei der Abwehr freier Radikale. Seit kurzem werden auch einige Pflanzenstoffe dazugezählt.

Körper das Gleiche. Sie reißen einen Partner aus einer anderen Verbindung an sich und zerstören diese. Antioxidantien sollen das verhindern.

Freie Radikale können allerdings auch sinnvoll sein. Dann, wenn sie ihre Kraft und Energie nicht gegen unsere eigenen Verbindungen richten, sondern zum Beispiel gegen eindringende Keime, die sie abfangen und ebenfalls zerstören.

Freie Radikale entstehen auf natürliche Weise im Zellstoffwechsel. Wenn sie nicht überhand nehmen, haben wir ein gut funktionierendes System der Entgiftung. Entstehen aber große Mengen freier Radikale, zum Beispiel durch zusätzliche Einflüsse aus der Umwelt, wie Strahlen und andere Umweltgifte, oder im Rahmen von Krankheiten, dann ist unser eigenes Entgiftungssystem überfordert. Die Radikale richten Schaden an. Hier vermuten Wissenschaftler eine der Ursachen für das Altern. Wenn körpereigene Systeme nicht mehr in der Lage sind, die Schäden zu reparieren, die aggressiven Substanzen abzufangen, dann nehmen die schadhaften Stellen zu. Es steht immer weniger Energie für unsere Reparatursysteme zur Verfügung – wir altern. Deutlich sichtbar ist dieser Vorgang an der Haut. Das UV-Licht mit der Freisetzung großer Mengen freier Radikale verursacht die Hautalterung.

Nicht nur unsere Reparatursysteme nehmen Schaden, auch unsere Abwehrmöglichkeiten. Deshalb ist es verständlich, dass man im Zusammenhang mit Störungen des Immunsystems genauso an die Wirkung der Radikale denkt wie bei überschießenden entzündlichen Erkrankungen, ob akut oder chronisch, oder an Erkrankungen, die Zellstrukturen zerstören, bis hin zu Krebs.

Wie können wir nun unseren körpereigenen Schutz gegen die freien Radikale mit Antioxidantien von außen unterstützen? Das geschieht bisher im Wesentlichen mit Vitaminen und Spurenelementen, vor allem Vitamin C und E, Provitamin A, Selen und auch Zink. Die Wissenschaft streitet trefflich darüber, welches dieser Spurenelemente und Vitamine das wichtigste Antioxidans ist. Es gibt Befürworter ausschließlich von Selen oder von Vitamin E oder hauptsächlich von Vitamin C. Es gibt aber auch genügend Wissenschaftler, die sagen, dass es für den Gesunden zur Vorbeugung auf ein ausgewogenes Verhältnis ankommt. Am besten können wir das mit der natürlichen Zusammensetzung in einer ausgewogenen Ernährung erreichen, die reich an frischem Obst und Gemüse, fettarm, aber nicht fettfrei ist, damit die fettlöslichen Vitamine aufgenommen werden können. Bestimmte Nahrungsbegleitstoffe scheinen die Wirkung der Antioxidantien effektiver zu machen.

Pflanzliche Antioxidantien

- Carotinoide: in Karotten, dunkelgrünen und gelben Gemüsen
- Lycopin: in Tomaten, Aprikosen, Wassermelonen
- Poliphenole: in Kohl, Kartoffeln, Petersilie
- Sulfide: in Zwiebelgewächsen

Eine zusätzliche Ergänzung der Nahrung mit entsprechenden Präparaten ist in vielen Fällen sinnvoll. Man sollte sie mit dem Arzt besprechen, damit die Ergänzung gezielt vorgenommen werden kann. Die Flut der zur Verfügung stehenden Präparate überblickt der Apotheker als besonderer Fachmann. Es kommt darauf an, ob man vorbeugen möchte, ob man sich optimal versorgen möchte oder ob man die Behandlung bei Erkrankungen unterstützen will. Entsprechend wird die Dosis variiert oder auch die Kombination der einzusetzenden Wirkstoffe. Sicher werden wir gerade auf diesem Gebiet in naher Zukunft noch eine ganze Menge dazulernen.

Immunsystem

Wie stark ist Ihre Abwehr?

Das Immunsystem stärken – was heißt das eigentlich? Die meisten glauben, wir Ärzte könnten darauf eine konkrete Antwort geben. Aber weit gefehlt. So einfach ist das mit dem Immunsystem nicht und mit dem Stärken schon gar nicht. Wenn es heute bereits Möglichkeiten der Beeinflussung gäbe, dann käme es auch weniger auf das Stärken an, sondern darauf, das Immunsystem so zu regulieren, dass es seine Aufgaben erfüllt, ohne über das Ziel hinauszuschießen oder zu stark zu bremsen.

Wenn jemand infektanfällig ist, sofort jeden Schnupfen auffängt und der erste ist, den die Grippe erwischt, dann heißt es in der Tat: Die Abwehr muss gefördert werden. Gegen eine Grippe macht man das am besten mit der Impfung. Man führt also schon vor dem Angriff der Viren dem Körper die Stoffe zu, gegen die er seine Abwehrkraft bilden kann. Damit ist er gegen die Infektion gewappnet, falls er tatsächlich mit den Viren in Kontakt kommt. Anders ist es bei den vielen Erkältungskrankheiten. Es gibt so viele verschiedene Schnupfenviren, man könnte gar nicht gegen alle impfen, und es wäre auch nicht sinnvoll, weil es sich ja nicht um ernste, sondern eher um lästige Erkrankungen handelt.

Um das Immunsystem bei diesem Abwehrkampf zu unterstützen, haben die alten Hausmittel das berücksichtigt, was wir heute als neue wissenschaftliche Erkenntnisse sehen. Schon immer wurde in Erkältungszeiten Wert gelegt auf Vitamin-C-haltige Nahrungsmittel, ob das die heißen Säfte waren, etwa aus Holunderbeeren oder Zitronensaft mit Honig. Heute wissen wir, dass Vitamin C eines der wichtigsten Antioxidantien ist, das dem Zellschutz dient. Genauso ist es mit Vitamin E, Provitamin A und Selen oder Zink. Und wir wissen, dass es besser ist, sich vorbeugend zu schützen, als erst, wenn der Infekt schon da ist. Schon immer wurden pflanzliche Mittel eingesetzt, deren Inhaltsstoffe nach und nach genau analysiert werden, ob das Melisse, Salbei, Thymian, Thuja oder Mistel ist. Tatsächlich scheinen bestimmte Inhaltsstoffe die Bildung spezifischer Abwehrzellen anregen zu können.

Um weniger anfällig zu sein, spielt aber nicht nur ein gut funktionierendes Immunsystem eine Rolle, sondern auch ein gut funktionierendes Gefäßsystem, eine gute Temperaturregelung, Gesundheit ganz allgemein. Je besser wir in der Lage sind, auf den Wechsel zwischen kalt und warm zu reagieren, je besser sich die Gefäße in der Kälte schnell eng stellen und in der Wärme wieder erweitern, umso weniger haben Viren einen Angriffspunkt. Man weiß nämlich, dass bei schlechter Gefäßregulation und schlechter Schleimhautdurchblutung sich die Viren leichter festsetzen und vermehren können. Es sind wieder die bekannten Hausmittel, die die Widerstandskraft verbessern können: vorbeugend wechselwarme Güsse und alle anderen Kneippschen Anwendungen, aber auch die Sauna. Selbstverständlich muss man mit den Jahreszeiten leben, sich den Wind um die Nase wehen lassen und nicht nur hinter verschlossenen Fenstern und Türen in klimatisierten Räumen »überwintern«.

Ganz entscheidend für unsere körperliche Widerstandskraft ist unser seelisches Gleichgewicht. Das wissen wir nicht erst, seit es die Psychoneuroimmunologie gibt, die die Vorgänge beweisen kann, zum Beispiel mit bestimmten Botenstoffen zwischen Abwehrsystem und Gehirn. Dass wir viel schneller etwas »einfangen«, wenn wir »down« sind, und umgekehrt uns kaum etwas anfliegt, wenn wir »gut drauf« sind, das hat jeder schon selbst erfahren.

Ganz anders ist die Rolle des Immunsystems bei Erkrankungen, die nicht von außen kommen, sondern in uns selbst angelegt sind: Autoimmunerkrankungen. Das bedeutet, der Körper greift körpereigene Gewebe an, verwechselt sie möglicherweise mit fremden Eindringlingen. Daher die immer neuen Schübe, zum Beispiel bei entzündlichem Gelenkrheuma mit schweren Schäden an den Gelenken. Die Wissenschaft arbeitet fieberhaft daran herauszufinden, wo und wie man eingreifen könnte, um diesen Prozess zu stoppen oder wenigstens zu bremsen.

Bisher ist es aber noch nicht gelungen, die Fehlsteuerungen an ihrer Wurzel zu reparieren und das Immunsystem wieder normal funktionieren zu lassen. Das Gleiche gilt bei der Vielzahl der Allergien, die immer mehr zunehmen. Dabei vermutet man eine Überlastung des Immunsystems, die letztlich eine Fehlanlage in Erscheinung treten lässt. Das können die unterschiedlichsten Überlastungen sein, ob aus der Umwelt oder der Ernährung, ob von innen oder außen.

Wenn heute also davon gesprochen wird, man müsse das Immunsystem stärken, dann kommt es in erster Linie auf uns selbst und auf eine rundherum gesunde Lebensführung an. »Die« Spritze, mit der man alles wieder ins Lot bringen kann, oder »das« Medikament gibt es bestimmt nicht. So komplex das Immunsystem ist, so komplex sind die Möglichkeiten, es zu beeinflussen. Dabei geht es nie isoliert um das Immunsystem, sondern immer um uns und unsere Gesundheit im Ganzen.

Die wichtigsten Zentralen des Immunsystems sind Knochenmark, Blut, Darm, Haut, Thymusdrüse, Lymphknoten, Milz und Mandeln.

Glück und gute Laune stärken die körpereigenen Abwehrkräfte besser als jedes Medikament.

Eine der hauptsächlichen Ursachen für die häufige Überforderung unseres Immunsystems sehen Fachleute in der Unterforderung während der Kindheit. Wir wachsen sozusagen im Glashaus auf, haben durch unsere Fortschritte, was Hygiene und die Lebensbedingungen angeht, kaum noch Kontakt mit den üblichen Keimen. Das Immunsystem hat nichts zu tun und wird deshalb auch nicht trainiert. Selbstverständlich soll das nicht bedeuten, dass wir nun wieder nachlässig mit der Hygiene werden, es muss aber bedeuten, dass wir dem Körper gezielt Arbeit zuführen. Das sind die Impfungen gegen die Kinderkrankheiten, das ist aber auch ein Leben mit und in unserer Umwelt, das die Reize der Natur sinnvoll nutzt. Wir können uns nicht ein Leben lang in Watte packen. Richtige Kleidung ist selbstverständlich. Übertreibungen mit dreifacher Spezialunterwäsche beim kleinsten Windhauch erhöhen die Anfälligkeit.

Manchmal spielt die ganze Abwehr verrückt – zum Beispiel bei multipler Sklerose

Wenn es um die körpereigene Abwehr, unser Immunsystem, geht, dann ist das Wissen darüber in den vergangenen Jahren enorm gewachsen. Dennoch, es gibt immer noch Rätsel, und die Wissenschaft arbeitet fieberhaft daran, auch diese zu lösen. Ganz besonders geht es dabei um die so genannten Autoimmunerkrankungen, Krankheiten also, bei denen das Immunsystem fehlgesteuert wird und plötzlich körpereigene Strukturen angreift. Das ist beispielsweise der Fall bei der multiplen Sklerose. Warum macht das Immunsystem das? Warum werden die Schutzhüllen der Nerven, die so genannten Myelinscheiden, zerstört, warum entstehen Zerstörungsherde im Gehirn? Warum verläuft die Krankheit in Schüben? Nach einer Phase der Entzündungen, der Nervenstörungen, der Ausfälle mit Lähmungen, kann es nicht nur einen Stillstand, sondern auch wieder vorübergehende Erholung geben und dann einen neuen Schub.
Die ersten Zeichen sind häufig Sehstörungen auf Grund von Entzündungen des Sehnervs, aber auch Beeinträchtigungen der Augenmuskeln. Es können Lähmungserscheinungen mit Gangunsicherheit sein bis hin zur Notwendigkeit, im Rollstuhl zu sitzen; es kann sogar zur Bettlägrigkeit führen. Auch Hände und Arme zu benutzen, kann schwer fallen und vieles mehr. Und wie gesagt, es kann durchaus passieren, dass man aus dem Bett wieder zurück in den Rollstuhl kann oder aus dem Rollstuhl heraus und wieder laufen. Keiner kann vorausahnen, wie lange ein solcher Zustand erhalten bleibt. Es kann über viele Jahre sehr gut gehen. Die Schübe können nur kurz sein und auch immer wieder abklingen. Es können aber auch sehr schwere Behinderungen bleiben. Gerade dieses Auf und Ab, das Nichtwissen, was die Zukunft bringt, ist für die Betroffenen ganz besonders schwer zu ertragen. Verständlich die große psychische Belastung dabei. Nur ein geringer Teil der Patienten hat auch Störungen der Konzentration, der Merkfähigkeit oder andere Hirnleistungsstörungen. Die körperlichen Ausfälle stehen ganz im Vordergrund.

Man weiß heute, dass eine familiäre Anlage die Voraussetzung dafür ist, dass sich eine MS entwickeln kann. Zusätzlich müssen sicher bestimmte Auslöser die Fehlsteuerung des Immunsystems in Gang setzen. Dass Virusinfekte dabei eine Rolle spielen, wird diskutiert, Klarheit besteht noch nicht.

Große Fortschritte macht man bereits heute bei den Möglichkeiten, die durch die Fehlsteuerung des Immunsystems verursachten Schäden vorbeugend einzuschränken, ohne sie allerdings ganz verhindern zu können. Die MS ist zwar noch nicht heilbar, aber auf Grund der neuen Entwicklungen in ihrem Verlauf doch sehr günstig zu beeinflussen. Zum Beispiel werden bestimmte Interferone eingesetzt, um Schüben vorzubeugen oder zumindest zu erreichen, dass sie seltener auftreten und eventuell leichter verlaufen. Das gelingt zwar nicht immer, aber bei immer mehr Patienten. Es ist möglich, das Entzündungsgeschehen zu beeinflussen und damit ebenfalls die Symptome von vornherein geringer zu halten. Man nimmt an, dass man dadurch auch den Zerstörungsprozess an den Nervenstrukturen selbst reduzieren kann.

Zusätzlich zu all diesen hochmodernen Fortschritten ist selbstverständlich auch vieles sinnvoll, was bereits in der Vergangenheit getan wurde und aus dem Bereich der natürlichen Heilmittel stammt. Selbstverständlich ist ganz besonders die physikalische Therapie mit Übungsbehandlungen wichtig, um Ausfälle durch gesunde Hirnareale zu kompensieren. Auch pflanzliche Mittel werden immer wieder von den Patienten als hilfreich empfunden. Gerade wenn Pflanzen entzündungshemmend wirken oder auf bestimmte Fette, die auch in den Nervenscheiden enthalten sind, Einfluss haben, sind solche Wirkungen erklärlich; ob das Nachtkerzenöle sind oder auch bestimmte Vitamine – Vitamin E oder andere so genannte Antioxidantien, zu denen auch Mineralstoffe wie Selen gehören – oder Enzyme und anderes mehr. Bei einigen Mitteln ist eine Wirkung objektiv nicht nachweisbar, sie werden aber dennoch als wohltuend empfunden. Möglicherweise weil der (die) Betroffene das Gefühl hat, nichts zu versäumen. Das gibt Sicherheit und wird subjektiv als Hilfe empfunden. Dagegen ist so lange nichts einzuwenden, wie es sich um ungefährliche Maßnahmen handelt. Wenn der finanzielle Aufwand allerdings in keinem Verhältnis zum Nutzen steht, sollte man sich schnell von den so genannten »Therapeuten« verabschieden.

MS-Betroffene sind in der Regel sehr gut organisiert und bestens informiert, so dass sie sich untereinander auch sicher die geeigneten Maßnahmen weitergeben. Auf alle Fälle ist der Fortschritt in der Behandlung nicht nur berechtigte Hoffnung, sondern bereits greifbar.

Was beeinflusst unser Immunsystem?

Einen grossen Einfluss hat die Umwelt. Aus Forschungen ist bekannt, dass zum Beispiel in Städten die Pollenallergie mehr zunimmt als auf dem Land. Wie ist das möglich? Auf dem Land blühen doch weitaus mehr Bäume und Gräser, es gibt also sehr viel mehr Pollenflug, und man müsste annehmen, dass es auch mehr Heuschnupfen gibt. Der Grund ist die Umweltbelastung. In den Städten ist sie deutlich höher als auf dem Land, besonders der Autoabgase wegen. Sie machen die Allergene potenter, aggressiver. Dadurch werden Allergien rascher und stärker ausgelöst.
Da Allergie Andersreaktion des Immunsystems heisst, man kann auch Überempfindlichkeit sagen, ist hier ein deutlicher Zusammenhang zwischen Umwelteinflüssen und Immunsystem festzustellen. Darüber hinaus wird das Immunsystem aber auch überfordert durch immer neue Verbindungen, mit denen uns die neue Technologie überflutet. Man kann schlicht sagen, das Immunsystem wird überfordert.

Auch Stress und Rauchen können der Abwehr schaden. Der Einfluss des Rauchens wird immer wieder unterschätzt. Wenn wir über Belastung durch Umweltfaktoren sprechen, dann hat die Schädigung durch das Rauchen, gerade wenn wir an Lungenerkrankungen denken und die Unfähigkeit unserer Abwehr, damit fertig zu werden, einen etwa neunzigprozentigen Anteil an den Ursachen. In den restlichen zehn Prozent sind alle übrigen Faktoren enthalten, die zur chronischen Erkrankung der Lunge führen, ob das Infektionen mit bleibenden Schäden schon aus der Kindheit sind oder anlagebedingte Lungenerkrankungen oder auch Umweltschäden, bis hin zu Berufskrankheiten.

Die Stressbelastung wird bezüglich der Schwächung der Immunabwehr möglicherweise bisher zu gering eingeschätzt. Jeder weiß doch eigentlich, was es bedeutet, wenn man nicht zur Ruhe kommt, nicht genügend Schlaf erhält, der Tages- und Lebensrhythmus gestört ist, die so genannte Ordnung durcheinander gerät, dass man dann auf Dauer geschwächt und krankheitsanfällig wird. Das gilt aber nicht nur für Zeitdruck oder Überlastungen im Beruf, sondern auch für psychische Belastungen und psychischen Stress.

Die Psyche spielt hier eine wichtige Rolle. Man weiß heute sehr genau, dass ein direkter Zusammenhang zwischen Psyche, Immunsystem, aber auch bestimmten Bereichen des

Nervensystems, zumindest der Überträgerstoffe der Nervenzellen, den so genannten Neurotransmittern, besteht. Deshalb spricht man von Psychoneuroimmunologie. Es bedeutet, dass die alte Erkenntnis, dass die Menschen, die unglücklich sind oder unter seelischen Belastungen leiden, auch viel infektanfälliger sind, nun auch wissenschaftlich beweisbar ist. Und umgekehrt: Seelische Ausgeglichenheit stärkt die körpereigene Abwehrkraft, und umgekehrt stärken körperliche Gesundheit und Sport das seelische Wohlbefinden. So weiß man, dass körperliches Training in der Lage ist, Spannungen zu lösen. Dabei wird das vegetative Nervensystem, das im Stress vom Sympathikus, dem Antriebsnerv, gesteuert wird, umgeschaltet auf Steuerung durch den Vagus- oder Erholungsnerv. Nach körperlicher Anstrengung wird man also gelassener und ausgeglichener. Gleichzeitig weiß man auch, dass bei starker körperlicher Anstrengung so genannte Endorphine freigesetzt werden. Das sind morphinähnliche Substanzen, die nicht nur auf Schmerzen lindernd einwirken, sondern auch die seelische Stimmung im Sinne einer fröhlichen Gestimmtheit beeinflussen. Das Glücksgefühl, das viele empfinden, wenn sie nach einer körperlichen Anstrengung wohlig erschöpft sind, ist unter anderem auf diese Überträgerstoffe zurückzuführen. Gleichzeitig bedeutet die körperliche Aktivität auch Anregung der körpereigenen Abwehr. Deshalb ist alles, was wir auch sonst empfehlen, um das Wohlbefinden und die Gesundheit zu fördern, in der Lage, auch das Immunsystem zu stärken.

Gesunde Ernährung

Eine besondere Bedeutung kommt dabei der gesunden Ernährung zu: eine ausgewogene Mischkost mit Bevorzugung von frischem Obst, Gemüse und vollwertigen Nahrungsmitteln, zweimal pro Woche Fisch, wenig Fett, nicht täglich Fleisch. Exotische Früchte und Nahrungsmittel sollten nur selten genossen werden, denn allzu viel des Fremden kann das Immunsystem auch überfordern und Allergien auslösen, wie das etwa bei den heute so beliebten Kiwi nicht selten ist.

Natürliche Heilmittel

Zusätzlich können natürliche Heilmittel die körpereigene Abwehr unterstützen. In erster Linie sind hier physikalische Maßnahmen wie zum Beispiel Wassertherapie, ob Tautreten, Wechselgüsse, Wechselduschen oder Sauna zu nennen. Es ist nachgewiesen, dass Temperaturreize durch kaltes und warmes Wasser die Bildung von Abwehrzellen, aber auch Abwehrstoffen, insbesondere bestimmter Interleukine fördern. Ähnliches trifft auch für einige pflanzliche Mittel zu, beispielsweise aus Mistel, Echinacea, Thuja, altbewährten Teezubereitungen, Kamille, Melisse oder Lindenblüten und Pflanzenextrakten. Von den Vitaminen wird insbesondere den so genannten Antioxidantien eine Schutzwirkung speziell für die Intaktheit der Zellhüllen, also der

Membranen, zugeschrieben, die dadurch gegen Umweltschadstoffe, Strahleneinflüsse und möglicherweise Virusangriffe stärker gefeit sind. Zu erwähnen sind A, C, E sowie der Mineralstoff Selen, aber auch weitere Kombinationen.

Mit Medikamenten kann man das Immunsystem allerdings durchaus auch schädigen. Zu viele Schmerzmittel, Abführmittel, aber auch Antibiotika auf eigene Faust und ohne Notwendigkeit genommen, das und andere Medikamente mehr können vor allem eine Störung der wichtigen lymphatischen Gewebe im Darm verursachen. Sie stellen eine ganz wesentliche erste Station für viele Erreger dar, die über den Magen-Darm-Trakt in den Körper gelangen. Außerdem werden hier nicht nur Informationen vermittelt, sondern auch aktive Abwehrleistungen durch Bildung von Abwehrstoffen in Gang gesetzt. Einen wesentlichen Beitrag leisten auch die Darmbakterien, die zur gesunden Darmflora gehören und wichtige positive Aufgaben erfüllen. Im Falle der Störung des Gleichgewichts kann aber auch das, was sonst unserer Gesundheit dient, schädlich werden.

Viele, die heute hören, dass es wichtig ist, die körpereigene Abwehr zu stärken, erwarten, dass es ein bestimmtes Medikament oder eine Medikamentenkombination gibt, die man einfach nur einzunehmen braucht, um geschützt zu sein. Diese Möglichkeit liegt allerdings noch in weiter Ferne. Das A und O ist, selbst dafür zu sorgen, die Gesundheit zu stärken: mit Bewegung, richtiger Ernährung, einer gesunden Tageseinteilung und dem Bemühen um seelische Ausgeglichenheit. Mit den erwähnten pflanzlichen Mitteln,

Alle Impfungen aktivieren direkt das Immunsystem gegen bestimmte Erreger.

Bei häufigen Atemwegsinfekten oder Blasenentzündungen können Medikamente helfen, die aus abgetöteten Bakterien hergestellt sind. Diese Bakterienlysate wirken so ähnlich wie eine sanfte Schluckimpfung.

Interleukine wirken als Signalstoffe des Immunsystems. Sie können heute gentechnisch hergestellt werden und dienen der Behandlung schwerer Immunstörungen.

Vitaminen, Mineralstoffen und einigen physikalischen Maßnahmen, ob Sauna, Kneipp, Wechselduschen oder öfter an die frische Luft gehen, Sauerstoff tanken, sich Klimareizen aussetzen, ist eine weitere Unterstützung möglich. Allein aus der genauen Kenntnis der Zusammensetzung und Zahl der einzelnen Abwehrzellen, wie man sie heute bereits im Labor aus Blutproben bestimmen kann, sind noch keine exakten Schlüsse auf Maßnahmen möglich, die gezielt ein gestörtes Immunsystem wieder reparieren können.

Allergien

Reagieren Sie allergisch?

»Also, das ist ein Mensch, auf den reagiere ich richtig allergisch!« Haben Sie diese Redewendung schon einmal gehört? Eigentlich schrecklich, wenn man bedenkt, was damit alles ausgedrückt werden soll. Man kann den anderen nicht nur nicht leiden, man fühlt sich von seiner Gegenwart nicht nur belästigt, sie macht einen fast krank, man reagiert gereizt und abwehrend. Und wer ganz böse ist, behauptet sogar, einen seelischen Ausschlag zu bekommen.

Das alles sind Begriffe, die tatsächlich auch bei der echten Allergie eine Rolle spielen. Wenn sie Eingang in die Umgangssprache finden, dann kann das nur bedeuten, dass es sich hier um Vorgänge handelt, die sehr viele betreffen, zumindest aber bei vielen nachhaltigen Eindruck hinterlassen. Und das trifft für die Allergie uneingeschränkt zu.

Es gibt eine solche Vielzahl von Stoffen, auf die man allergisch reagieren kann, dass ich gar nicht den Versuch machen möchte, sie aufzuzählen. Am bekanntesten dürfte wohl der Heuschnupfen sein. In unseren Breiten sind dafür in erster Linie Gräser- und Getreidepollen verantwortlich. Von Anfang Mai bis Ende Juli ist die Hauptleidenszeit der Betroffenen. Es gibt auch »Frühjahrskatarrhe« während der Baumblüte oder, wenn auch selten, Nachzügler im Herbst, besonders wenn die Goldrute blüht.

Aber warum bekommen die einen einen Heuschnupfen, vielleicht sogar ein allergisches Asthma, und die anderen nicht? Eine vererbte Anlage spielt hier eine wichtige Rolle und die Möglichkeit, mit dem entsprechenden Allergen, zum Beispiel Pollen, in Kontakt zu kommen. Es wird also nur die Bereitschaft dazu, nicht die Allergie selbst in die Wiege gelegt. Sie entwickelt sich erst im Laufe der

Zeit. Denken wir an die allergischen Erkrankungen, die nach Einnahme von Medikamenten auftreten können. Es kann sofort zu einer deutlichen allergischen Reaktion kommen, es kann aber auch sein, dass sich der Körper erst einmal intern mit dem Stoff auseinandersetzt, er wird sensibilisiert. Wird jetzt dasselbe Medikament wieder eingenommen, dann bricht die Allergie aus. Es können Hautausschläge auftreten, die auf bestimmte Körperregionen beschränkt sind oder sich über den ganzen Körper ausbreiten, so als wäre man in Brennnesseln gefallen. Fieber, Magen-Darm-Beschwerden, Kopfschmerzen und Kreislaufstörungen können sich einstellen, bis hin zum gefürchteten Schock.

Die neuen Antiallergiemittel machen nicht mehr müde. Deshalb sind sie beim Autofahren erlaubt. Sie erhöhen sogar die Sicherheit, wenn Augenjucken und Tränen nicht mehr ablenken.

Es muss immer versucht werden herauszufinden, welche Stoffe es sind, auf die man allergisch reagiert, damit man sie meiden kann. Relativ einfach ist das noch bei Medikamenten möglich, aber denken wir einmal an Nahrungsmittel. Wenn jemand zum Beispiel gegen Milch allergisch ist, dann genügt es nicht, nur die Milch wegzulassen, denn sie ist auch im Quark, Joghurt, Käse und vielen Kleinigkeiten, an die man gar nicht gleich denkt. Noch schwieriger ist das mit dem Weglassen oder Kontaktmeiden bei Pollenallergikern. Nicht jeder kann einige Monate im Jahr zum Beispiel ins Hochgebirge flüchten. Wenn es Ihnen aber möglich ist, wäre das die beste Hilfe. Vielleicht können Sie Ihren Urlaub entsprechend einrichten. Zum Glück gibt es für alle eine Art Impfung, die so genannte Hyposensibilisierung. Über Wochen und Monate, besonders in der anfallsfreien Zeit, werden den Patienten kleinste Mengen des Allergens zugeführt. In über achtzig Prozent der Fälle gelingt es auf diese Weise, Linderung oder sogar völlige Beschwerdefreiheit zu erzielen. Ist der Heuschnupfen erst einmal da, läuft die Nase, tränen die Augen, kommt es vielleicht sogar zu Hustenanfällen, dann muss unbedingt behandelt werden, damit aus dem Heuschnupfen kein Asthma wird.

Allergiealarm – warum immer mehr Deutsche krank werden

Nehmen Allergien zu? Sind die Menschen für Allergien anfälliger geworden? Werden Allergien häufiger erkannt als früher? All diese Fragen müssen wir mit ja beantworten. Noch vor nicht allzu langer Zeit hieß es, die Zunahme sei nicht so sicher. Durch unsere verbesserten diagnostischen Möglichkeiten und die gewachsene Aufmerksamkeit würden wir nur häufiger Allergien erkennen. Jetzt aber ist ganz klar, dass Allergien tatsächlich zunehmen.

Die Ursachen für diese Zunahme liegen in unserer äußeren und inneren Umwelt. Das Außen und Innen unseres Körpers ist damit genauso gemeint wie die äußere Umgebung und das Innere der Wohnung.

Kommen wir zur äußeren Umwelt. Da liegt es nicht so sehr an der Zunahme der Schadstoffe an sich, sondern mehr daran, dass die Schadstoffe die vorhandenen Allergene potenter, also aggressiver, machen können. Zusammen mit der Industrie, vor allem aber Autoabgasen in der Stadt, lösen Blütenpollen viel schneller als früher und auch bei mehr Menschen als früher Allergien aus. In Städten nimmt deshalb der Heuschnupfen zu. Auf dem Land ist keine Zunahme der Pollenallergien zu verzeichnen. So ist es auch zu erklären, dass trotz der sichtbaren Umweltverschmutzung aufgrund des Ausstoßes von Braunkohlekraftwerken in unseren neuen Bundesländern weniger Pollenallergien als in den alten Bundesländern zu verzeichnen waren. Der Grund scheint darin zu liegen, dass die Inhaltsstoffe der Rauchwolken aus den Braunkohlewerken vorhandene Allergene in ihrer Wirkung weniger beeinflussen, also nicht oder kaum aggressiver machen. Der geringere Autoverkehr, und damit weniger Ausstoß von Dieselruß und anderen Abgasen, spielt eine wichtige Rolle. Ich sage deshalb, es scheint so zu sein, weil noch weitere wissenschaftliche Untersuchungen notwendig sind, um letzte Klarheit über die Zusammenhänge zu erreichen.

Eine zahlenmäßig weit größere Bedeutung als die äußere Umweltbelastung hat die Belastung in Innenräumen. Am wichtigsten und schädlichsten, vergleichbar mit den Autoabgasen draußen, ist das Rauchen. Darüber hinaus haben unsere beengten Wohnverhältnisse, aber auch die immer perfekter werdenden Maßnahmen zur Abriegelung, ob gegen Wärmeverlust oder Schalldämmung, dazu geführt, dass ein immer geringerer Luftaustausch stattfindet und sich Allergene ansammeln können. Am häufigsten ist die Hausstaubmilbenallergie.

Zehn Millionen Erwachsene leiden in Deutschland unter Heuschnupfen, vier Millionen unter allergischem Asthma. Seit 1970 haben Allergien insgesamt um etwa 300 Prozent zugenommen, der Heuschnupfen allein in den letzten acht Jahren um 70 Prozent.

Eine weitere Ursache der Zunahme von Allergenen liegt in der Überforderung des Immunsystems. Gemeint ist die Überflutung mit unterschiedlichsten Nahrungsmitteln, Nahrungsmittelbestandteilen und Zusätzen. Um herauszufinden, was den Hautausschlag oder die Magenprobleme, die Blähungen, den Durchfall, die Kopfschmerzen, die Verstimmung oder die Kreislaufprobleme auslöst, müssen Arzt und Patient auf detektivische Suche gehen. Trotz modernster Testverfahren ist es nicht immer ganz einfach, das eigentliche Allergen herauszufiltern. Dennoch, hier lohnt sich die Suche besonders, weil man noch am ehesten bei den Nahrungsmittelallergien den Auslöser durch Weglassen beseitigen kann.

Und warum reagiert unser Immunsystem überfordert? Möglicherweise, weil es in der Kindheit unterfordert wird. Weil wir banale Infekte genauso brauchen, um unser Immunsystem zu trainieren, wie bei schweren Infektionskrankheiten die Impfungen. Auch sie helfen beim Lernen des Immunsystems, sich mit eindringenden Keimen gezielt auseinanderzusetzen. Allergie heißt Andersreaktion. Wächst ein Kind zu beschützt auf, und wird alles, was schmutzig ist oder krank machen kann, von ihm fern gehalten, dann kann es passieren, dass das Immunsystem nicht ausreichend lernt, richtig zu reagieren. Zusätzlich sind aber, wie schon gesagt, auch einige Allergene durch weitere Einflüsse aggressiver geworden. Schließlich kommt die individuelle Bereitschaft, mit einer Allergie zu reagieren, die erblich verankert ist, dazu. Und ganz sicher spielt auch bei vielen Menschen eine hohe seelische Belastung, der »Stress«, eine Rolle. Wenn dazu Beweise auch noch ausstehen, ist inzwischen sicher, dass es eine direkte Beziehung zwischen Psyche und Immunsystem gibt. Man spricht von Psychoneuroimmunologie. Alles zusammen ist verantwortlich für die Zunahme der Allergien.

Hausstauballergie – falscher Alarm im Körper

Immer wieder läuft die Nase, und die Augen tränen auch. Schon wieder eine Erkältung, oder wird man sie gar nicht mehr los? Im Winter kann es durchaus sein, dass jemand lange Zeit nicht daran denkt, dass auch etwas anderes schuld an seinen Beschwerden sein kann. Besonders wenn die Symptome immer morgens auftreten, nach dem Aufstehen am schlimmsten sind und im Lauf des Tages besser werden, muss man an eine Allergie denken. Wer beobachten kann, dass sich die Beschwerden schon kurz nach Verlassen der Wohnung bessern, kann fast sicher sein. Am häufigsten ist die Allergie auf Hausstaub oder genauer auf den Kot der Hausstaubmilben. Diese Milben leben überall, in Polstermöbeln, Teppichen und ganz besonders im Bett. Sie ernähren sich von Hautschüppchen. Weil wir nur mit Nachtwäsche bekleidet, manche auch nackt, viele Stunden im Bett zubringen, fallen dort sehr viele Hautschuppen an – für die Milben ein Schlaraffenland. Das ist auch der Grund, warum Allergiker morgens die meisten Beschwerden haben, weil sie die Nacht über mit ihrem Allergen in Kontakt waren.

Die Symptome betreffen nicht nur die Atemwege mit Fließschnupfen, Augentränen und Bronchialreizung, es kann sich auch ein allergisches Asthma entwickeln. Außerdem gibt es Menschen, die mit einem allergischen Ekzem, also Hautausschlägen, reagieren.
Bei Neurodermitispatienten kann man zwar nicht in jedem Fall Allergien finden. Es gibt auch einen großen Teil Betroffener, bei denen doch Allergien, zum Beispiel auf Hausstaub, nachweisbar sind, die zu dem Krankheitsbild der Neurodermitis beitragen. Häufig sind bereits Säuglinge betroffen. In der Regel bricht die Krankheit im Kleinkind- und Kindesalter aus. Sie kann aber auch erst im Erwachsenenalter auftreten. Bei Allergien beobachten wir das heute zunehmend.

Wie kann man sich schützen? Es ist schwer, denn eine absolut hausstaubfreie Wohnung wird kaum herzustellen sein. Dennoch gibt es eine Reihe hilfreicher Maßnahmen. Dazu gehört, dass Hausstauballergiker auf Matratzen aus Naturprodukten, insbesondere Rosshaarmatratzen, verzichten sollten. Aber auch Schaumstoffmatratzen sind niemals frei von Milben, und auch in ihnen sammeln sich Hautschüppchen und damit Milbenkot.
Die Milben können allerdings weniger gut überleben. Besonders wichtig ist es, an die Matratzenbezüge zu denken. Auch hier werden in jüngster Zeit Kunststoffmaterialien

angeboten, die allerdings noch in der Phase der Erprobung und weiteren Verbesserung sind. Unbedingt sollten auch diese Matratzenbezüge spätestens alle drei Monate bei mindestens sechzig Grad gewaschen werden. Die Milben werden durch die Hitze abgetötet. Es ist selbstverständlich, dass die eigentliche Bettwäsche so oft wie möglich gewechselt und ausgekocht wird, wenn machbar täglich.
Ob ganz auf Teppichböden verzichtet werden muss, wird immer wieder diskutiert. Bei schweren Allergikern raten Hautärzte weiterhin eher zum Verzicht, vor allem im Schlafzimmer. Es sollte dann nicht gesaugt, sondern nass gewischt werden.

Eine interessante Studie zum Thema Bodenbelag und Hygiene hat Professor Daschner durchgeführt. Es wurde ein Teppichboden im Krankenhaus in ein Krankenzimmer gelegt und zusätzliche Milben aufgebracht. Nach Ablauf der Versuchszeit waren keine Milben zu finden. Dieses Ergebnis ist wahrscheinlich durch die Tatsache zu erklären, dass die Betten mit Matratzen und allem Zubehör im Krankenhaus nach jedem Patienten sterilisiert werden. Aus diesem Grund können sich weder Milben noch Hautschuppen ansammeln und auf den Boden fallen. Der Teppich bietet deshalb keine ausreichende Nahrungsgrundlage für die Milben. In unserem normalen Lebensbereich, in dem Matratzen häufig bis zu zehn Jahre und länger im Bett bleiben, sehen die Bedingungen für die Milben natürlich anders aus.

Hausstauballergiker sollten möglichst nicht zu Arbeiten herangezogen werden, die sich mit der Entfernung des Staubs beschäftigen. Auch hochmoderne Staubsauger selbst teuerster Ausführung können nicht vollständige Allergenfreiheit durch die besonderen Filter garantieren. Und selbst wenn es gelingt, den Staub im Staubsauger zurückzuhalten und nicht hinten herauszublasen, wird allein beim Saugvorgang doch immer wieder Staub aufgewirbelt.

Moderne Milbentests (aus der Apotheke) zeigen mit Staubproben an, wie stark eine Wohnung mit Hausstaubmilben belastet ist.

Neuer Forschungsansatz: Synthetische Sexuallockstoffe sollen in Zukunft die Hausstaubmilbenweibchen aus den Betten locken und ihre Vermehrung eindämmen.

Eine weitere Staubquelle sind Stoff- und Plüschtiere sowie entsprechende Lieblingsspielzeuge. Es muss nicht ganz darauf verzichtet werden, wenn man den Milben mit einem Trick zu Leibe rückt. Experten raten, die Kuschelsachen zwischendurch mal für zwei Tage in das Tiefkühlfach zu legen. Im Schlafzimmer sollte es nicht zu warm und auch nicht zu feucht sein. Eine Temperatur unter zwanzig Grad und eine Luftfeuchtigkeit um fünfzig Prozent ist zu empfehlen. Und nicht vergessen, immer gut lüften!

Wenn das Essen krank macht – Nahrungsmittelallergien

Die Anlage, allergisch zu reagieren, haben die Betroffenen mit in die Wiege gelegt bekommen. Noch ungeklärt ist aber, warum die Allergie bei wem wann zum Ausbruch kommt oder nicht. Warum tritt sie zur Zeit immer häufiger auf? Auf bestimmte Nahrungsmittel reagieren etwa vier bis fünf Millionen Bundesbürger allergisch, zwei Millionen davon auf Milch und Ei. Man denkt heute vor allem an die Überlastung unseres Immunsystems durch die immer größer werdende Vielfalt von Stoffen, die uns in unserer äußeren und inneren Umwelt umgeben und belasten. Schadstoffe genauso wie lang anhaltende seelische Überforderung. Bei der Nahrungsmittelallergie könnte zusätzlich von Bedeutung sein, dass wir das ganze Jahr über alles, auch alles Exotische, zur Verfügung haben. Kiwis oder Ananas sind zwar gesund, zu viel und ständig können sie aber unseren Magen-Darm-Trakt genauso überfordern wie einseitige Diäten und zu üppige Ernährung. Möglich ist auch, dass Nahrungsbestandteile durch Zusatzstoffe als Allergene noch potenter, also wirksamer, werden. Vielleicht tragen auch bestimmte Verfahren des Aufschließens, Verfeinerns, Raffinierens dazu bei. Hinzu kommt die große Vielfalt weiterer Nahrungsmittelzusatzstoffe, auf die man ganz ähnlich wie bei einer echten Allergie reagieren kann. Da sind die Konservierungs-, Farb- und Aromastoffe, die Geschmacksverstärker, Bindemittel und vieles andere mehr. All das zu durchforsten, bedarf einer detektivischen Arbeit.

Zuerst muss man überhaupt erst einmal darauf kommen, dass es sich bei den Beschwerden, über die der Betroffene klagt, um eine Nahrungsmittelallergie handelt. Oft wird die Diagnose erst nach vielen Irrwegen gestellt, weil die möglichen Symptome ganz verschieden sein können.

Da die Nahrung zuerst über den Magen-Darm-Trakt geht, ist hier die erste Stufe der allergischen Reizung. Möglich sind Völlegefühl, Übelkeit, Durchfall, Erbrechen. Gelangen die Allergene in das Blut, können sie an jedem Ort, den sie erreichen, Symptome hervorrufen: allergischer Hautausschlag, Juckreiz, aber auch Atembeschwerden und Asthma, Gelenkbeschwerden, Kopfschmerzen, Augenreizungen, Kreislaufstörungen, depressive Verstimmungen und mehr.

Bei Verdacht auf Nahrungsmittelallergie müssen Arzt und Patient(in) wie Detektive zusammenarbeiten. Mit einer Suchdiät gelingt es oft, dem Übeltäter auf die Spur zu kommen. Dabei wird zunächst vier Tage gefastet, möglichst nur mit Wasser und nicht mit Saft, auch nicht mit Tee, damit hier nicht bereits wieder allergene Stoffe zugeführt werden. Anschließend wird nach einem bestimmten Schema Grundnahrungsmittel nach Grundnahrungsmittel zugesetzt. Tritt die Allergie auf, hat man die in Frage kommenden Nahrungsmittel doch sehr stark eingegrenzt. Man kann für den Test auch den umgekehrten Weg mit der so genannten Weglassdiät gehen und allergieauslösende Stoffe einen nach dem anderen weglassen.

Testungen müssen durchgeführt werden, sind aber schwieriger als zum Beispiel bei einer Pollenallergie. Außerdem gehören spezifische Blutuntersuchungen dazu.

Das Wichtigste bei der Behandlung einer Nahrungsmittelallergie heißt Aufspüren und Weglassen. Leider ist das leichter gesagt als getan.

Führen Sie ein Nahrungsmittel-Tagebuch. Schreiben Sie genau auf, wann Sie was essen und wann welche Symptome auftreten.

Versteckte Allergene:
Die hochallergenen Substanzen Soja und Erdnuss können sogar in Schokoladen oder Wurst enthalten sein.

Niesanfälle bei Campari oder Rotwein? Kein Wunder, da steckt Hühnereiweiß drin – ein sehr wirksames Allergen. Es könnten aber auch Histamine sein, wenn allergische Kopfschmerzen plagen.

Unsere Nahrungsmittel sind ja nicht immer nur aus einem Bestandteil aufgebaut. Sehr häufig ist vieles miteinander vermischt, und auch für den Allergiker ist nicht immer zu erkennen, wo sich »sein Allergen« versteckt. In einem Brot erwartet man fast nur Kohlehydrate. Trotzdem kann eine Eiweißallergie zum Ausbruch kommen, weil der Brotlaib mit einem Aufstrich glänzend gemacht worden ist, der Eiweiß enthält.

Trotzdem gelingt es vielen, Spezialisten in eigener Sache zu werden und ihrem Allergen auf die Spur zu kommen und es zu meiden. Eine bessere Deklaration von Nahrungsmittelinhaltsstoffen könnte vieles erleichtern.

Sollte trotz aller Vorsicht ein allergischer Zwischenfall nicht zu vermeiden gewesen sein, muss der Patient über nötige Maßnahmen und den sinnvollen Umgang mit Medikamenten von seinem Arzt genau informiert werden.

Der gefährlichste Zwischenfall ist der allergische Schock mit Blutdruckabfall und Kreislaufkollaps. Vor allem ist das Zuschwellen der Atemwege bedrohlich.

Ob durch eine so genannte Hyposensibilisierung, eine Art Impfbehandlung, Aussicht auf Linderung der Allergie besteht, muss mit dem Facharzt besprochen werden.

Aus harmlosen Bienen werden plötzlich Feinde – Insektengiftallergie

Insektengifte gehören zu den potentesten, also zu den wirksamsten und gefährlichsten Allergenen, die wir kennen. Ein Wespen- oder Bienenstich kann bei entsprechend empfindlichen Menschen lebensgefährlich sein, und leider gibt es auch immer wieder Todesfälle. Auch ohne Allergie ist das Gift nicht zu unterschätzen. Beim Stich in Hals oder Mund kann das Zuschwellen der Atemwege bedrohlich werden. Sofort mit Eis kühlen und so schnell wie möglich für ärztliche Hilfe sorgen, kann manchmal das Leben retten.

Ob jemand zusätzlich allergisch reagiert, lässt sich nicht vorhersagen. Im Prinzip kann es jeden treffen. Manche reagieren erst allergisch, nachdem sie mehrmals gestochen wurden. Einzelne sind so hoch empfindlich, dass bereits der erste Stich einen lebensgefährlichen allergischen Schock auslösen kann. Wer nach einem Stich mit Unwohlsein, Schweißausbrüchen, Hitzegefühl reagiert, muss umgehend ärztliche Hilfe erhalten. Man kann nicht abwarten, ob sich noch ein zusätzlicher Ausschlag einstellt, eine ausgedehnte Schwellung, Atemnot, Halsenge oder Herzrasen. Die bedrohlichen Kreislaufreaktionen müssen von Anfang an ernst genommen werden. Im Zweifel auf jeden Fall den Notarzt rufen, lieber einmal umsonst als einmal zu spät. Hat jemand bereits einmal eine allergische Reaktion auf einen Stich überstanden, dann ist er ganz besonders gefährdet, wenn er sich nicht anschließend behandeln lässt. Das bedeutet heute: Hyposensibilisierung.

Hyposensibilisierung heißt: weniger empfindlich machen, also weniger empfindlich auf das Gift der Insekten, hauptsächlich Bienen oder Wespen. Im Einzelnen muss getestet sein, worauf der Betroffene angesprochen hat. Viele können selbst sagen, ob der erste Stich von einer Biene oder Wespe war. Ein eindeutiges Zeichen, dass die Biene den Stachel in der Haut läßt, während eine Wespe ihn wieder herausziehen kann, ist nicht zuverlässig. Die Hyposensibilisierung ist einer Art Impfung vergleichbar. Mit kleinen Dosen des Allergens, die unter die Haut gespritzt werden, versucht man schrittweise, den Allergiker an das Allergen zu gewöhnen. Auf diese Weise wird die Gefahr der dramatischen allergischen Reaktion gebannt. Da das Insektengift hoch wirksam ist, ist auch die Behandlung mit den kleinen Dosen nicht ungefährlich. Sie kann nur unter Beachtung strengster Sicherheitsvorschriften durchgeführt werden. Deshalb überweisen viele Dermatologen, also Hautärzte, die üblicherweise Allergien austesten und behandeln, in diesem besonderen Fall der Insektengiftallergie an besonders spezialisierte Allergologen in entsprechenden Facheinrichtungen oder Kliniken.

Der größte Teil der Behandelten (etwa 90 Prozent) wird durch die Hyposensibilisierung vor der Gefahr eines tödlichen allergischen Schocks bei einem erneuten Insektenstich geschützt. Leider ist der Erfolg nicht bei allen möglich. Deshalb muss getestet werden, ob die Behandlung erfolgreich war, das heißt, es muss beobachtet werden, was passiert, wenn der Betroffene unter strengsten Sicherheitsvorkehrungen nochmals von dem Insekt gestochen wird, auf das er allergisch reagiert. Nur dadurch wird klar, ob er nun tatsächlich geschützt ist oder nicht.

Hatte die Hyposensibilisierung keinen Erfolg, kann sie, mit anderer Dosierung fortgesetzt, doch noch erfolgreich werden. In der Regel dauert die Behandlung drei bis fünf Jahre. In Einzelfällen kann es noch länger sein. Wer noch nicht geschützt ist oder hyposensibilisiert werden kann (ganz seltene Ausnahmen), muss ein Notfallset bei sich tragen. Das Notfallset besteht aus einem Mittel, das gegen die starken Schwellungen zur Unterdrückung des

Ekzems und der anderen allergischen Symptome eingesetzt wird, ein so genanntes Antihistaminikum. Es wird in flüssiger Form gegeben; im Notfall wird das Fläschchen ausgetrunken. Zusätzlich wird ein Kortison, ebenfalls in flüssiger Form, verordnet und getrunken. In besonders schweren Fällen gibt es die Möglichkeit, ein Präparat einzusetzen, das ganz akut die erweiterten Gefäße verengt und damit die lebensbedrohlichen Symptome, wie das Zuschwellen des Rachens, verhindert. Dieses Medikament ist aber mit besonderen Nebenwirkungen verbunden und darf zum Beispiel bei herzkranken Menschen nicht eingesetzt werden. Es bedarf daher der individuellen Beurteilung des Arztes, wem zusätzlich das so genannte Adrenalin in das Notfallset zu geben ist und wem nicht.

Die Impfung gegen Allergien (Hyposensibilisierung) wirkt nicht nur gegen Insektengifte, sondern auch gegen Pollen und Milben, bei Heuschnupfen und allergischem Asthma.

Dass gefährdete Menschen besonders darauf achten müssen, sich nicht der Gefahr von Stichen auszusetzen, ist selbstverständlich.

Die häufigsten Allergieauslöser

Mehr als fünfundzwanzig Millionen Deutsche leiden unter einer Allergie, jedes zehnte Kind hat Asthma. Fast jeder Stoff kann eine allergische Reaktion hervorrufen. Experten haben bis heute fast 20 000 Substanzen entlarvt, die krank machen können. So viel Prozent der Bevölkerung leiden unter einem oder mehreren der folgenden neun Allergieauslöser:

Pollen (Heuschnupfen)	12%
Tier-»Haare«, trockene Speichel- und Hautpartikel	7%
Nickel (Modeschmuck, Jeansknöpfe)	7%
Nahrungsmittel	6%
Hausstaubmilben	6%
Schimmelpilze	5%
Insektenstiche	3%
Arzneimittel	5%
Latex (z.B. Handschuhe)	3%

Neue Behandlung bei Heuschnupfen

Die Gentechnik macht's möglich: Eine neue Therapie verspricht Linderung bei Heuschnupfen und allergischem Asthma. An der Berliner Charité sind die ersten Patienten erfolgreich mit ganz neuen Anti-IgE-Antikörpern behandelt worden. Die Antikörper, die gentechnisch hergestellt und injiziert werden, hemmen die Zellen des Immunsystems (IgE), die eine Allergie auslösen. Ziel: Im Gegensatz zur Hyposensibilisierung sollen Allergien unabhängig von der Art des einzelnen Allergens behandelt werden können.

Allergisches Asthma – und wie man es verhindert

Viele Allergien entstehen sogar schon vor dem ersten Lebensjahr, wenn die Ernährung von der Muttermilch auf Kuhmilch umgestellt wird. Deshalb leiden gerade Kinder oft unter Neurodermitis. Nach Angaben von Dr. Wolf Nürnberg aus Kühlungsborn bekommt heute jedes zweite Kind mit Allergien später zusätzlich Asthma, falls die Eltern bzw. der Arzt nichts dagegen unternehmen. Neue Untersuchungen zeigen, dass man das Auftreten von Asthma bei allergischen Kindern durch eine vorbeugende Einnahme von bestimmten Antiallergiemitteln (Cromoglicinsäurepräparate) verhindern kann. Diese Präparate der neuen Generation haben kaum noch Nebenwirkungen und sind für Kinder die Antiallergiemittel der ersten Wahl.

Herpes – die Krankheit der geküssten Lippen

90 Prozent von uns allen stecken sich im Lauf ihres Lebens mit dem Herpesvirus an, 50 Prozent bereits in der Kindheit. Gemeint sind die Viren, die die lästigen Lippenbläschen verursachen, Herpesvirus Typ I. Diese Bläschen kommen nicht nur an der Lippe vor, sie können an der Wange sitzen, aber genauso am Po oder überall sonst am Körper. Speziell am Genitale gibt es das Herpesvirus Typ II, das dort für die Infektion in der geschlechtsreifen Phase verantwortlich ist. Etwa 25 Prozent aller Menschen werden damit infiziert. Es kann aber auch der Typ I am Genitale auftreten.

Und was bedeuten diese Zahlen? Nicht jeder, der infiziert ist, hat auch unter den Bläschen zu leiden. Warum sie bei jemandem immer wieder ausbrechen und bei einem anderen überhaupt nicht, obwohl er auch infiziert ist, das weiß man nicht genau. Man kennt lediglich Auslöser, die das Auftreten von Herpes bei Menschen, die ohnehin zu Bläschen neigen, provozieren. Es sind Hautreizungen, ob durch starke Sonneneinstrahlung oder mechanische Reizungen, im Gesicht zum Beispiel durch das Rasieren, am Genitale durch zu enge, scheuernde Kleidung und Ähnliches. Es kann aber auch im Zusammenhang mit einer gestörten körpereigenen Abwehr zu Bläschen kommen. Bei Infektionskrankheiten spricht man von Fieberblasen. Manche sagen auch Ekelblasen bei verdorbenem Magen oder Magen-Darm-Erkrankungen.

Diejenigen, die stark zu Herpesbläschen neigen, beobachten oft, dass sie immer wieder an derselben Stelle auftreten. Das hat damit zu tun, dass die Viren auch nach überstandenen äußeren Erscheinungen nicht weg sind. Sie ziehen sich entlang von Nervenbahnen in Nervenknoten zurück und schlummern dort. Bei entsprechender Reizung des Hautareals, in dem die Nerven enden, wandern die Viren entlang der Nerven zur Haut und verursachen wieder die Erscheinungen: prall gefüllte, wasserklare, juckende Bläschen. Am Anfang sieht man oft eine kleine Rötung und spürt bereits den Juckreiz. Dann entsteht in kurzer Zeit die harte Blase. Sie bricht auf und nässt, und der Juckreiz verwandelt sich oft in Schmerz, vor allem im After- und Genitalbereich. Schließlich heilt alles wieder mit einem trockenen Schorf ab. Es kann sich nur um einzelne Bläschen handeln, es können aber auch größere Areale von vielen Bläschen übersät sein. Besonders bei immungeschwächten Menschen kann der Befall von Haut und Schleimhäuten sehr ausgedehnt sein. Leider ist bis heute keine verträgliche Impfung in Sicht, die von vornherein das Leiden, das die Herpesviren verursachen, verhindern könnte.

So muss man sich mit der Behandlung begnügen, am besten sofort, wenn sich die Erscheinungen ankündigen. Handelt es sich nur um einzelne Blasen, sofort eine Salbe auftragen, die in der Lage ist, die Viren einzudämmen. Menschen, die mit sehr viel ausgedehnteren Erkrankungen belastet sind, vor allem dann, wenn sie am Genitale auftreten und Schmerzen machen, nehmen heute entsprechende Medikamente ein. Hier ist in der Tat ein Fortschritt erreicht worden, indem es sehr viel wirksamere und besser verträgliche Mittel gibt als früher, die die Vermehrung der Viren verhindern. Auch diese Tabletten sollten dann sofort eingenommen werden. Einige Fachleute empfehlen keine Salben und örtlichen Behandlungen mehr, sondern raten gleich zu Tabletten.

Viele Patienten haben ihre eigenen Methoden entwickelt, um besser mit den Bläschen fertig zu werden. Als sehr hilfreich wird immer wieder das sofortige Auflegen von Eiswürfeln geschildert. Dazu muss beachtet werden, dass die Eiswürfel die Haut nicht direkt berühren dürfen. Man gibt sie in einen kleinen Plastikbeutel und schützt die Haut noch mit einem dünnen Papiertüchlein. Der Effekt lässt sich gut erklären durch die entzündungshemmende Einwirkung der Kälte und möglicherweise durch die Kälteempfindlichkeit der Viren. Sie fühlen sich nur bei Körpertemperatur wohl. Immer wieder erwähnt wird Ringelblumenwurzelextrakt sowie das Auftragen von Zahnpasta oder Mundwasser und zuletzt von Eigenurin.

Wer sein Patentrezept entdeckt hat, ist sicher zu beneiden. Jeder muss aber aufpassen, dass er keine Allergisierung hervorruft.

Eine Heilung auf Dauer ist bis heute leider noch nicht gelungen. Allerdings weiß man, dass die Viren oft Jahre schlummern können, ohne in Erscheinung zu treten. Es liegt nahe zu denken, dass das umso wahrscheinlicher ist, je abwehrstärker und gesünder der Mensch ist. Dennoch kann es auch dem, der im Hochgefühl des Glücks schwebt, passieren, ausgerechnet dann Herpes zu bekommen und den Spott obendrein: »Wohl den Falschen geküsst?« Ein Fünkchen Wahrheit ist sogar dabei. Man kann sich in der Tat beim Küssen anstecken. Bei den meisten geschieht das schon in der Kindheit durch den zärtlichen Eltern-Kind-Kontakt – den ganz sicher wegen der Möglichkeit der Herpesinfektion niemand unterbinden möchte.

Herpes genitalis, also Typ II, wird erst mit Aufnahme der sexuellen Aktivität erworben. Die Durchseuchungsrate ist deutlich niedriger als bei Typ I: 90 Prozent bei Typ I gegenüber 25 Prozent bei Typ II. Gegen Ende der siebziger Jahre wurde vom *Herpes genitalis* als »Lustseuche« gesprochen und sehr viel Panik in den Medien verbreitet. Ganz sicher tragen einzelne Betroffene sehr schwer daran, wenn sie gehäuft zu Rezidiven, also zum Wiederausbrechen der Herpeserkrankung am Genitale, neigen, mit all den Beschwerden und auch Schmerzen, die diese Infektionen mit sich bringen und die nicht selten die Partnerschaft belasten. Ganz sicher kann man aber sagen, dass der Neuausbruch eines *Herpes genitalis* nach langen Jahren einer festen Partnerschaft nicht Beweis für einen Fehltritt ist. Es sind zwar Neuansteckungen möglich, aber je erwachsener und älter, umso wahrscheinlicher ist es, dass das Virus nur sehr lange geschlummert hat.

Im Urlaub bricht Herpes oft durch die starke UV-Strahlung der Sonne aus. Beim ersten Jucken sofort Tabletten einnehmen. Wer weiß, dass er immer besonders schnell Herpes bekommt, kann auch vorbeugend (ab dem vierten Tag vor Reiseantritt) mit der Einnahme beginnen.
Herpes ist ansteckend, gefährdet sind auch die Augen. Deshalb sollten Kontaktlinsenträger mit Lippenherpes ihre Linsen niemals mit Speichel in Berührung bringen.

Atemwege

Wer braucht eine Grippeimpfung?

Noch immer ist die echte Grippe eine ernste, manchmal auch lebensbedrohliche Erkrankung. Bei bakteriellen Infektionen gibt es Antibiotika. Bei Virusinfektionen, und dabei handelt es sich bei der Grippe, gibt es ähnlich wirksame Gegenmittel noch immer nicht. Aus diesem Grund sollten wir uns immer impfen lassen.

Gefürchtet ist die echte Grippe vor allem dann, wenn sie Menschen mit schon geschwächtem Kreislauf trifft oder die Abwehr geschwächt ist. Noch immer lebensbedrohlich ist die Viruspneumonie, also die Lungenentzündung, die wir bei der Grippe nicht mit Antibiotika bekämpfen können.

Aus diesem Grund sollten sich insbesondere Menschen, die ohnehin infektanfällig sind, impfen lassen, ältere Menschen, Menschen mit Herz-Kreislauf-Erkrankungen oder anderen Anfälligkeiten, die das Überstehen zusätzlicher Belastungen schwer machen. Außerdem ist die Impfung allen angeraten, die Infektionen im besonderen Maß ausgesetzt sind. Also jenen, die viel in Kontakt mit anderen Menschen kommen, ob im Beruf – und nicht nur im medizinischen Bereich – oder auch in der Freizeit.

Der Oktober ist die beste Zeit, um sich rechtzeitig zu schützen.

Acht Millionen Deutsche erkranken jährlich an der »echten« Influenza-Virusgrippe (15 000 Todesopfer). Nur zwölf Prozent lassen sich impfen.

Wie erkenne ich, ob ich eine Virusgrippe oder eine Erkältung (grippalen Infekt) habe?

Ob nur eine Erkältung oder eine Grippe im Anzug ist, das können wir am Anfang noch nicht unterscheiden. Meist werden wir ja sowieso erst aufmerksam, wenn die Nase schon läuft, der Hals kratzt und der Husten angefangen hat. Im Nachhinein wissen wir dann aber doch, warum wir schon vorher so müde waren und uns nicht wohl gefühlt haben. Der Unterschied zwischen Grippe und Erkältung stellt sich dann schnell heraus. Bei der Erkältung bleibt es bei den zwar lästigen Beschwerden, die unangenehm sind, aber keine weitere Gefahr darstellen. Und es trifft auch zu, was der Volksmund etwas ironisch sagt: »Ohne Arzt dauert das Ganze maximal vierzehn Tage, mit Arzt nur zwei Wochen.«

Bei der echten Grippe entwickelt sich dagegen ein deutliches Krankheitsgefühl. Die Abgeschlagenheit und Mattigkeit nimmt zu, dazu kommen meist Gliederschmerzen, auch Kopfschmerzen, und es stellt sich hohes Fieber ein, oft über 39 Grad. Die Grippe ist noch heute ein bedrohliches Krankheitsbild. Besonders gefürchtet ist die durch Grippeviren verursachte Lungenentzündung. Sie ist gefährlicher als die bakteriellen Lungenentzündungen. Die Gefahr ist deshalb so groß, weil es keine so wirksamen Medikamente zur Behandlung gibt wie bei bakteriellen Infektionen, die mit Antibiotika behandelt werden können. Zusätzlich besteht die Gefahr, dass sich auf die durch die Viren angegriffenen Bronchien und die Lunge nun auch noch Bakterien aufpflanzen können. Man spricht von »Superinfektionen«. Hoch belastet ist das gesamte Herz-Kreislauf-System; die Grippe ist insgesamt also nach wie vor eine sehr ernste Erkrankung.

Das wichtigste, um der schweren Grippe vorzubeugen, ist heute die Impfung. Gegen Erkältungskrankheiten lässt sich mit den altbewährten Hausmitteln am besten vorbeugen. Das bedeutet, ständig eine gesunde Ernährung, vor allem mit viel frischem Obst wegen des Vitamin-C-Reichtums, aber auch frischem Gemüse, gerade wegen Procarotin, also der Vorstufe von Vitamin A, mit wenig, aber günstig zusammengesetzten Fetten zur Vitamin-E-Versorgung. Außerdem haben gerade Orangen und Zitronen noch weitere Inhaltsstoffe, die günstig für die Immunabwehr sein sollen. So hat der Nobelpreisträger Albert Szent-Györgyi herausgefunden, dass in der weißen Haut, die wir immer so sorgfältig von Orangen und Zitronen abschälen, reichlich Bioflavonoide vorkommen, die ebenfalls zum Immunschutz beitragen.

Gefäßtraining mit wechselwarmen Wasseranwendungen, viel frische Luft, Bewegung und genügend Schlaf sind wichtig. Menschenansammlungen sollte man in der anfälligen Zeit so weit es geht meiden. Und ganz wichtig: Ärger nicht in sich »hineinfressen«. Eine gesunde Seele ist eine starke Bastion gegen Angriffe auf unsere Gesundheit.

Wer Grippe hat, gehört ins Bett. Körperliche Anstrengung auf jeden Fall vermeiden. Herz und Kreislauf sind bedroht. Sie vertragen keine Belastung.

Neue Medikamente

Im Jahr 1999 kamen die ersten Medikamente auf den Markt, die auch gegen Grippeviren wirken. Die Kapseln und Inhaliersprays lindern die Beschwerden und verhindern, dass sich die Grippeviren in den Atemwegen ausbreiten. Die Patienten werden schneller gesund, und auch die Angehörigen profitieren: Da nicht mehr so viele Viren in der Luft herumschwirren, sinkt die Ansteckungsgefahr deutlich. Allerdings müssen die Mittel möglichst früh vom Arzt verschrieben und fünf Tage lang eingesetzt werden. Da oft gerade in den ersten Tagen noch nicht klar ist, ob aus der Erkältung eine echte Grippe wird, kann die Entscheidung zum Einsatz der nicht gerade preiswerten Medikamente häufig nicht rechtzeitig getroffen werden. Dann helfen sie nicht mehr.

Wenn der HNO-Arzt ein besorgtes Gesicht macht: Es ist nicht nur der Schnupfen, es sind die Nasennebenhöhlen!

Solange die Nasennebenhöhlen gesund sind, spürt man nichts davon, weiß kaum, dass es sie gibt. Aber wehe, wenn sie erkranken, vor allen Dingen, wenn die Krankheit chronisch wird. Betroffene würden sich nur zu gerne wünschen, sie könnten wieder sagen: Ich weiß nichts und spür' nichts von den Nebenhöhlen.

Die Nasennebenhöhlen sind Hohlräume, die mit Schleimhaut ausgekleidet sind. Am bekanntesten: Kieferhöhlen und Stirnhöhlen. Weniger bekannt, aber nicht minder problematisch, wenn sie erkranken: die Siebbeinzellen und die Keilbeinhöhle, die versteckter im Kopf liegen. Wofür wir diese Hohlräume überhaupt haben, ist nicht ganz klar. Sicher sind sie eine notwendige Strukturhilfe, damit unser Kopf nicht zu schwer ist, damit die Resonanz stimmt, und möglicherweise haben sie auch eine Funktion innerhalb des Abwehrsystems. Aber genau hier setzt die besondere Problematik an. Gerade diese Schleimhäute belasten unsere körpereigene Abwehr oft besonders. Die Entzündungen, die Infekte und vor allem die chronischen Entzündungen können uns ganz erheblich plagen.

Viele chronisch Erkrankte wissen zunächst nicht, woher ihre Beschwerden kommen. Immer wieder ein dumpfer Kopf, ständige Kopfschmerzen, Laufen der Nase, auch ohne akuten Schnupfen, verstopfte Nase, »verstopfte Ohren«, wenn der Druckausgleich behindert ist. Abgeschlagenheit und allgemeines Krankheitsgefühl, wenn die Entzündung stärker ist. Auch Augenschmerzen und Sehstörungen müssen manchmal an die Nasennebenhöhlen denken lassen.

Die akute Nebenhöhlenentzündung steht oft im Zusammenhang mit einer starken Erkältung.

Dabei sind es weniger die Viren, die auch auf die Nebenhöhlen übergreifen, als häufiger das Aufflackern einer bakteriellen Infektion im Zusammenhang mit der geschwächten Abwehrlage. Auch ohne Erkältung und Schnupfen werden Nebenhöhlenentzündungen begünstigt, wenn der Sekretabfluss behindert ist. Er erfolgt normalerweise unter den Nasenmuscheln in das Naseninnere. Ist der Abfluss verlegt, staut sich das Sekret: ein idealer Nährboden für Keime und eine chronische Entzündung.

Die Nasenmuscheln sind Strukturen, die in der Nase zu einer Oberflächenvergrößerung beitragen sollen, damit unsere Atemluft gut angefeuchtet werden kann. Vergrößern sich diese Muscheln zu stark, sind sie eine häufige Ursache für die Abflussbehinderung. Auch eine ungünstig geformte Nasenscheidewand macht Probleme. Vergrößerte Rachenmandeln, so genannte Polypen, sind weitere Hindernisse.

Bei der Klärung der Frage, wo die Ursache für die Störung zu finden ist, haben neue Untersuchungstechniken große Fortschritte gebracht. Es sind spezielle Endoskope, kleine Sichtrohre, entwickelt worden, mit denen der Hals-Nasen-Ohrenarzt die komplizierten Verhältnisse in der Nase direkt einsehen und genau beurteilen kann. Sind Abflusshindernisse an der Erkrankung schuld, sollten sie operativ beseitigt werden.

Eine Kieferhöhlenentzündung kann auch einmal von einer Zahnwurzel ausgehen. Dann muss der Zahnarzt mit einbezogen werden.

Und schließlich beeinflussen sich Nasennebenhöhlen und Erkrankungen der übrigen Atemwege gegenseitig. Ob das eine Bronchitis ist oder ein allergisches Asthma.

Behandlung

Abgesehen von operativen Maßnahmen kommt es auch vorher bei der übrigen Behandlung darauf an, die behinderte Nasenatmung freizumachen, für einen besseren Sekretabfluss aus den Höhlen zu sorgen. Dazu verwendet man Medikamente, die die Nasenschleimhaut abschwellen. Allerdings nicht länger als vierzehn Tage. Sonst tritt der gegenteilige Effekt ein.

Günstig ist eine Wärmebehandlung. Sei es Mikrowelle, Rotlicht oder das altbewährte Kopfdampfbad über einer heißen Schüssel mit Kamille. Aber Vorsicht! Nicht zu tief über die Schüssel beugen, der Dampf kann sonst schnell das Gesicht verbrennen. Mit diesen Anwendungen soll der Sekretabfluss gefördert werden. Gleichzeitig sollen Abwehrstoffe besser an den Ort des Geschehens gelangen.

Nützt das alles nichts, oder ist die Erkältung akut, hat der Patient Fieber, muss der Arzt gezielt weitere Medikamente einsetzen, auch Antibiotika.

Bei chronisch entzündeten Nebenhöhlen empfehlen Ärzte manchmal eine operative Entfernung der Schleimhäute zum Teil auch mit dem Laser. Allerdings ist der Operationserfolg oft nicht von Dauer.

Sind Pilze schuld?

Möglicherweise gibt es dafür jetzt eine Erklärung, wenn neueste Vermutungen über die Entstehung chronischer Nebenhöhlenentzündungen zutreffen. Danach soll es sich um die Reaktion auf Pilze im Nasenschleim handeln. Sie sind bei fast jedem in einer Vielzahl verschiedener Arten vorhanden, und bei den allermeisten harmlos. Einige Menschen reagieren aber auf die Pilze mit einer übersteigerten Immunantwort der Nebenhöhlenschleimhaut. Sie bildet vermehrt weiße Abwehrzellen und schickt diese zum Nasenschleim in der Nase. Es gibt also zwei verschiedene Schauplätze des Kampfes. Die Beschwerden werden hauptsächlich durch die Wucherung und Entzündung der übermäßig aktiven Nasennebenhöhlenschleimhaut verursacht.

Sollte diese Erklärung zutreffen, wird es in Zukunft ganz andere Behandlungsmöglichkeiten geben. Es wäre dann auch logisch, dass das Geschehen nicht durch eine Entfernung der Schleimhaut zu behandeln ist. Sie wächst ja immer wieder nach und wuchert auch wieder, weil die Ursache, das Immungeschehen, nicht verändert worden ist. Deshalb wird es wohl auch weniger darum gehen, die Pilze mit Pilzmitteln zu bekämpfen. Nach Absetzen der Medikamente wäre schnell wieder alles beim Alten.

Es muss nach einer Therapie gesucht werden, die die überschießende Immunreaktion wieder auf eine normale Funktion einregulieren kann.

Umwelt

Wetterfühligkeit – kann das Wetter krank machen?

»Alle schimpfen über das Wetter, aber keiner tut was dagegen«, das hat schon Mark Twain gesagt. Bei den meisten Klagen geht es aber weniger um das Wetter selbst, gegen oder für das wir im Einzelnen noch nicht sehr viel tun können, sondern um die Wetterfühligkeit. Jeder Dritte ist betroffen. Dennoch, das Wetter allein macht nicht krank. Witterungseinflüsse sind aber oft der letzte Tropfen, der das Fass zum Überlaufen bringt: Kreislaufprobleme, das Wiederaufflackern von Schmerzen bei chronischen Erkrankungen wie Rheuma, Osteoporose oder Nervenstörungen. Andere reagieren mit Magenempfindlichkeit, und ganz besonders häufig sind Kopfschmerzen, Gereiztheit, Müdigkeit, Abgeschlagenheit, Stimmungstiefs.

Wann ist das Wetter belastend und wann nicht? Es sind nicht die stabilen Wetterlagen, weder eine stabile Schönwetterlage noch eine stabile Schlechtwetterlage. Es ist nicht die Tatsache, dass es mal eine Zeit lang am Stück regnet. Beschwerden machen Wetterwechsel. Der Umschlag auf kältere Zeiten lässt die Schwachpunkte in Erscheinung treten, die eher mit Verspannungen und krampfartigen Beschwerden zu tun haben. Es sind die Magenprobleme, die Muskelverspannungen, der Rheumaschmerz, aber auch Spannungskopfschmerzen und Koliken.

Der Umschlag von kalt auf warm ist eher kreislaufbelastend. Patienten mit einem niedrigen Blutdruck neigen zu Kollapszuständen, also dem Schwarzwerden vor Augen, Schwindel, dem Gefühl umzufallen, und das kommt auch immer mal wieder vor. Der hohe Blutdruck kann noch höher steigen, Herzinfarkte sind häufiger als sonst, aber auch andere Durchblutungsstörungen, Embolien und Thrombosen.

Wie belastend das Wetter ist, hängt nicht nur vom Ausmaß der Temperaturschwankung ab, sondern auch von Luftdruckverhältnissen und dem Grad der Luftfeuchtigkeit. Bei schwülwarmem Wetter, wenn ein Gewitter naht, liegt Explosivität nicht nur in der Luft, dann entladen sich Spannungen auch manchmal zu Hause. Ein nichtiger Anlass, schon bricht ein Streit los. Sich hinterher einfach auf das Wetter zu berufen, ist zwar eine faule Ausrede, ein Fünkchen Wahrheit ist aber doch dran. Wetterfühligkeit kann also ein Zeichen für ein labiles Nervenkostüm sein, insbesondere für eine Störung im vegetativen Gleichgewicht. Sie ist ein Signal dafür, dass Schwachstellen im Organismus vorhanden sind, die bei kleinsten zusätzlichen Belastungen in Erscheinung treten. Und sie sind bei Menschen mit chronischen Erkrankungen ein zusätzlicher Belastungsfaktor.

Was ist zu tun? Es geht darum, sich wieder ins Lot, ins Gleichgewicht zu bringen. Das betrifft die Stimmungen genauso wie die körperliche Gesundheit. Selbstverständlich müssen Grundkrankheiten behandelt werden, wie ein schwaches Herz, hoher Blutdruck, rheumatoide Erkrankungen. Für die meisten von uns gilt der Satz: Der beste Weg zur Gesundheit ist der »Fußweg«. Dabei empfinde ich das Walking als besonders günstig, das schnelle rhythmische Gehen, ob mit oder ohne Musik im Ohr. Es regt an, macht locker, bringt Spaß. Der Effekt ist sowohl Kreislauftraining und seelische Entspannung als auch Entlastung für Muskeln, Bänder und Gelenke. Man weiß, dass körperliche Aktivität zu einer Umstellung im vegetativen System führt, von Anspannung auf Entspannung. Außerdem werden dabei so genannte Endorphine freigesetzt. Das sind Stoffe, die Schmerzen lindern und die Stimmung heben. Bewegung ist also ein natürliches Aufputschmittel, ohne unerwünschte Nebenwirkungen wie Sucht oder Abhängigkeit.

Auch alle anderen Maßnahmen gegen die Wetterfühligkeit sind ganz natürliche Mittel. Es geht um eine gesunde Ernährung, um die bessere Einteilung des Tagesablaufs mit genügend Ruhezeiten und sinnvoller Aktivität. Alle Formen der Wasseranwendungen sind nützlich. Ob das Waschungen sind, Güsse oder der Wechsel von heiß und kalt, zum Beispiel in der Sauna. Die Sauna ist kein Kreislauftraining, aber ein sinnvolles Training der Hautgefäße. Je besser die Gefäße sich bei Kälte verengen und bei Wärme erweitern können, je besser sie reagieren, umso weniger schnell bekommt man eine Erkältung. Sich den Wind um die Nase wehen lassen, raus an die frische Luft gehen. Es gibt, wie alle wissen, kein schlechtes Wetter, nur unpassende Kleidung.

Und was ist mit dem Föhn? Gerade bei uns im Voralpenland ist das immer eine willkommene Ausrede. Föhn ist aber viel seltener, als wir denken. Bis München kommt der Föhn nach Expertenmeinung nur etwa dreimal im Jahr.

> Französische Studien konnten den Einfluss kurzfristiger Wetterschwankungen auf Herz und Gesundheit nachweisen. Bei älteren Männern in Lille stieg bei Luftdruckänderungen von zehn Millibar das Infarktrisiko um elf Prozent an.

In Garmisch-Partenkirchen sind es schon dreißig Föhntage, und in der Tat reagieren die Menschen darauf. In Innsbruck hat eine Studie gezeigt, dass sechzig Stunden nach Föhneinbruch zehn Prozent mehr Geburten stattfinden als normalerweise erwartet – ein deutliches Zeichen für die Auswirkung des Föhns. Leider gibt es kein Patentrezept für die Föhngeplagten mit dem typischen Kopfschmerz, der Nervosität und Anspannung. Es gilt alles, was ich gerade aufgezählt habe, um insgesamt wieder in ein besseres Gleichgewicht zu kommen, sonst bliebe nur noch die Möglichkeit, den Wohnort zu wechseln.

Wie gefährlich sind Elektrosmog, Handys, Funkantennen?

Was heißt eigentlich Elektrosmog? Die meisten stellen sich darunter nichts Konkretes vor, bringen aber all das, was uns die moderne Hightech zu bieten hat, in Zusammenhang mit schädlichen Einflüssen auf unsere Gesundheit. Und wer schlecht schläft, sich zerschlagen und unkonzentriert fühlt, entfernt vorsichtshalber den Elektrowecker aus dem Schlafzimmer, steht doch lieber noch einmal auf, um den Fernseher ganz auszuschalten und nicht nur per Fernbedienung in Stand-by-Position zu lassen. Und was ist mit den vielen Handys? Sollte man sie doch lieber nicht oder nur mit Vorsicht benutzen?

Nur heiße Ohren?

Was das Ausschalten des Fernsehgeräts angeht, so ist das schon aus Sicherheitsgründen sinnvoll, wegen der Brandgefahr bei einer Implosion. Die Fragen nach der Verträglichkeit für unsere Gesundheit sind nicht so einfach zu beantworten. Es fängt schon damit an herauszufinden, was überhaupt einen Einfluss auf den menschlichen Körper haben könnte. Ist es das elektrische Feld, das magnetische Feld? Sind es Hochfrequenzströme oder gar die Niederfrequenzen oder die gepulsten Hochfrequenzen? Alles viel zu kompliziert für jemanden, der schon längere Zeit den Physikunterricht hinter sich hat. Sehr vereinfacht geht es um das mögliche Eindringen von Energie, die von diesen diversen Quellen ausgeht, in unseren Körper. Auch wenn sie nur wenige Zentimeter eindringt, hat sie Auswirkungen, denn Energie geht nicht verloren, sie wird in eine andere Form der Energie umgewandelt. In unserem Körper ist das Wärme – und die macht in nächster Nähe zum Kopf nicht nur heiße Ohren.

Die Wärmeentwicklung ist eine der möglichen Gefahren. Vor allem wird darüber gestritten, ob auch statische Felder auf unseren Körper einwirken und ihn schädigen können. Aus diesem Grund gibt es Richtlinien mit entsprechenden Grenzwerten, die nicht überschritten werden dürfen, damit unser Körper, insbesondere die besonders empfindlichen Strukturen, nicht geschädigt werden. Im Zusammenhang mit Handys, die ja am Kopf gehalten werden, ist das vor allem der Schutz von Hirn, Augen usw. Könnte also das Handy auch im Stand-by-Betrieb Auswirkungen auf uns haben, oder kann es der Fernseher sein oder das schnurlose Telefon?

Empfindliche Menschen sagen, dass sie beeinflusst werden. Es liegen allerdings bisher dafür keine wissenschaftlichen Beweise vor. Es gibt zwar eine Studie, die Veränderungen in der Ableitung der Hirnströme (EEG) gezeigt hat, wenn Probanden einem statischen Feld ausgesetzt waren. Eine Kontrollstudie konnte diesen Effekt aber nicht nachweisen. Kritische Stimmen sagen sogar, dass die EEG-Veränderungen zu Stande kamen, weil möglicherweise die Versuchspersonen eingeschlafen waren. Dennoch, es besteht Forschungsbedarf.

Einige wichtige Regeln

Wenn es nicht um statische Felder geht, sondern um Geräte in Funktion, dann gibt es schon genauere Daten. Für die Benutzer von Handys gelten deshalb bereits einige wichtige Regeln. Man sollte keinesfalls im geschlossenen Auto mit dem Handy telefonieren. Dabei kann das Feld nicht abgeleitet werden, und es trifft uns die volle Energie. Bei einem Autotelefon ist das anders, denn da erfolgt die Ableitung aus dem Auto heraus über die Autoantenne. Grundsätzlich gilt für Handys: Beim Telefonieren immer die Antenne ausfahren, damit die Energie abgeleitet werden kann. Da die Eindringtiefe der Energie gering ist, reichen schon wenige Zentimeter Entfernung aus, um den Kopf zu schützen.

Schrittmacher und Handy – verträgt sich das?

Eine Besonderheit gilt für Schrittmacherträger. Theoretisch kann die Benutzung eines Handys eine Gefahr sein – allerdings nur, wenn es sich um bestimmte Schrittmacher handelt, die störanfällig sind. Das ist bei einem kleinen Teil der noch benutzten Geräte der Fall. Deshalb sollten sich Ärzte und Patienten darüber informieren, welche Schrittmacher diese Anfälligkeit haben und welche nicht. Wenn nur nichtempfindliche Geräte verwendet werden, gelten für die Benutzung von Handys keine Besonderheiten. Bei störanfälligen Geräten müsste man die Entfernung zum Handy vergrößern. Es reicht bereits, wenn es nicht in der Brusttasche über dem Schrittmacher getragen wird, sondern auf der anderen Seite oder am besten in der Hosentasche. Beim Sprechen sollte zwischen Handy und Schrittmacher eine Entfernung von mindestens zwanzig Zentimetern liegen, das ist in der Regel der Fall, wenn das Handy an das Ohr gehalten wird. Wichtig ist der Abstand besonders beim Rufaufbau. Für den gesunden Handybenutzer gibt es keine entsprechenden Vorschriften.

Moderne Freisprecheinrichtungen (Mini-Ohrstöpsel mit kleinem Mikrofon) können den möglichen Einfluss von Handys auf das Gehirn noch weiter verringern.

Große Antennnen – große Gefahr?

Und was ist mit den Menschen, die glauben, durch die Nähe einer Basisstation oder entsprechender Antennen in ihrer Gesundheit gestört zu sein? Man könnte sich ja vorstellen, dass hier die Energie, die den Menschen trifft, sehr viel größer ist als bei den kleinen Geräten. In Wirklichkeit ist es jedoch genau umgekehrt. Die Feldstärke nimmt bei großen Antennen schon bei geringer Entfernung so sehr ab, dass bisher ein Nachweis von gesundheitlichen Belastungen nicht zu erbringen war. Die Wissenschaft arbeitet aber weiter an der Erforschung möglicher Zusammenhänge.
Es wird auch die Frage untersucht, ob es unabhängig von der Belastungsstärke individuelle Empfindlichkeiten gibt oder besonders sensible Menschen, für die eigene Regeln gelten könnten.

Mediterrane Kost – Essen wie im Urlaub

Was ist dran an dieser Mittelmeerkost, die so gut sein soll gegen den Herzinfarkt, so günstig für bessere Blutfette und überhaupt für die Gesundheit? Ganz sicher ist es nicht ein einzelner Bestandteil dieser Kost, sondern die gesamte Komposition. Dazu gehört nicht nur das, was wir essen, sondern auch, wie wir essen. Ob man lediglich Nahrung aufnimmt oder ob das Essen auf der Zunge zergeht. Das heißt sowohl genüsslich kauen und schmecken, mit allen Sinnen genießen, also auch mit Auge und Nase, sich entspannen und wohl fühlen. Das hängt ganz wesentlich auch von der richtigen Gesellschaft ab. Beneiden wir nicht häufig, wenn wir im Urlaub sind, die großen Familien, die alle gemeinsam um den Tisch sitzen, und das nicht nur in den Privathäusern, sondern auch in den Restaurants? Dass sie reden und lachen und dabei in aller Ruhe, manchmal einige Stunden, zusammensitzen? Sicher wird das bei uns nicht wieder so werden wie früher. Allein die Art, wie wir wohnen – jeder für sich –, hat das verändert, und dies ist wohl kaum rückgängig zu machen. Dennoch kann man sich diesen Umstand wieder einmal ins Bewusstsein rufen, und ganz sicher finden sich Wege, um einiges zum Positiven zu wenden.

Und was sind die Hauptbestandteile dieser Kost?

Zunächst sehr viele frische Sachen. Vergleichen wir mal unseren kleinen Beilagensalat mit der großen Schüssel mit frischem knackigem gemischtem Salat in Italien oder Spanien. Im Prinzip kann man davon schon fast satt werden, und dennoch hat er kaum Kalorien, es sei denn, man verwendet zu viel Öl. Das richtige Öl scheint für viele bereits der Schlüssel zum Geheimnis zu sein. Ich denke, es ist etwas dran am Olivenöl. Ein Wundermittel ist es aber nicht. Und es ist auch nicht allein entscheidend, sondern nur ein Faktor von vielen.

Olivenöl und Rotwein

Und was ist das Besondere am Olivenöl? Es handelt sich um ein Öl aus einfach ungesättigten Fettsäuren, die nicht zur Erhöhung des so genannten LDL-Cholesterins beitragen. LDL gilt ja vor allem in der oxidierten Form als wesentlicher Risikofaktor bei der Entstehung der Arteriosklerose. Die Oxidation scheint durch bestimmte weitere Inhaltsstoffe des Olivenöls, vor allem Phenole, gebremst zu werden. Diese Wirkung ist vergleichbar der von Vitamin E und anderer Antioxidantien. Und derselbe Effekt wird den Phenolen im Wein zugeschrieben, insbesondere im Rotwein, der ja besonders gern im Süden getrunken wird. Deshalb spricht man auch vom französischen Paradoxon. Man glaubt im mäßigen Weinkonsum der Franzosen den Grund dafür zu finden, warum bei ihnen trotz gleicher Cholesterinspiegel weniger Herzinfarkte auftreten. Die Schlaganfallstatistik soll allerdings weniger günstig aussehen. Wenn es heißt, ein bis zwei Gläser Wein für den Mann und höchstens ein Glas für die Frau seien, täglich genossen, unbedenklich, dann ist das nicht sehr realistisch. Es dürfte dann niemand jemals bei besonderen Anlässen mehr trinken. Aber wer feiert nicht einmal Geburtstag oder andere Feste? Die Empfehlung, täglich Wein zu trinken, kann so nicht gegeben werden. Es gilt nach wie vor, steter Tropfen höhlt den Stein. Also immer wieder Pausen, und auch dann nur mäßig trinken, aber mit Genuss.

Der Unterschied zwischen abhängigen Trinkern und solchen, die es nicht sind, aber auch zu viel konsumieren, bezieht sich nicht auf die Organschäden. Die treten bei beiden in gleicher Weise auf. Der Unterschied besteht darin, dass der Abhängige die Kontrolle über seinen Alkoholkonsum verliert und weiter trinken muss, wenn er erst einmal begonnen hat. Während der, der zu viel missbräuchlich, aber nicht abhängig trinkt, die Kontrolle behält und auch wieder aufhören kann.

Sechs Esslöffel Olivenöl decken den Vitamin-E-Bedarf eines ganzen Tages.

Außer Salaten finden wir in der mediterranen Küche sehr viele knackige, nicht verkochte Gemüsebeilagen, und ganz besonders günstig ist der häufige Verzehr von Seefisch.

Im Vergleich zu unserer Küche sind die Fleischportionen sehr klein, und auch die Beilagen zum Hauptgericht, wenn es überhaupt welche gibt, sind knapp bemessen. Das heißt nicht, dass die Kost kohlehydratarm ist. Denken wir nur an die Pasta, ob Spaghetti, Gnocchi, Tagliatelle, Ravioli und die vielen anderen Köstlichkeiten – und das zumeist als Vorspeise. Auch Weißbrot finden wir sehr häufig. Eigentlich sind das leere Kalorien. Das stimmt, aber wenn Brot gegessen wird, dann nur ganz wenig, zumindest aber deutlich weniger als bei uns. Insgesamt ist die mediterrane Kost also eine gut zusammengesetzte Kost. Sie hat ein günstiges Verhältnis von Kohlehydraten, Eiweiß und Fett. Der Fettgehalt ist eher niedrig, und die Art der Fette ist günstig. Es wird mehr Fisch als bei uns verzehrt, mehr frische Salate und Obst.

Ein Gläschen Wein zur Abrundung ist hin und wieder erlaubt. Vor allem aber gehören Essen, Geselligkeit und ein positives Lebensgefühl auch im Alltag selbstverständlich zusammen und nicht nur bei besonderen Anlässen.

Viel Fisch – warum?

1. Das besondere Plus vom Seefisch sind die Omega-3-Fettsäuren. Sie entkrampfen und erweitern die Gefäße günstig für die Senkung eines zu hohen Blutdrucks. Die Durchblutung wird außerdem durch die Herabsetzung der Zähflüssigkeit des Bluts und der Klebrigkeit der Blutplättchen günstig beeinflusst.

Bei einer Erhöhung der Blutfette insgesamt, also sowohl des Cholesterins als auch der Triglyceride, vor allem durch Fehlernährung und andere äußere Ursachen, wird ein positiver Effekt durch Fischöle gesehen. Das gute Cholesterin, HDL, soll erhöht werden. Ob ein nennenswerter Effekt auf die Senkung eines erhöhten LDL, des gefährlichen Cholesterins, zu erkennen ist, ist noch unklar.

Neben all den genannten Punkten sollen die Omega-3-Fettsäuren auch entzündungshemmende Eigenschaften besitzen. Deshalb wird Fisch bei entzündlichen Erkrankungen besonders günstig sein, ob es um die Haut geht, wie zum Beispiel bei der Schuppenflechte oder beim entzündlichen Rheuma. Sicher sind die Mengen keiner Therapie vergleichbar, und daher kann man nicht von einer Heilung der Erkrankungen mit Fisch sprechen. Eine unterstützende Wirkung ist aber möglich.

2. Seefisch enthält viel Jod. Wir wissen, dass Deutschland immer noch ein Jodmangelgebiet ist. Der Kropf und alle anderen Jodmangelkrankheiten könnten durch ausreichende Jodversorgung vollkommen verhindert werden. Genaueres dazu lesen sie bitte beim Thema »Schilddrüse«.

3. Fisch enthält besonders leicht verdauliches Eiweiß mit vielen Bausteinen, die wir nicht

Weitere Inhaltsstoffe

Mineralstoffe
- Jod
- Selen
- Zink
- Kalium
- Magnesium
- Fluor

Weitere Spurenelemente
- z.B. Molybdän

Vitamine
- Vitamin D
- geringe Mengen Vitamin E, B_6, A
- Niacin

> ## Achtung!
> Bei Fischallergie
> keine Experimente!
> Fisch in jeder Form und auch
> Fischeiweiß als Zusatz,
> ob in Saucen oder anderen
> Lebensmitteln, meiden.

Fisch hat einen sehr geringen Cholesteringehalt.

Schaltiere sind cholesterinreich.
An erster Stelle: Austern und Garnelen
140 bis 260 mg
Cholesterin/100 g, also 5- bis 10-mal
mehr als im Fisch.

Hummer ist eine Ausnahme
und enthält ganz wenig Cholesterin.
Höchster Cholesteringehalt: Kaviar (300 mg)

Fette Seefische
- Hering
- Makrele
- Lachs
- Thunfisch
- Aal

Mager
- Kabeljau
- Seelachs
- Schellfisch

selbst bilden, sondern mit der Nahrung zuführen müssen, den so genannten essentiellen Aminosäuren. Fischeiweiß kann für Empfindliche ein starkes Allergen sein und muss dann unbedingt gemieden werden. Es gibt auch Unverträglichkeiten, vor allem bei Kleinkindern, die mit zunehmendem Alter verschwinden können.

4. Am wenigsten wird der älteren Generation noch der Gedanke an Lebertran Freude machen. Er war damals aber das wichtigste Mittel, um die Kinder vor Rachitis, also den weichen Knochen, zu schützen. Verantwortlich ist der Vitamin-D-Gehalt im Lebertran, der für die Knochenfestigkeit notwendig ist.

Dass Meeresfische ganz schön fett sein können, sollte man nicht vergessen. Auch wenn das Fett die wertvollen Öle enthält, muss man auch beim Fisch auf die Menge achten und die richtigen Sorten auswählen.

Auf Ihr Wohl: Wie viel Wein darf's sein?

Kaum eine andere Meldung, die unsere Gesundheit betrifft, ist so freudig aufgenommen worden wie die Botschaft, dass Wein gesund sein soll. In der Tat ist es nicht nur ein Gerücht, aber auch durchaus kein Freibrief für uneingeschränkten Genuss. Wie überall kommt es auf die Dosis an. Der alte Satz von Paracelsus: »Nur die Dosis macht, ob ein Ding ein Gift sei«, kann geradezu als Leitsatz der Erkenntnisse über Wein und Gesundheit gelten.

Eins vorab, aber ganz deutlich: Wer alkoholkrank ist, wer zur Abhängigkeit neigt, für den gilt, dass ihn auch die geringste Dosis gefährdet. Trocken heißt total trocken. Keinen Tropfen Alkohol. Jeder Tropfen könnte hier zum Rückfall führen. Alkoholabhängigkeit hat nichts mit den möglichen körperlichen Schäden zu tun, die durchaus mit der Menge zu tun haben. Die psychische Abhängigkeit ist unabhängig von der Dosis.

Nun aber zu allen, die nicht abhängig sind und Wein in Maßen genießen dürfen. Es wurde ermittelt, dass zum Beispiel in Frankreich, in Italien und den Ländern, in denen der dosierte Weinkonsum zum täglichen Essen gehört, die Herzinfarktquote niedriger ist als zum Beispiel in Deutschland oder in den nordischen Ländern oder auch in den USA. Die Antwort auf die Frage, welche Inhaltsstoffe im Wein für diese Beobachtung eine Erklärung bieten könnten, glaubt man hauptsächlich in den so genannten Phenolen gefunden zu haben. Sie sollen die Fließeigenschaften des Blutes im Sinn einer Herabsetzung der Klebrigkeit der Blutplättchen günstig beeinflussen. Wenn dadurch das Blut besser zirkulieren kann, ist die Gefahr der Ablagerung an den Gefäßwänden geringer. Außerdem entspannt Alkohol allgemein die Gefäße und macht sie weiter, die Durchblutung ist besser. Als so genannte Antioxidantien sollten Phenole vor dem Angriff des LDL-Cholesterins auf unsere Gefäße schützen. Wie andere Antioxidantien auch, sollen sie verhindern, dass die aktive (oxidierte) und damit schädliche Form des LDL-Cholesterins entsteht. Die antioxidative Wirkung könnte sowohl eine Erklärung für den Gefäßschutz sein als auch für andere positive Wirkungen, die mäßigem Alkoholkonsum für die Gesundheit zugeschrieben werden. Dass Wein, maßvoll genossen, ein positives Lebensgefühl und damit Wohlbefinden hervorruft, wird und will niemand bestreiten.

Was aber heißt in Maßen? Weniger als man gedacht hätte, wird manch einer bedauernd feststellen. Eine Studie der Oxford-Universität an 30 000 männlichen Ärzten hat ergeben, dass die Reduzierung des Risikos für den Herzinfarkt bei ein bis zwei Gläsern Wein, je nach Schwere des Weins, am deutlichsten war. Das entspricht 20 bis maximal 30 Gramm Alkohol. Für Frauen ergab die US Nurses Health Study eine noch geringere Menge, nämlich nur ein halbes Glas Wein täglich, also etwa 10 bis höchstens 20 Gramm Alkohol. Das heißt aber, es darf nie zusätzlich mit Alkohol gefeiert werden, kein Geburstag, Silvester oder ein anderes Fest.

So wenig wird vertragen: Männer 20 bis 30 Gramm Alkohol täglich, Frauen 10 bis 20 Gramm – das ist ein halbes Glas Wein.

Die große Mehrheit der Fachleute warnt aber dringend vor dem täglichen Alkoholgenuss, selbst bei diesen geringen Mengen. Nach der alten Regel »Steter Tropfen höhlt den Stein« gilt das genauso für die Gefährdung unserer Gesundheit. Es gilt das Gleiche wie bei anderen Genussmitteln: Die meisten essen auch nicht täglich Kuchen.

Außerdem, so günstig kleine Mengen Alkohol auch für die Gefäße sein mögen, so gefährlich ist regelmäßiger Konsum für die meisten Organe. Nicht nur für Leber und Bauchspeicheldrüse, sondern insbesondere für Herz, Hirn und Nerven.

Außerdem muss betont werden, dass das Gläschen in Ehren nur ein winziger Beitrag zum Schutz der Gefäße ist. Eine unvergleichlich größere Bedeutung hat nach wie vor der Abbau der Risikofaktoren wie Rauchen, hoher Blutdruck, Fettstoffwechselstörung, Bewegungsmangel und Stress. So, wie die gute Einstellung eines Diabetes. Die Risikominderung durch das Gläschen Wein pro Tag liegt unter einem Prozent im Promillebereich. Die Angabe relativer Prozentzahlen täuscht eine viel höhere Wirkung vor, als es der Realität und den absoluten Zahlen entspricht.

Zusammengefasst lässt sich sagen: Wer sich wohl fühlt, wer gute Stimmung hat, wer genießen kann, ist gesünder als jemand, der gar nicht loslassen kann. Genuss und Gesundheit müssen sich nicht ausschließen, das Gläschen Wein kann dazu beitragen. Aber es bleibt bei der Regel: Nicht täglich und wenn, dann in Maßen.

Der Blick auf die Waage: Was ist Übergewicht, was ist normal?

So einfach ist die Frage gar nicht zu beantworten. Einig sind sich die Experten nur, wenn es um exzessives, krank machendes Übergewicht geht. Und dabei müssen schon sehr viele Pfunde zu viel auf die Waage gebracht werden. Nimmt man an, dass jemand 1,70 Meter groß ist, so war früher das Normalgewicht Zentimeter über einen Meter in Kilogramm, also 70 Kilogramm. Krankhaftes Übergewicht begann, und das gilt auch heute noch, erst etwa ab 30 Prozent über diesem Gewicht. Bei unserem Beispiel also erst über 90 Kilogramm.

Heute wird das Gewicht nach dem so genannten Body Mass Index (BMI) berechnet. Diesen im Kopf auszurechnen, ist für die meisten schwer möglich, und man braucht dazu schon einen Taschenrechner. Hier die Formel:

$$\text{BMI} = \frac{\text{Körpergewicht (Kilogramm)}}{\text{Körpergröße (m)} \times \text{Körpergröße (m)}}$$

Man muss also das Körpergewicht durch das Quadrat der Körpergröße teilen. Normalwerte für Frauen liegen zwischen 19 und 24, für Männer zwischen 20 und 25. Krank machendes Übergewicht hat Werte über 30. Neuere Untersuchungen der Universität Düsseldorf haben sogar ergeben, dass bei Männern erst ein BMI von 36, bei Frauen von 40 das durch Übergewicht bedingte Sterblichkeitsrisiko deutlich erhöht.

40 Prozent aller Deutschen sind zu dick, 17 Prozent leiden an krankhafter Fettsucht.

Das mäßige Übergewicht, Werte zwischen 25 und 32, soll insbesondere mit zunehmendem Alter immer weniger schaden oder sogar günstiger sein.

Umgerechnet nach der früheren Berechnung geht es also bei 1,70 Meter Größe um das Gewicht zwischen etwas über 70 bis etwa 90 Kilogramm. Und wie bereits gesagt, wird es erst dann wirklich kritisch.

All diese Rechenbeispiele gelten aber nur, wenn es sich um gesunde Menschen handelt, die keine deutlichen Gesundheitsrisiken aufweisen. Für Diabetiker zum Beispiel gelten nach wie vor viel strengere Richtlinien. Genauso ist es, wenn jemand an einer Fettstoffwechselstörung leidet oder bereits Gefäßschäden aufweist. Bevor die Schäden an den Gefäßen sichtbar werden, kann bereits ein hoher Blutdruck auf die Gefahr hinweisen. Der hohe Blutdruck ist wieder deutlich abhängig vom Körpergewicht. Das bedeutet also, dass hier nicht nur strengere Maßstäbe an das Gewicht angelegt werden, sondern dass eine Gewichtsabnahme oft schon die einzig notwendige Therapie ist, um hohe Blutdruckwerte wieder auf Normalwerte zu senken.

So ermutigend also die neueren Studien für gesunde Menschen sind, so wenig darf man die Notwendigkeit, nicht nur auf das Gewicht zu achten, sondern schlank zu bleiben, bei vorhandenen Risiken vernachlässigen.

Wir müssen aber lernen, dass ein Unterschied besteht, ob einem Schönheitsideal nachgeeifert wird oder ob es um die Gesundheit geht. Keiner von uns muss aussehen wie ein überschlankes Model. Für die meisten gilt, dass wir mit unserem so genannten »Wohlfühlgewicht« auch am gesündesten leben. Das ist ein Gewicht, bei dem wir Spaß an der Bewegung haben, bei dem wir aktiv und leistungsfähig sind, ob körperlich oder geistig. Gerade die Bewegung ist ein ganz wichtiger Faktor, um gesund zu bleiben, und wahrscheinlich wichtiger, als ein paar Kilo weniger zu wiegen.

Die richtige Zusammensetzung unserer Ernährung bleibt allerdings vorrangig. So wenig Fett wie möglich, viele frische Produkte, insbesondere Obst und Gemüse, nicht zu viel Salz, aber dafür gute Gewürze, etwas mehr Kohlehydrate und dafür weniger konzentriertes Eiweiß, insbesondere Fleisch, mehr Fisch, aber durchaus Milchprodukte wie mageren Käse oder auch einen halben Liter Milch pro Tag. Gerade ältere Menschen haben viel mehr Probleme, sich richtig zu ernähren, als Schwierigkeiten mit dem Gewicht. Und sie haben noch größere Probleme, ausreichend zu trinken.

Wenn man also sagen will, welches Gewicht gesund oder ungesund ist, dann muss man wissen, ob es sich um eine Frau oder einen Mann handelt, wie alt die- oder derjenige ist, ob sie oder er gesundheitliche Probleme, bestimmte Risiken oder Krankheiten hat, ob er sportlich und leistungsfähig ist oder nicht und anderes mehr. Erst dann kann man konkret sagen, welches Gewicht oder, besser, welche oberen und unteren Grenzen für ein zuträgliches Gewicht gelten. Eine gute und gesunde Ernährung hat aber mit Ausnahme weniger Krankheitsbilder für uns alle dieselben Richtlinien.

So essen Sie sich gesund

Eine Ernährung, mit der man leistungsfähig bleibt und nicht übergewichtig wird, ist viel weniger kompliziert, als die meisten glauben. Der erste Leitsatz lautet: Das Brot darf wieder dicker sein, dafür sollte der Belag dünner sein.

Das bedeutet, wir dürfen wieder mehr Kohlehydrate essen. Sie erinnern sich bestimmt noch an die Zeit, als jeder, der schlank bleiben wollte, Brot, Kartoffeln oder Nudeln möglichst gemieden hat. Die Devise hieß danach Steak und Salat.

Auch unsere Sportler wurden mit großen Mengen von konzentriertem Eiweiß, ganz besonders mit Fleisch, ernährt. Von Sportlern haben wir dann auch das Umdenken gelernt. Man hat nämlich herausgefunden, dass entgegen früherer Annahme Kohlehydrate durchaus kurzfristig in der Muskulatur gespeichert werden können und dann als Energie abrufbar sind.

Franz Beckenbauer war einer der ersten, der deshalb begonnen hat, seiner Fußballnationalmannschaft im Trainingslager vor den Hauptgerichten zunächst einmal eine Portion Spaghetti servieren zu lassen. Wir alle, die wir keine Hochleistungssportler sind, können natürlich nicht zusätzlich Spaghetti essen, aber auch für uns gilt, wir bleiben fit und leistungsfähig, wenn wir das Eiweiß zugunsten von Kohlehydraten reduzieren.

Also weniger Fleisch, aber eine kleine Menge Kartoffeln, Nudeln, Reis oder Brot wieder als Beilage. Ganz besonders günstig sind Gemüse, Salat und Obst. Gerade diese Nahrungsmittel haben den Vorteil, dass sie Ballaststoffe enthalten, die wichtig sind, um den Darm zu füllen und für eine gesunde Verdauung zu sorgen, ohne zu hochkalorisch zu sein. Statt Fleisch sollte zwei- bis dreimal pro Woche Fisch auf dem Speiseplan stehen. Mehr zum Fisch siehe Seite 73. Magere Milch und Milchprodukte liefern nicht nur Eiweiß, sondern sind die wichtigsten Kalziumspender.

Am meisten muss beim Fettverzehr gespart werden. Wenn man bedenkt, wie viele versteckte Fette in der Nahrung enthalten sind, dann entspricht die Menge, die wir noch als Brotaufstrich verwenden dürfen, lediglich der einer so genannten Hotelpackung, also einem abgepackten Würfel Butter. Warum sage ich nicht von vornherein Margarine? Weil jeder, der keine Fettstoffwechselstörung hat,

Eine gesunde Kost sollte zu 55 bis 60 Prozent aus Kohlehydraten, zu 25 bis 30 Prozent aus Fett und zu 10 bis 15 Prozent aus Eiweiß zusammengesetzt sein.

genauso gut bei der Butter bleiben kann. Im Normalfall gilt für die Art des Fettes, das wir verzehren, die so genannte Drittelregel: ein Drittel gesättigte Fette, ein Drittel ungesättigte, ein Drittel mehrfach gesättigte. Gesättigt sind tierische Fette, ob in Fleisch, Wurst, Milch oder Butter. Einfach ungesättigte Fette enthalten sowohl tierische als auch pflanzliche Fette, hauptsächlich Öle wie Olivenöl. Mehrfach ungesättigte Fette enthalten vor allem Pflanzenöle, zum Beispiel Distelöl. Ein Esslöffel zum Salat deckt bereits den gesamten Tagesbedarf. Nicht zu vergessen Fischöle.

Ganz wichtig ist genügend Flüssigkeit, etwa zwei Liter pro Tag. Vor allem ältere Menschen vergessen das immer wieder. Sie müssen trinken, auch wenn sie keinen Durst haben. Flüssigkeit heißt Wasser, Mineralwasser, Kräutertees, Saft, nicht pur, sondern lieber mit Mineralwasser gemischt, damit wir nicht zu viele Kalorien aufnehmen, und vor allen Dingen keine Limonaden oder entsprechende Getränke, die zu viel Zucker enthalten.

Jeder weiß, dass wir häufig nicht essen, weil wir hungrig sind, sondern weil wir uns nur zu gern zum Essen verführen lassen. Ein sehr hilfreicher Leitsatz, sich ein wenig dagegen zu schützen, lautet: »Erlaubt ist, was summt, verboten ist, was winkt.« Das bedeutet, wenn wir wirklich Appetit auf etwas haben, uns das Wasser schon im Mund zusammenläuft, wenn wir daran denken, dann ist das erlaubt. Natürlich immer nur in kleinen Mengen. Wenn wir aber nur im Vorbeigehen etwas sehen, das uns »anmacht«, das »winkt«, dann dürfen wir diesem Wunsch nicht nachgeben. Es sind die Sachen, die ungeplant in den Einkaufskorb wandern, von dort in den Magen und als ungeliebte Polster auf die Hüften.

Schließlich gilt: Nur essen, was ich gern esse, nichts essen, weil es angeblich schlank macht. Essen wirklich genießen, auf der Zunge zergehen lassen, schmecken und kauen. Weg vom schlechten Gewissen, dass für mich doch eigentlich alles verboten ist, weil ich sonst dick werde. Aber wie soll das gehen, ohne grenzenlos zuzunehmen? Natürlich kann niemand dauernd Torten und Schweinebraten essen. Aber Sie verstehen ganz sicher, was ich meine. Es hat keinen Sinn, irgendwelche Diätdrinks oder dergleichen mit Widerwillen zu schlucken. Wenn die Diät vorbei ist, dann holen Sie nur alles das, worauf Sie Appetit gehabt hätten, nach. Besser ist, Sie gönnen sich das, was Sie wirklich wollen, aber nur in kleinen Mengen und ganz bewusst. Dass alles, was gesund ist, nach Krankenhauskost oder einseitiger Diät schmeckt, ist wirklich ein Gerücht. Wer kein Obst mag, kann Gemüse essen. Wer mit Gemüse nichts anfangen kann, kann Obst nehmen. Eine gesunde Mischung, die von allem etwas enthält, ist die sinnvollste Ernährung. Es muss kein vegetarisches Essen sein, wir dürfen von allem etwas essen. Zweimal in der Woche Fleisch, zwei- bis dreimal Fisch, zweimal in der Woche vegetarisch, in Kombination mit Milchprodukten, wäre ideal.

Und wer doch wieder zugenommen hat, kann sich am besten helfen, wenn er eine Mahlzeit auslässt und statt dessen etwas Obst, Salat oder Gemüse isst. Besonders effektiv ist ein halber oder ganzer Obsttag. Zwei bis drei Esslöffel Kleie über das Obst gestreut und genügend Flüssigkeit getrunken, sorgt für zusätzliche Ballaststoffe und Sättigung.

Sich mit Genuss zu ernähren und trotzdem schlank zu bleiben, ist gar nicht so schwer.

Coole Mahlzeiten für die junge Generation

Cool ist, wer gut drauf ist. Und gut drauf ist, wer den richtigen Input hat. Das gilt für die Fitness im Kopf genauso wie für die körperliche Fitness. Lernen, programmieren, trainieren ist das eine – ausreichend Strom, also Energie, das andere. Und wie bekommt man nun ausreichend Strom? Was heißt richtig Essen und Trinken? Es heißt nicht, dass alles, was euch anmacht, verboten ist. Ab und zu lässt ein Hamburger den Motor genauso wenig zusammenbrechen wie mal eine Cola oder irgendein süßer Snack. Es kommt auf die Menge an und darauf, dass Gemüse, Salate, Obst, vor allem Milchprodukte und wenn möglich auch Fisch nicht zu kurz kommen. Sehr häufig hört man, dass gerade auf Gemüse und Salate null Bock besteht oder umgekehrt nur noch Gemüse und Salate bevorzugt werden und überhaupt kein Fleisch.

Fanatismus, also extreme Einseitigkeit, ist seit jeher die Wurzel allen Übels. Wer ganz auf vegetarische Kost bauen möchte, sollte unbedingt, wenn er noch nicht zum alten Eisen gehört, Milchprodukte, ob nun Milch direkt oder Käse oder Joghurt, dazunehmen. Vor allem solange wir noch wachsen, brauchen die Knochen und die Zähne Kalzium. Muskulatur und Nerven brauchen es, um richtig zu funktionieren. Allein aus pflanzlicher Ernährung ist der nötige Kalziumbedarf um etwa 1000 mg pro Tag nur sehr schwer zu decken. Dasselbe gilt für Vitamin A, notwendig für gutes Sehen, vor allem auch nachts, den Schutz der Schleimhäute, der Atemwege und für die Immunabwehr. Auch wenn wir noch so viele Karotten und Gemüse essen, und da es ein fettlösliches Vitamin ist, auch an etwas Fett gedacht haben. In Pflanzen liegt die Vorstufe des Vitamin A als Betacarotin vor. Es wird nur zum Teil, zu etwa 15 Prozent, in Vitamin A umgewandelt. Die wichtigsten Vitamin-A-Lieferanten sind Butter, Milch und Eier. Den höchsten Gehalt hat die tierische Leber, die aber nicht unbedingt auf dem Speiseplan stehen muss.

Mädchen und junge Frauen, die ihre Regel haben, verlieren dabei mit dem Blut regelmäßig Eisen. Viele kommen deshalb in Eisenmangelzustände mit Blässe, Müdigkeit und Abgeschlagenheit.

Sportlerinnen spüren sehr genau einen Leistungseinbruch und wissen oft schon vor der Messung des Eisenspiegels, dass er wieder niedrig ist. Die Beschwerden lassen sich durch die Blutarmut erklären. Eisen wird zur Bildung des Blutfarbstoffs gebraucht, ohne den Sauerstoffbindung und Sauerstofftransport in die Gewebe nicht möglich ist. Aus Fleisch und Fleischprodukten wird Eisen sehr viel leichter in den Körper aufgenommen als aus pflanzlichen Lebensmitteln. Wer sich hauptsächlich vegetarisch ernähren möchte, muss unbedingt darauf achten, dass seine Nahrung wenig »Eisenräuber« enthält. Das sind vor allem Oxalsäure in Rhabarber und Spinat, außerdem nach Angaben der DGE die Phytate in Getreide, Tannine in schwarzem Tee und Kaffee und Alginate in Puddingpulver und Speiseeis. Hohen Gehalt an Eisen haben Vollkornbrot, Haferflocken, aber auch Hülsenfrüchte, Wirsingkohl, Rosenkohl, um nur einige Lebensmittel zu nennen. Die Resorption, also Aufnahme in den Körper, wird bei gleichzeitiger Anwesenheit von Vitamin C deutlich verbessert. Deshalb Orangen zusätzlich verzehren, auch Paprikaschoten oder andere Vitamin-C-reiche Lebensmittel. Bei Verdacht auf Eisenmangel muss der Arzt zu Rate gezogen und eventuell auch einmal ein Präparat verschrieben werden.

Junge Menschen brauchen oft mehr Vitamine (z. B. Vitamin A) und Mineralstoffe (z. B. Kalzium) für ihr Wachstum. Und ältere Menschen brauchen mehr, weil sie die Stoffe schlechter aufnehmen. Das fängt beim schlechten Kauen an und hört bei der eingeschränkten Resorption aus dem Darm noch nicht auf.

Richtige Ernährung, die Übergewicht genauso vermeidet wie das Gegenteil, das wir heute leider immer öfter beobachten, die Magersucht, heißt: eine abwechslungsreiche Mischkost zu sich nehmen. Wer auf Fleisch verzichten will, sollte Milchprodukte und Eier nicht weglassen. Fett soll zwar reduziert, aber nicht ganz vermieden werden, da die fettlöslichen Vitamine es zur Aufnahme unbedingt brauchen. Reiner Zucker sollte wann immer möglich gemieden werden. Das heißt vor allem in Getränken. Limonaden, Colagetränke enthalten viel zu reichlich Zucker. Sind sie mit Süßstoffen gesüßt, kann daraus der paradoxe Wunsch nach wirklicher Süße entstehen. Deshalb den Durst mit Mineralwässern, Leitungswasser oder Tees löschen. Fruchtsäfte möglichst nicht pur trinken, sondern 1:1 oder 1:3 gemischt mit Wasser. Nicht an Flüssigkeit sparen, sondern wirklich den Durst löschen und mindestens zwei Liter Flüssigkeit am Tag trinken. Grundsätzlich gilt für warme Mahlzeiten die Faustregel: etwas mehr Kartoffeln, noch mehr Gemüse, viel Salate, kleine Fleischportionen und möglichst zweimal in der Woche Fisch; einen halben Liter Milch am Tag oder, je nach

Käse-, Joghurt- und Quarkkonsum, entsprechend weniger. Obst nicht vergessen. Wer sich an diese Grundregeln hält, kann, wie ich am Anfang gesagt habe, durchaus mal der einen oder anderen Vorliebe nachgeben, ohne deshalb gleich fett oder fad zu werden.

Trinken – mindestens zwei Liter pro Tag – so viel Wasser braucht der Körper

Wenn es um die richtige und gesunde Ernährung geht, dann denkt man in erster Linie an das, was wir essen. Dass das Trinken genauso wichtig ist, wird sehr oft vergessen. Auch dabei kommt es auf das Was und das Wieviel an.

Mindestens zwei Liter sollte der Erwachsene täglich an Flüssigkeit zu sich nehmen. Im Einzelfall kann diese Menge eingeschränkt werden, zum Beispiel bei einem sehr schwachen Herzen oder bei schweren Störungen der Nierenleistung. Es kann aber auch mehr Flüssigkeit nötig sein, vor allem bei einer Neigung zu Harnwegsinfekten. Man sagt volkstümlich, es muss »durchgespült« werden.

Daran ist viel Wahres. Im konzentrierten Urin vermehren sich die Bakterien viel schneller. Jucken und Brennen sind dann Zeichen des Infekts. Werden die Harnwege gut durchspült, können sich Infekte und auch Steine weniger leicht festsetzen. Es geht aber noch um viel mehr. Wir brauchen Flüssigkeit zum Leben wie die Luft zum Atmen. Die Nieren können ihre Entgiftungsfunktion nur mit genügend Flüssigkeit erfüllen. Der Kreislauf arbeitet nur, wenn er gut und richtig, also weder zu viel noch zu wenig gefüllt ist. Andernfalls fühlen wir uns schlapp, müde, manchmal auch schwindlig. Die Haut wird spröde und trocken, die Leistungsfähigkeit lässt nach. Hartnäckige Verstopfung ist nicht nur eine Frage schlechter Ernährungsgewohnheiten, viele der Betroffenen trinken einfach zu wenig. Bei älteren Menschen ist das ein besonderes Problem. Auf den Rat, mehr zu trinken, sagen viele, sie haben keinen Durst. Meine Antwort darauf lautet immer: Trinken kann wie eine notwendige Medizin sein. Auf eine Tablette hat man keinen Appetit und muss sie bei bestimmten Krankheiten doch nehmen. Trinken muss man auch ohne Durst, und das regelmäßig.

> Der Mensch kann theoretisch wochenlang ohne Essen, aber nur wenige Tage ohne Trinken überleben.

Und was soll man trinken? Natürlich nicht mehr Alkohol. Wir sind in Deutschland in der glücklichen Lage, sauberes Trinkwasser zu haben, das ständig kontrolliert wird.

Wenn wir Mineralwasser vorziehen, dann kann es jeder, der es gern ein bisschen belebend und spritzig mag, mit gutem Gewissen mit Kohlensäure trinken. Mineralwasser ist nicht gesünder, nur weil es still ist. Es kommt auf die Verträglichkeit des Einzelnen an. Blähungen haben viel häufiger andere Ursachen. Den Mineralstoffbedarf des Körpers wird man sicher nicht allein durch entsprechende Wässer decken, aber sie können die Versorgung unterstützen.

Magnesium, das in Sportgetränken um ein Vielfaches mehr enthalten ist, hat einen entkrampfenden Effekt sowohl auf das vegetative Nervensystem als auch auf die Muskulatur. Die Muskulatur wird weich, aber nicht schlapp und bleibt leistungsfähig. Auch auf die Gefäße hat es einen entspannenden und damit durchblutungsfördernden Effekt.

Der Gehalt an Natriumchlorid, also Kochsalz, sollte möglichst gering sein, denn es hält Wasser im Körper zurück, pro Molekül Natriumchlorid zehn Moleküle Wasser. Wer schon einmal einen Obsttag gemacht hat, weiß, dass er dabei sehr häufig Wasser lassen muss, weil Obst kein Salz enthält. Deshalb sollen Menschen mit einem hohen Blutdruck, bei denen wir den Kreislauf gern entlasten möchten, noch weniger Salz zu sich nehmen als wir alle. Mit Flüssigkeit soll aber nicht gespart werden.

Eine Ausnahme von dieser Regel ist der übermäßige Salzverlust, zum Beispiel bei starkem Schwitzen. Viele haben schon bemerkt, wie intensiv der Urin dann riecht und dass sich die Farbe von Wasserklar zu einem immer stärkeren Gelb konzentriert. Während der Olympischen Sommerspiele haben wir sehr viel von der großen Hitze, dem Schwitzen und dem Flüssigkeitsverlust gehört. Die Sportler mussten nicht nur viele Liter in sich hineingießen. Genauso wichtig, und das gilt auch für uns, war der Ausgleich der verloren gegangenen Elektrolyte, und hier vor allem von Kochsalz. Nur damit kann die Flüssigkeit im Körper bleiben, der Kreislauf wird wieder gefüllt und ein Kollaps verhindert. Wasser allein würde nach großem Salzverlust einfach durchlaufen und weiter austrocknen.

Besonders durstlöschend und erfrischend sind Mischungen aus Saft und Mineralwasser, zum

Beispiel eine Apfelsaftschorle. Es schmeckt gut und spart Kalorien, denn mit Saft alleine mästet man sich ähnlich wie mit Limonaden, Colagetränken und anderen zuckerhaltigen Erfrischungsgetränken.

Durstlöschen und Flüssigkeitszufuhr sollten also nicht mit übermäßiger Kalorienzufuhr verbunden sein.

Besonders geeignet sind Zubereitungen aus Früchte- und Kräutertees. Wer einmal auf den Geschmack gekommen ist, kann zum wirklichen Fan werden. Dabei geht es nicht ausschließlich um die altbewährten Heilkräuterteemischungen. Es gibt köstlich erfrischende Teezubereitungen der verschiedensten Geschmacksrichtungen, auch als Eistee. Ob Pfirsich- oder Früchteteemischung, exotische oder heimische Früchte, Tees aus Waldbeeren oder anderen Beeren, es lohnt sich, sie kennen zu lernen und auszuprobieren.

Mit den bewährten Kräutertees hat man gleichzeitig Möglichkeiten der schonenden Unterstützung. Bei Schlafstörungen immer wieder bewährt: Baldriantee oder Mischungen mit Hopfen. Zur Magenberuhigung Kamille, gegen Blähungen Fenchel, zum Mundspülen Salbei und vieles andere mehr.

Für jeden ist ein Kraut gewachsen, wir brauchen es nur zu trinken.

So bleibe ich schlank

Um schlank zu bleiben, habe ich für mich tatsächlich ein Patentrezept gefunden. Es heißt: Karotten. So einfach? Das gibt es nicht! Doch!

1. Karotten machen nicht dick. Sie haben nur 28 kcal pro 100 Gramm.

Sie können jederzeit zwischendurch gegessen werden. Sie wecken nicht, wie das bei Obstsäuren sein kann, gleich wieder den Appetit.

2. Karotten vor einer Mahlzeit gegessen – und man ist viel schneller satt.

Warum? Man weiß, dass das Sättigungsgefühl eine halbe Stunde nach dem ersten Bissen einsetzt. Wann man also eine halbe Stunde vor dem Essen irgendetwas isst, was nicht dick macht, ist man bei Tisch gar nicht mehr so hungrig. Man kann sich viel besser beherrschen und isst weniger.

3. Vergessen Sie Diäten, genießen Sie!

Karotten sind das beste Rezept dafür.

Diät zum Abnehmen heißt ja immer, dass man sich eine Zeit lang kasteien soll und dann auch noch essen muss, was man vielleicht gar nicht mag. Kein Wunder, dass die meisten anschließend nachholen, worauf sie verzichten mussten. Schnell hat man alles wieder zugenommen, manchmal auch noch mehr.

Deshalb mache ich überhaupt keine Diät mehr. Mein Rezept heißt genießen.

Ich esse nur, was ich gern esse, und davon wenig, vor allem wenig Fett. Am liebsten esse ich so, wie ich es bei der Mittelmeerkost beschreibe (siehe Seite 71).

Die Karotten helfen mir, dass der Hunger nie zu groß wird. Deshalb kann ich in Ruhe genießen.

Tipp. Das auf den Teller geben, was man für sich vorgesehen hat, nicht mehr, und vor allem nichts nachlegen.

Karotten

- gegen den Hunger zwischendurch
- für die Lust, etwas zu kauen
- um mit kleineren Portionen satt zu werden
- zum Abnehmen, wenn es doch mal wieder zu viel war
- statt Schnuller, Zigarette oder dem Glas zu viel

Genießen heißt, sich etwas auf der Zunge zergehen lassen, langsam essen. Man kommt mit kleineren Portionen aus, nimmt nicht zu oder, wenn nötig, ab.

Dick macht, was man isst, ohne es richtig wahrzunehmen, weil die Gedanken woanders sind.

Dick macht, was gegessen wird, nur weil es auf dem Tisch steht oder uns irgendwo anlacht.

Hastig essen macht dick, weil wir eine halbe Stunde lang alles in uns hineinstopfen können, ohne eine Sättigung zu spüren. Das fängt ja erst nach einer halben Stunde an.

Dick macht, was man nicht isst, um es zu genießen, sondern um etwas anderes zu erreichen. Essen als Ventil gegen Anspannung bei konzentrierter Schreibtischarbeit. Als Ventil gegen den Frust bei unangenehmen Arbeiten. Als Trost bei Enttäuschungen. Als ein Mittel gegen Langeweile.

Nehmen Sie besser Karotten!

Und später, wenn Sie sich wieder konzentrieren können, dann ist das Stück Schokolade, der Keks oder auch mal ein Kuchen genauso wenig verboten wie Herzhaftes. Es ist überhaupt nichts verboten. Wer genießt, schlemmt nicht und hält damit Maß.

4. Doch wieder etwas zugenommen?

Natürlich nehme auch ich immer wieder mal zu. Vor allem wenn sich Feste mit Abendessen häufen. Und selbstverständlich meine ich genau wie alle, die gern essen, dass ich viel schneller dick werde als alle anderen.

5. Karotten statt Schnuller, Zigaretten und dem Gläschen zu viel.

Worum geht es beim Rauchen und den nahrhaften »Abhängigkeiten«, ob Süßigkeiten, Schinkenspeck oder dem Glas Wein zu viel, obwohl man nicht abhängig ist?

Es geht zwar nicht nur, aber auch um die Hand-Mund-Bewegung, um den Schnuller des Erwachsenen, die orale Tröstung, wie Psychiater sagen.

Dieses Ritual, diese Beschäftigung aufzugeben, ist oft genauso schwer, wie auf das eigentliche Mittel zu verzichten.

Deshalb ist ein Ersatz beim Abgewöhnen so hilfreich.

Mit den Karotten sind Hand und Mund beschäftigt – und sie schmecken auch noch.

Natürlich habe ich auch Zeiten, da muss ich eine Karottenpause machen. Entweder stimmt das Gewicht sowieso, oder ich gehe eine Zeit lang über zu Gurken, Tomaten, Kohlrabi oder was die Jahreszeit sonst zu bieten hat.

Äpfel habe ich gern. Sie machen aber eher wieder hungrig als frische Gemüse.

Karotten richtig vorbereiten

Die Karotten sollen so jung und frisch wie möglich sein, damit sie zart und süß schmecken und nicht holzig sind. Jeden Morgen frisch vorbereiten: Die äußere Schicht dünn abschälen. Sie schmeckt oft ein wenig bitter. Die Karotten der Länge nach schneiden. Karotten sind für manche Zähne und für einige

Mein Rezept

- Ganz wenig und so früh wie möglich zu Abend essen.
- Werde ich im Lauf des Abends hungrig: Karotten.
- Ein Glas Wasser nicht nur griffbereit haben, sondern auch trinken, und das mehrfach, gilt immer und ist ganz wichtig.

kostbare Kronen zu hart. Außerdem schmeckt die Karotte in dünnen Stäbchen besser. In ein Glas stellen und jederzeit griffbereit haben, ob auf dem Schreibtisch, in der Küche bei der Essensvorbereitung oder neben dem Fernseher. Ich habe tagsüber Karotten im Plastikbeutel in der Aktentasche bei mir.

Wie hoch darf mein Cholesterin sein?

Diese Frage ist für alle spannend und kann dennoch nicht allgemein beantwortet werden. Wir können nur die eine Frage beantworten: Wie hoch darf mein Cholesterin sein? Denn bei der Angabe der Werte unterscheiden wir, ob jemand ganz gesund ist, noch gesund ist, aber Risikofaktoren hat, oder ob er bereits Erkrankungen aufweist, die strengere Maßstäbe notwendig machen. Hier zunächst die Zahlen:

Je höher HDL ist, umso besser ist das Verhältnis von LDL-Cholesterin/HDL-Cholesterin. Es sollte bei etwa 2,5 liegen. Das ist zum Beispiel der Fall bei LDL-Cholesterin 100 mg/dl und HDL-Cholesterin 40 mg/dl. Solche Werte sind günstig, damit eine koronare Herzerkrankung nicht fortschreitet.

Und nun zur Erklärung, was krank, gesund oder Risikofaktor-belastet heißt. Krank betrifft vor allem die Menschen, die bereits eine

Arteriosklerose haben, also Gefäßveränderungen, vor allem Einengungen mit Durchblutungsstörungen. Es sind Menschen mit Bluthochdruck, Diabetes und/oder einer ererbten Fettstoffwechselstörung und selbstverständlich alle, die schon einen Herzinfarkt oder Schlaganfall hatten.

Noch gesund, aber Risikofaktoren bedeutet: Wir müssen wissen, ob jemand, der zwar keine Zeichen und keine Beschwerden aufweist, raucht, einen hohen Blutdruck oder Diabetes in der Familie hat. Ob er übergewichtig ist, wie er sich ernährt, wie sein Alkoholkonsum ist. Wir müssen wissen, ob eine familiäre Belastung für Gefäßerkrankungen vorhanden ist. Hatte ein Verwandter, wie Vater, Mutter oder Geschwister, einen Herzinfarkt oder Schlaganfall, möglicherweise schon unter sechzig Jahren.

Werte für das LDL- Cholesterin

Gesunde ohne Riskofaktoren:
160 mg/dl und etwas darüber, maximal bis 190 mg/dl

Gesunde mit Risikofaktoren:
unter 150 mg/dl, besser unter 135 mg/dl

Patienten mit Gefäßerkrankungen: unter 100 mg/dl

Gesamtcholesterin

Patienten: 200 mg/dl und weniger
Gesunde: unter 240 mg/dl

Auch das Gesamtcholesterin ist keine starre Größe. Es kommt darauf an, wie hoch das schützende, das HDL-Cholesterin, ist.

HDL- Cholesterin
über 35 mg/dl bei Männern
über 45 mg/dl bei Frauen

Kommen andere Gefäßerkrankungen vor? Treibt der Betreffende Sport oder nicht? Steht er unter hohen Anspannungen, ist er also besonders stressbelastet?

Ganz gesund sind alle, die sich nicht nur subjektiv wohl fühlen, sondern bei denen wir auch objektiv weder Risiken noch Krankheiten nachweisen können.

Und nun zum Cholesterin selbst und zur Frage, was heißt da eigentlich Gesamtcholesterin, HDL und LDL. Ist Cholesterin überhaupt eine so große Gefahr für unser aller Leben, wie überall zu lesen und zu hören? Oder ist es die lebenswichtige Substanz, die uns schützt, Hormone aufbaut und die Zellen gesund hält? Wie immer liegt die Wahrheit in der Mitte. Cholesterin ist ein wichtiger, aber nur einer von mehreren Risikofaktoren für unsere Gefäße. Es geht um die Gefahr der Arteriosklerose, der Gefäßverkalkung und um die dadurch bedingten Erkrankungen. Es sind die Durchblutungsstörungen durch Einengung der Gefäße, es ist die Kreislaufregulationsstörung durch die Starre der Gefäße, es ist die Gefahr der Thrombenbildung mit Embolien, aber auch der Möglichkeit, dass Gefäße ganz verschließen. Das heißt Infarkt, ob am Herzen oder in anderen Organen, das heißt Schlaganfall oder Gefahr für unser Augenlicht, die Nierenfunktion, die Durchblutung der Beine sowie Durchblutungsstörungen insgesamt. Aber wie gesagt, ein zu hohes Cholesterin ist in der Regel nur einer von mehreren Risikofaktoren. Lediglich bei den seltenen familiären Fettstoffwechselstörungen mit sehr hohem Cholesterinspiegel findet man unabhängig von weiteren Risiken eine gehäufte Anzahl von Herzinfarkten und anderen Komplikationen. Bei diesen Patienten muss mit allen Mitteln, das heißt mit Medikamenten und teilweise auch mit Blutwäsche, versucht werden, den Cholesterinspiegel zu senken.

Für die Mehrzahl von uns bedeutet die Diskussion aber, dass wir nicht nur auf das Cholesterin zu achten haben, sondern auch auf die anderen Risikofaktoren: hoher Blutdruck, Rauchen, Diabetes, Übergewicht, Bewegungsmangel, Stress, familiäre Belastung für Gefäßerkrankungen und Stoffwechselstörungen. Unter hoher Stressbelastung steigt der Cholesterinspiegel nachweisbar an. In Entspannungszeiten findet man dann wieder niedrigere Werte.

Und nun zur positiven Seite des Cholesterins. Es spielt eine ganz wichtige Rolle für den Schutz unserer Zellen. Die Schutzhülle, die Zellmembran, ist die Barriere, die verhindern soll, dass in die Zelle Substanzen eindringen, die dort Schaden anrichten, oder Stoffe austreten, die außerhalb der Zelle schaden. Das ist zum Beispiel bei der Alzheimerschen Krankheit der Fall.

Hier bedeutet die Ablagerung von solchen Substanzen außerhalb der Zelle die Zerstörung von Nervenbahnen und Gewebe. Die Zellhülle oder Zellmembran ist nicht eine abgeschlossene Schutzschicht, die innen und außen hermetisch abriegelt. Man spricht von einer dynamischen Membran, weil sie Stoffe gezielt einlassen oder abhalten, gezielt herauslassen oder zurückhalten kann. Die Funktion der Zellhülle ist lebensnotwendig, auch im Zusammenhang mit den Abwehrvorgängen des Immunsystems, ob bei Infekten, beim Krebsgeschehen oder bei der Auseinandersetzung mit aggressiven

Umwelteinflüssen. Cholesterin als Baustein dieser Zellhüllen ist deshalb eine lebenswichtige Substanz.

Cholesterin ist außerdem wichtiger Baustein für unsere Sexualhormone und ebenfalls unverzichtbar für die Bildung des körpereigenen Kortisons. Ohne Cholesterin gäbe es keine Gallensäuren, die ganze Verdauung wäre gestört. Schließlich spielt es eine Rolle bei der Vitamin-D-Bildung.

Man kann Cholesterin also nicht einseitig verteufeln oder entfernen wollen oder es als allein schädlich betrachten. Wir müssen aber wissen, wie viel Cholesterin wir brauchen und ab wann es tatsächlich mehr schadet als nutzt. Die Zahlen habe ich Ihnen bereits genannt. Zwei Drittel des Cholesterins bilden wir selbst in unserer Leber. Ein Drittel nehmen wir mit der Nahrung auf.

In der gesamten Diskussion ist die Zusammensetzung des Cholesterins wichtiger als der Wert des Gesamtcholesterins. Wir unterscheiden zwischen der Form, die die Gefäße schützt, das sogenannte HDL, und der Form, die die Gefäße angreift, das so genannte LDL.

HDL wird als das »gute« Cholesterin bezeichnet, weil es in der Lage ist, Cholesterin aus den Gefäßen wieder zur Leber zurückzutransportieren. HDL wird zum Beispiel durch körperliche Aktivität erhöht. Deshalb kann es durchaus vorkommen, dass völlig gesunde, junge Sportler ein Gesamtcholesterin haben, das höher als 250 mg/dl misst. Weil dieser Wert aber hauptsächlich durch das hohe HDL bedingt ist, ist es positiv und nicht als behandlungsbedürftig anzusehen.

Sorgen macht uns bekanntermaßen das LDL. Es transportiert Cholesterin in die Gefäße. Möglicherweise ist es Ausdruck für Reparaturvorgänge, die der Körper in Gang setzt, um Schaden von seinen Gefäßen abzuwenden. In der Konsequenz bedeutet es aber, dass die Cholesterineinlagerungen die Bildung der Arteriosklerose unterstützen. Aus diesem Grunde soll das LDL möglichst niedrig gehalten werden.

Da also HDL und LDL individuelle Größen sind, ist auch der Wert des Gesamtcholesterins individuell zu beurteilen. Liegen Krankheiten vor, streben wir Werte unter 200 mg/dl an. Im Vordergrund der Behandlung steht die richtige Ernährung, die möglichst fettarm sein soll. Bewegung hilft sowohl, das günstige HDL zu erhöhen, als auch dem Stress davonzulaufen und dadurch das LDL zu senken. In der medikamentösen Therapie haben die so genannten Lipidsenker (Statine) ihren festen Platz.

Wem hilft die Anti-Cholesterin-Pille?

Neue Wirkstoffe, die so genannten Statine, können das Cholesterin im Blut deutlich senken und damit das Risiko für Arteriosklerose und Herzinfarkt herabsetzen. Sie verringern das schlechte (LDL) und erhöhen das gute Cholesterin (HDL). Möglicherweise haben die Statine auch eine direkte, gefäßschützende Wirkung. Das ist zur Zeit Gegenstand intensiver wissenschaftlicher Forschung.

Die wichtigste unerwünschte Wirkung der Statine können Muskelschmerzen sein. Dann muss der Arzt, falls überhaupt Medikamente notwendig sind, auf eine andere Gruppe zurückgreifen.

In der Regel sollte ohnehin versucht werden, alles zu tun, was möglich ist, damit Medikamente nicht nötig werden. Ist das aber doch der Fall, sollten die begleitenden Maßnahmen unbedingt beibehalten werden. Das sind gesunde Ernährung, Gewichtsabnahme und körperliche Betätigung.

Leider kann man trotz der Medikamente nicht einfach drauflos futtern. Sie können die Sahnetorte nicht kompensieren.

Erhöhtes Cholesterin ist ein wichtiger Risikofaktor für die arteriosklerotische Verengung der Blutgefäße. Die Verminderung des LDL-Cholesterins um ein Prozent verringert das Herzinfarktrisiko um zwei Prozent.

Bluthochdruck, der »stille Killer«

Der Grund für diese Bezeichnung liegt in dem zerstörerischen Werk, den ein zu hoher Blutdruck über einen langen Zeitraum anrichtet, bevor wir etwas davon merken. Der Angriffspunkt sind unsere Gefäße. Erst wenn sie so verändert sind, dass sie kaum noch Blut hindurchlassen oder es zu vollständigem Verschluss kommt, spüren wir, was angerichtet wurde – und das leider sehr deutlich: Durchblutungsstörung am Herzen heißt Herzschmerzen, Herzenge, Angina pectoris bis Herzinfarkt. Für das Gehirn zuerst Gedächtnisprobleme oder Schwindel oder Hörstörungen oder Vorboten zum Schlaganfall, bis hin zum Schlaganfall. Durchblutungsstörungen der Augen, der Niere oder der großen Gefäße mit Schmerzen in den Beinen, Gehstörungen, die so genannte »Schaufensterkrankheit«, und vieles mehr.

Für all diese Gefäßschäden ist der hohe Blutdruck zwar nicht der einzige Risikofaktor. Auch Diabetes, Fettstoffwechselstörung und Rauchen greifen die Gefäße an, und wenn mehrere der Faktoren gleichzeitig vorliegen, geht das alles noch um ein Vielfaches schneller. Der Hochdruck ist aber einer der ganz wichtigen direkten Zerstörer.

Und was ist zu tun? Als erstes sollte jeder wissen, wie seine Blutdruckwerte sind. Jeder vierte Erwachsene hat einen zu hohen Blutdruck. Zwanzig bis fünfundzwanzig Prozent der Betroffenen wissen aber nichts davon. Und die, die es wissen, lassen sich nur zum kleinen Teil wirklich ausreichend behandeln. Diese Situation gilt es dringend zu ändern. Es könnte so viel Schaden abgewendet werden, wenn man verhindert, dass der Blutdruck steigt, oder aber wenn rechtzeitig behandelt wird. Der einzige Weg dazu führt über das Erkennen, und das heißt messen. Ob Sie zum Arzt gehen, ob Sie in der Apotheke vorbeischauen oder wo auch immer die Möglichkeit besteht, sich den Blutdruck messen zu lassen, Sie sollten es jedenfalls tun. Werden erhöhte Werte gefunden, dann muss Sie Ihr Weg umgehend zum Arzt führen.

In jedem Lebensalter spricht man von zu hohen Blutdruckwerten, wenn der obere, der systolische Wert von 140 und der untere, der diastolische Wert von 90 überschritten wird. 140/90 ist also für alle schon zu hoch. Normal sind Werte unter 130/85, optimal unter 120/80. Sind Risiken vorhanden, insbesondere bei Diabetikern, sollten Werte von 120/80 auf jeden Fall angestrebt werden. Je niedriger der zweite, also der diastolische Wert ist, umso besser.

Diese strengen Richtlinien gelten erst seit Januar 1999. Es gibt also nicht mehr wie früher die Grauzonen zwischen 140 und 160 systolisch, sowie 90 und 95 diastolisch. Seit große Studien gezeigt haben, dass die Verhinderung von Gefäßschäden ganz entscheidend davon abhängt, wie sehr es uns gelingt, die Blutdruckwerte niedrig zu halten, hat man sich zur Änderung entschlossen.

Sind weitere Risikofaktoren vorhanden, ist die konsequente gute Blutdruckeinstellung umso dringlicher.

Die Therapie umfasst medikamentöse und nicht medikamentöse Maßnahmen, die sich beide sinnvoll ergänzen.

Übergewicht abbauen ist nicht gerade leicht, aber äußerst effektiv. Wie? Mit einer gesunden Ernährung und Genuss. Was man genießt, macht nicht dick, weil man es auf der Zunge zergehen lässt. Genießer nehmen sich Zeit für kleine Mengen. Dick macht, was nebenbei oder zusätzlich konsumiert wird.

Alkohol ist ein besonderes Problem. Geringe Mengen werden zwar vertragen, wer häufiger mehr trinkt, ist hochdruckgefährdet.

Zurückhaltend sollten Hochdruckpatienten mit dem Salz sein. Man weiß heute zwar, dass nicht jeder Betroffene kochsalzempfindlich ist, man kann aber nicht gut vorhersagen, wem es schadet und wem nicht. Deshalb Vorsicht für alle.

Kalium schützt und sollte ausreichend vorhanden sein. Am besten beim Arzt messen lassen.

Im Übrigen gilt für die Ernährung, was für uns alle gut ist: nicht zu fett, nicht zu viel, möglichst frisch. Mehr dazu im Kapitel Ernährung und im Erfolgsprogramm gegen Arteriosklerose, Seite 99.

Bewegung kann den Blutdruck senken. Die vegetative Umstellung durch Bewegung ist dafür verantwortlich.

Das gilt genauso für alle, die unter Stress stehen oder sich selbst unter Druck bringen.

Blutdruckmessen: Wie oft?

Gesunde Menschen sollten mindestens einmal pro Jahr ihren Blutdruck messen lassen, besser öfter. Hochdruckpatienten müssen ihren Druck bis zu einer stabilen Einstellung täglich zweimal kontrollieren, am besten mit einem eigenen Blutdruckmessgerät. Und zwar immer zur gleichen Tageszeit, in Ruhe, ohne vorherige Anstrengung. Der Arzt sollte ihnen zu Beginn genau zeigen, wie man richtig misst. Nicht vergessen: Das Gerät einmal pro Jahr vom Arzt überprüfen lassen. Und selbstverständlich regelmäßig und auf Dauer den Blutdruck messen.

Eine bessere Zeiteinteilung, eine Mittagspause, in der man wirklich Pause macht, ein Termin für sich selbst, um sich zu sammeln, zu sich zu finden, müsste doch möglich sein. Man kann lernen, anders mit Belastungen umzugehen, und man kann sich dazu anleiten lassen, wenn man es nicht selbst schafft. Man kann Entspannungsmethoden erlernen, auch einmal unter fachlicher Kontrolle, zum Beispiel mit Feed-back-Systemen. Dabei sieht man, wie der Blutdruck wie ein Seismograph schon auf gedankliche Anspannung und Entspannung reagiert. Gelingt es mit all dem nicht, den Blutdruck zu senken, darf nicht zu lange mit dem Einsatz von Medikamenten gewartet werden.

Ist gleichzeitig ein schneller Puls vorhanden, werden bevorzugt Betablocker eingesetzt. Sie entlasten auch das Herz. Blockiert werden Rezeptoren an Herz und Gefäßen, die nun nicht mehr auf die Botschaft reagieren, Puls und Druck zu steigern. Unerwünschte Nebenwirkungen sind Asthma-ähnliche Atembeschwerden, kalte Hände und Füße. Über einen möglichen Einfluss auf die Potenz im Sinne einer Erektionsschwäche wird unterschiedlich diskutiert. Sollte jemand den Verdacht haben, es könnte bei ihm ein Zusammenhang bestehen, kann der Arzt eventuell andere Medikamente verschreiben. Sollte ein Einfluss da gewesen sein, ist er rückgängig zu machen. Das betrifft auch die anderen Nebenwirkungen. Die gleichzeitig erwünschte Pulssenkung kann auch einmal zu stark sein. Eine günstige »Herzschutzfunktion« wird auch den ACE-Hemmern zugeschrieben.

Sie sind pulsneutral. **A**ngiotension-**C**onverting-**E**nzym-Hemmer verhindern in der Niere die

Bildung des wirksamen blutdrucksteigernden Hormons aus einer inaktiven Vorstufe. Eine elegante Methode, einer Vielzahl von Hochdruckpatienten zu helfen. Als unerwünschte Nebenwirkung kann Husten auftreten. Dann muss dieses Medikament abgesetzt werden.

Eine weitere Medikamentengruppe richtet ihren Angriffspunkt auf die Unterbindung der Kalziumwirkung an den Gefäßen. Neben der Blutdrucksenkung kommt es zu Gefäßerweiterung. Deshalb werden die Mittel auch zur Erweiterung der Herzkranzgefäße bei Angina pectoris eingesetzt.

Die unerwünschten Wirkungen sind ebenfalls vorwiegend durch die Gefäßerweiterung zu erklären. Vor allem der so genannte *flush*, die Rötung des Gesichts, oder Kopfschmerzen. Diese Nebenwirkungen lassen meist von allein nach, sodass die Medikamente nach einer überschaubaren Zeit doch vertragen werden.

Es gibt noch eine Reihe weiterer Medikamente zur Blutdruckbehandlung. Entwässerungsmittel werden oft kombiniert, vor allem wenn die Einzelpräparate nicht ausreichen.

Für jeden Patienten muss individuell das richtige Mittel oder die richtige Kombination gefunden werden. Das ist auf Anhieb nicht immer möglich. Patient und Arzt brauchen Geduld, aber es lohnt sich!

Der Blutdruck muss regelmäßig kontrolliert werden. Sehr hilfreich ist es, wenn der Patient selbst misst und Buch führt. Bei stärkeren Schwankungen oder Unklarheiten kann vom Arzt auch ein Gerät zur ambulanten 24-Stunden-Langzeitmessung angelegt werden.

Und die Ursache für den hohen Blutdruck?

Die allermeisten haben einen essentiellen Hochdruck. Das bedeutet, wir wissen, dass es dazu eine familiäre Anlage gibt, vermuten weitere Einflüsse, finden aber keine direkte Ursache für den Hochdruck. Das ist bei etwa 95 Prozent der Hochdruckpatienten der Fall.

Jeder vierte Deutsche leidet unter zu hohem Blutdruck, bei den Rentnern ist es sogar schon jeder zweite.

Blutdruckwerte:

zu hoch	140/90
normal	130/85
optimal	120/80

Jedes Kilogramm Gewichtsabnahme senkt den Blutdruck um 2 mmHg, zehn Kilo also schon um 20mmHg.

Nur bei etwa fünf Prozent finden wir eine Ursache. Vorwiegend sind es Erkrankungen der Niere oder seltene gutartige Tumore. Wenn wir bei den 95 Prozent auch keine direkte Ursache fassen und damit behandeln können, wissen wir doch sehr genau, welche Belastungsfaktoren den Hochdruck häufig erst in Erscheinung treten lassen oder verschlimmern. Ich habe sie schon genannt: Übergewicht, Bewegungsmangel, zu viel Salz, Alkohol, Stress.

Dagegen können wir sehr viel tun. Auch einige Medikamente, zum Beispiel bestimmte Schmerzmittel, können den Blutdruck erhöhen. Bei jungen Frauen könnte es die »Pille« sein. Wird sie abgesetzt, normalisiert sich der Blutdruck, es sei denn, die Pille war nicht die Ursache. Besonders gefährlich ist es, wenn junge Frauen die Pille nehmen und gleichzeitig rauchen. Sie können schon in ganz jungen Jahren einen Schlaganfall oder einen Herzinfarkt erleiden.

Wem schadet das Salz im Essen? Ratschläge für Hochdruckpatienten

Es ist richtig, dass einige Patienten mit einem hohen Blutdruck Salz weitestgehend meiden sollten. Salzlos heißt das aber nicht, denn bei unserer Art der Ernährung ist das weder möglich noch unbedingt erstrebenswert. Es heißt, dass das Essen nicht nachgesalzen werden soll und auch bei der Zubereitung äußerste Sparsamkeit an den Tag zu legen ist.

Man weiß aber inzwischen auch, dass nicht alle Patienten mit einem hohen Blutdruck überhaupt kochsalzempfindlich sind. Es betrifft nur einen kleinen Teil. Experten schätzen, dass nur jeder vierte Patient davon betroffen ist. Dennoch ist es sicher nicht falsch, grundsätzlich bei hohem Blutdruck sorgsam mit Salz umzugehen.

Das Gegenteil ist der Fall, wenn Menschen mit Salz zu stark sparen, die in höherem Alter einen sehr niedrigen Blutdruck haben. Das bedeutet, dass auch hier die Regulation der Gefäße gestört ist, allerdings in der Weise, dass auch, wenn ein etwas höherer Blutdruck benötigt wird, er nicht reagiert. Wenn diese Patienten mit Salz sparen, dann haben sie häufig gleichzeitig zu wenig Flüssigkeit, also ein zu geringes Blutvolumen. Die Erklärung dafür: Pro Molekül Kochsalz, also Natriumchlorid, werden zehn Moleküle Wasser im Körper gehalten. Wer zu drastisch mit Salz spart, kann nicht genügend Flüssigkeit im Körper halten. Der Blutdruck fällt noch stärker ab. Es kommt zu Schwindelgefühlen bis hin zur Kollapsneigung. Gerade diese älteren Menschen mit niedrigem Blutdruck müssen also entsprechend aufgeklärt werden. Auch sie brauchen kein Übermaß und ein ständiges Nachsalzen, sollten aber nicht nur auf genügend Flüssigkeit, also genug Trinken, achten, sondern auch immer mal eine Brühe oder ähnlich Gewürztes zu sich nehmen. Damit kann genug Flüssigkeit im Körper bleiben – sie läuft nicht einfach durch.

> Bis heute gibt es leider keinen sicheren Test, um herauszufinden, wessen Blutdruck auf Salz reagiert.

Mein Zehn-Punkte-Erfolgsprogramm gegen Arteriosklerose

Es gibt ein Erfolgsprogramm, um Herz und Blutgefäße jung und gesund zu erhalten. Dieses Programm gegen Arteriosklerose besteht aus zehn Punkten.

1. Normales Körpergewicht!

Der BMI (*Body Mass Index*) sollte am besten bei etwa 25 liegen (Gewicht geteilt durch Körpergröße in Metern zum Quadrat).

Man kann sich aber auch noch nach dem früheren »Normalgewicht« nach Brocca richten: Körpergröße in Zentimeter minus 100 (z. B. 180 cm minus 100 = 80, also 80 kg). Wer zwar gesund ist, aber Risikofaktoren hat, sollte weniger wiegen. Was anzustreben ist, muss individuell mit dem Arzt besprochen werden.

Wer keine Risikofaktoren hat, darf auch etwas mehr auf die Waage bringen. Bis zu 20 Prozent darf dann das »individuelle Wohlfühlgewicht«, auf das man sich immer wieder einpendelt, höher liegen.

2. Gesunde Ernährung

Die wichtigsten Regeln dafür sind: insgesamt weniger Fett verzehren, mit dem Eiweiß sparsam sein, Kohlehydrate etwas mehr. Die Faustregel heißt, das Brot darf wieder etwas dicker, dafür muss der Belag dünner sein. Die Zusammensetzung der Ernährung in Zahlen ausgedrückt: Kohlehydrate 55 bis 60 Prozent, Fett 25 bis 30 Prozent, Eiweiß 10 bis 15 Prozent.

Etwas weniger Fleisch, dafür häufiger Seefisch, möglichst zweimal in der Woche. Ballaststoffreiche Ernährung mit viel frischem Obst und Gemüse. Für die Salate auch immer wieder mal Olivenöl verwenden. Die notwendigen essentiellen, mehrfach gesättigten Fettsäuren sind zum Beispiel in einem Esslöffel Distelöl enthalten. Siehe auch Seite 71, Mediterrane Kost.

Kartoffeln sind ein hervorragendes Nahrungsmittel, beim Brot sollte man Vollkornprodukte bevorzugen und auch sonst auf naturbelassene Nahrungsmittel achten.

Die Portionen so klein halten, dass das Gewicht auf der Waage stimmt.

In die Diskussion geraten ist das Kaloriensparen durch den Ersatz von Zucker durch Süßstoff – ob in Getränken oder anderen Nahrungsmitteln, häufig als Light-Produkte bezeichnet. Sie können zwar durchaus hilfreich sein, Kalorien zu sparen, wenn der Körper aber ein Bedürfnis nach Süßem hat, dann merkt er den Betrug und holt manchmal das Erwünschte doppelt nach.

3. Mit dem Kochsalz sparsam sein

Und wie steht es mit dem Salz, Natriumchlorid, das so negative Auswirkungen auf den Blutdruck haben soll? Hochdruckpatienten sollen in der Tat so sparsam wie irgend möglich damit umgehen. Allerdings ist man nicht mehr ganz so streng wie früher, denn man weiß, dass nur ein kleiner Teil der Patienten mit hohem Blutdruck wirklich kochsalzempfindlich ist, also mit Blutdruckanstieg reagiert. Da bei Einschränkung der Salzzufuhr weniger Wasser im Körper gebunden bleibt, ist die damit in Zusammenhang stehende blutdrucksenkende Wirkung für alle Hochdruckpatienten günstig und damit auch ein schützender Faktor gegen Arteriosklerose. Wer dagegen einen niedrigen Blutdruck hat, muss mit dem Salz nicht ganz so sparsam sein.

Selbstverständlich muss der Blutdruck regelmäßig bei uns allen kontrolliert werden. Ein zu hoher Blutdruck ist einer der wichtigsten Risikofaktoren für die Arteriosklerose und muss unbedingt verhindert bzw. behandelt werden.

4. Genügend Kalium

Viele von uns verwechseln Kalium und Kalzium. Kalzium, die Substanz, die wir vor allem für Knochen, Zähne, aber auch die Nervenleitung brauchen. Kalium hingegen ist ganz wichtig für eine richtige Funktion der Muskulatur, damit sie nicht schlapp wird; auch am Herzen spielt Kalium eine ganz wichtige Rolle. Bei der Nervenerregung hat es eine unentbehrliche Aufgabe, die im Zusammenhang mit den anderen Elektrolyten aber wie eine Art Gegenspieler zum Natrium zu sehen ist. Auf diese Weise hat Kalium auch eine ganz wichtige Funktion für den Bluthochdruck. Ein Sparen mit Natrium allein bringt nicht so viel wie gleichzeitig eine Erhöhung der Kaliumzufuhr. Bei kochsalzempfindlichen Personen hat Kalium geradezu einen schützenden Effekt gegen die blutdrucksteigernde Wirkung und damit gegen die Arteriosklerose.

Kaliumreiche Lebensmittel, siehe Seite 18.
Der tägliche Bedarf liegt bei 2000 bis 3000 mg.

5. Ausreichend Magnesium!

Zwar hat Magnesium keinen direkten Einfluss auf die Veränderung der Gefäßwände. Verengte Gefäße können aber entkrampft und damit die Durchblutung verbessert werden. Außerdem wirkt es muskelentspannend und in gewissem Umfang auch schützend auf die Muskelzellen, vor allem auch des Herzens. Es setzt die Klebrigkeit der Blutplättchen herab und verbessert dadurch die Durchblutung.
Die durchschnittlichen Empfehlungen liegen bei 300 mg Magnesiumzufuhr pro Tag. Natürliche Magnesiumquellen sind hauptsächlich Vollkorn, ungeschälter Reis, Nüsse, grünes Gemüse und Fisch.

6. Genügend Vitamin E

Dieser lebenswichtige Nährstoff kann Arteriosklerose eindämmen. Nach Forschungen von Professor A. Verlingieri von der Universität Mississippi soll sogar eine gewisse Rückbildung möglich sein. In der deutschen Hausmannskost mangelt es an Vitamin E; gerade 5 mg sind pro Tag darin enthalten, erforderlich wären mindestens 12–14 mg für einen gesunden Menschen. Damit der Mensch gesund bleibt und nicht an Arteriosklerose erkrankt, wird empfohlen, zusätzlich natürliches Vitamin E einzunehmen – täglich eine Kapsel mit 200 IE, eventuell sogar mehr Internationalen Einheiten (gibt's rezeptfrei in der Apotheke). Damit wird auch die Gefahr erhöhter Cholesterinwerte gemindert. Man nimmt an, dass das LDL-Cholesterin, das die Gefäße angreift, nur in der oxidierten Form seine schädliche Wirkung entfalten kann. Vitamin E verhindert die Oxidation. Es ist zusätzlich günstig, Vitamin E mit den anderen antioxidativen Vitaminen A und C zu kombinieren sowie mit Selen und teilweise auch Zink. Es gibt diese Kombinationen in der Apotheke zu kaufen.

Bei erhöhten Cholesterinwerten muss der Arzt über weitere Behandlungsmaßnahmen, eventuell auch Medikamente, entscheiden, genauso wie bei erhöhten Triglyceriden bei Hochdruck und Diabetes.

7. Mehr Bewegung

Wer regelmäßig zwei- bis dreimal in der Woche jeweils 20 bis 30 Minuten lang trainiert, der kann dem Herzinfarkt buchstäblich davonlaufen. Besonders geeignet sind Ausdauersportarten wie Walking, Schwimmen, Skilanglauf. Wer älter als vierzig Jahre ist und seit langem keinen Sport mehr getrieben hat, dem wird geraten, sich vor dem Start vom Arzt auf Herz und Kreislauf untersuchen zu lassen.

8. Keine Zigaretten mehr

Rauchen fördert die Arteriosklerose, indem es dem Cholesterin dabei hilft, sich in den Innenwänden der Arterien abzulagern. Völliger Verzicht auf Tabak ist das beste Mittel dagegen.

9. Alkohol nur in Maßen

Und nicht täglich! Auch wenn das heute überall anders zu hören ist. Zu viel Alkohol begünstigt die Arteriosklerose, weil er sowohl die Blutfette als auch den Blutdruck in ungesunde Höhen treibt.

10. Weniger Stress!

Das ist leichter gesagt als getan. Dennoch lässt sich die psychosoziale Belastung und damit auch das Risiko einer Arteriosklerose verringern, indem man sich – unter anderem – die Arbeitszeit, aber auch die Freizeit, besser einteilt. Das Wichtigste immer gleich erledigen, das ist das Rezept erfolgreicher Menschen, die wenig Zeit haben und Probleme nicht vor sich herschieben. Wer in seiner Freizeit nicht abschalten kann, findet ein willkommenes Ventil zum Dampfablassen in körperlicher Aktivität. Das ist Sport; Tanzen wäre ideal, aber auch Gartenarbeit und Ähnliches. Das Erlernen einer Entspannungsmethode ist hilfreich, zum Beispiel autogenes Training. Es verhilft tagsüber zu innerer Ruhe und erleichtert abends das Einschlafen.

Schlaganfall – es muss nicht immer zur Katastrophe kommen

200 000 Menschen erleiden jährlich in der Bundesrepublik einen Schlaganfall. Es könnten mehr Betroffene überleben, Behinderungen könnten zum Teil vermieden oder geringer ausgeprägt sein, wenn wir alle die Zeichen richtig deuten würden, die auf einen Schlaganfall hinweisen können. Es ist nicht so, wie der Name nahe legt, dass ein Schlaganfall uns wirklich aus heiterem Himmel, wie ein Blitz, trifft. In den meisten Fällen gibt es Warnzeichen. Wir dürfen sie nicht übersehen und nicht verkennen, dann kann es gelingen, den nachfolgenden großen Schlaganfall zu verhindern.

Die Zeichen sind, und das ist typisch, nur vorübergehend. Bleiben sie bestehen, dann handelt es sich bereits um einen Schlaganfall.

Darauf müssen Sie achten

Alles, was plötzlich auftritt, was vorher nicht da war, was sich nicht langsam entwickelt, ist verdächtig. Plötzlich auf einem oder auch auf beiden Augen nichts mehr sehen, Doppelbilder, Gesichtsfeldausfälle. Ein Vorhang, der sich von oben nach unten oder von der Seite vorschiebt. Missempfindungen, ein pelziges Gefühl, ein Taubheitsgefühl auf einer Gesichtsseite, einer Zungenhälfte, in einem Arm, oder selten auch nur in einem Bein. Diese Missempfindungen dürfen nicht einfach auf die Bandscheibe geschoben werden. Der Ischiasschmerz zieht an der Seite des Beins entlang. Bei der zentralen Durchblutungsstörung ist das Bein diffus betroffen.

Sehr typisch sind flüchtige Lähmungen in einem Arm oder Bein. Manchmal fällt jemandem ohne Grund die Tasse aus der Hand, aber dann ist auch alles gleich wieder vorbei. Es muss auch keine Lähmung sein, es reicht schon eine plötzliche Schwäche, meist auf einer Körperseite. Schwindel oder Drehschwindel allein ist nicht typisch. Verdächtig ist Schwindel, wenn er kombiniert mit anderen Zeichen auftritt, zum Beispiel mit einer Gangunsicherheit, Schwäche in einem Arm oder Bein, Sehstörungen, Taubheitsgefühl in einer Gesichtsseite und anderem mehr.

Auch Kopfschmerzen gibt es so viele verschiedene, dass nur der Kopfschmerz verdächtig ist, der ganz akut mit bisher nicht gekannter, höchster Schmerzintensität beginnt. Kopfschmerzen dieser Art können eine Blutung nahe legen. Nur etwa 15 bis 20 Prozent der Schlaganfälle werden durch Hirnblutungen verursacht. Der überwiegende Teil der Schlaganfälle, 70 bis 80 Prozent, entsteht durch Gefäßverschlüsse oder erhebliche Mangeldurchblutung im Gehirn.

Dass uns einmal ein Wort nicht einfällt, ein Name, das kennt jeder. Wenn wir müde und überfordert sind, haben wir Konzentrationsprobleme. Alarmierend ist, dass man etwas sagen will und einfach kurzzeitig nicht sprechen kann, etwas anderes ausspricht, als man sagen wollte; einen Gegenstand nicht richtig mit Namen bezeichnen kann. Es sind Zeichen, die man vorher noch nicht kannte und die schnell wieder vorbeigehen. Das darf nicht beruhigen, sondern es muss beunruhigen, es herrscht Alarm.

Sie sehen, es ist nicht einfach sofort klar zu erkennen, dass Gefahr im Verzug ist. Aber selbst wenn man Zweifel hat, auf keinen Fall warten, sondern unbedingt ärztliche Hilfe in Anspruch nehmen, am besten sofort in eine Klinik. Falls eine spezielle Schlaganfallstation, eine Stroke-Unit, vorhanden ist, wäre es ganz besonders günstig.

Da all die aufgeführten Vorboten bei den meisten Betroffenen spätestens nach 24 Stunden wieder verschwunden sind, werden sie von vielen nicht so ernst genommen, wie es unbedingt sein müsste. Man glaubt, man sei noch mal davongekommen, und ist beruhigt. Die Ruhe ist aber trügerisch. Der Patient bleibt gefährdet. Es könnte sehr bald ein großer Schlaganfall folgen. Aus diesem Grund müssen alle, die solche Zeichen an sich bemerken, dringend und umgehend in fachärztliche Behandlung.

Zur Zeit werden große Anstrengungen unternommen, im gesamten Bundesgebiet Spezialeinrichtungen zu etablieren. Man nennt sie Schlaganfallstationen oder Stroke-Units. Hier wirken die Fachleute aus allen Bereichen zusammen, um dem Patienten bestmöglich zu helfen und Schaden von ihm abzuwenden, so weit es nur geht.

Ist es nicht bei den Warnsignalen geblieben, sondern ist ein Schlaganfall passiert, kommt heute, ähnlich wie wir das vom Herzinfarkt kennen, schon in einigen Fällen die so genannte Thrombolyse in Betracht. Man kann also versuchen, das verschließende Gerinnsel wieder aufzulösen. Vorher ist es selbstverständlich notwendig, eine klare Diagnose zu stellen. Die Therapie sieht vollkommen anders aus, ob es sich um Mangeldurchblutung oder um Blutung, also ein geplatztes Gefäß, ein Einbluten in das Gehirn usw. handelt. Es muss zusätzlicher Schaden verhindert werden, der durch Komplikationen im akuten Geschehen entstehen kann, zum Beispiel durch hohe Blutzuckerschwankungen, zu starkes Absenken des Blutdrucks, erhöhte Körpertemperaturen.

Immer wieder muss auch an das Herz gedacht werden. Bei bestimmten Rhythmusstörungen wird es zur Quelle für Embolien. Im Herzen haben sich diese kleinen Blutgerinnsel festgesetzt und können in die Hirngefäße ausgeschwemmt werden, sie verschließen und damit den Schlaganfall verursachen. Es bedarf also nicht nur der Abklärung des Geschehens in den Gefäßen, der Frage, wie weit die Arteriosklerose im Körper fortgeschritten ist, wie die zum Kopf gehenden Gefäße beschaffen sind, ob Engstellen an den Halsschlagadern vorliegen, es bedarf auch der genauen Untersuchung des Herzens.

Sind die Halsschlagadern eingeengt, dann kommen Operationen erst in Betracht, wenn der Blutdurchfluss über siebzig Prozent behindert ist. Vorher ist das Risiko der Operation höher als der Nutzen, den der Patient aus der Operation ziehen kann.

Damit es nicht zu dem auch heute noch lebensbedrohlichen Schlaganfall und den möglichen nachfolgenden Behinderungen kommt, müssen wir nicht nur die Warnzeichen kennen, wir müssen noch früher ansetzen und verhindern, dass die Gefahr entstehen kann. Zu einem großen Teil gelingt uns das, wenn wir genau wie bei Herzinfarkt die Risiko-

Die moderne Medizin ist heute in der Lage, das Absterben der Gehirnzellen bei einem Schlaganfall zu stoppen. Symptome können oft wieder rückgängig gemacht werden.

Früher haben sich nur 25 Prozent der Patienten wieder völlig erholt, heute sind es schon 35. Und der Anteil derer, die am Schlaganfall sterben, ist von 25 auf 15 Prozent gesunken. Die restlichen 50 Prozent der Patienten behalten je zur Hälfte leichte oder schwerere Schäden zurück.

Derzeit suchen Forscher nach Medikamenten, die beim Schlaganfall ein Absterben von Gehirnzellen nicht nur stoppen, sondern verhindern. Im Labor waren Tests mit einer Substanz aus Schlangengift bereits erfolgreich.

faktoren bekämpfen. An erster Stelle steht dabei der hohe Blutdruck. Da wir lange Zeit nichts von ihm merken, können wir uns nur schützen, indem wir, wo immer es möglich ist, messen lassen, um rechtzeitig zu erkennen, ob wir gefährdet sind.

Die wirksame Behandlung des hohen Blutdrucks, ob mit Diät oder, falls notwendig, Medikamenten, reduziert das Schlaganfallrisiko um vierzig Prozent. Rauchen ist grundsätzlich Gift für die Gefäße, mehr muss ich dazu nicht sagen.

Diabetes und Fettstoffwechselstörungen sind gemeinsam mit dem Arzt zu behandeln, und wie immer kommt es dabei auf die richtige Ernährung an, die auch allen mit Übergewicht helfen würde. Bewegungsmangel und Stress als Risikofaktoren zu bekämpfen, ist unser aller Aufgabe. Wenn wir gegen den Bewegungsmangel etwas tun, uns wieder aufs Fahrrad schwingen, Walking machen und Treppensteigen statt Lift fahren, haben wir gleichzeitig ein gutes Ventil zur Stressabfuhr. Wenn wir lernen, mit unserer Anspannung besser umzugehen, indem wir versuchen, uns mitzuteilen, uns auf das zu besinnen, was wir wirklich können, uns nicht von zu großem Ehrgeiz auffressen zu lassen und bei persönlichen Konflikten auch Hilfe zu suchen, ob bei Freunden oder auch einmal bei einem Therapeuten – dann ist das nicht nur eine Vorbeugung gegen Schlaganfall und Herzinfarkt, sondern eine Verbesserung unserer Lebensqualität insgesamt. Für den Schlaganfall gilt dasselbe wie für den Herzinfarkt: Nicht warten, handeln! Sich nicht in Sicherheit wägen, nur weil die Symptome wieder verschwinden, sondern ganz im Gegenteil Hilfe suchen, denn wenn die Symptome bleiben, dann ist der Schlaganfall bereits eingetreten.

Nach dem Schlaganfall in die Rehaklinik

Oft bleiben nach einem Schlaganfall Behinderungen zurück. Grund: Ein Teil der Hirnzellen, die für Bewegung, Sprache oder andere Funktionen zuständig sind, gehen zugrunde. Allerdings weiß die moderne Medizin, dass benachbarte gesunde Hirnzellen häufig lernen können, Funktionen der abgestorbenen Zellen mit zu übernehmen. Das erreicht man durch neue Rehamethoden. Wichtig ist, dass die Rehabilitation möglichst früh einsetzt. Tägliche Bewegungs- und Sprachübungen sind unverzichtbar.

Herzinfarkt – Anzeichen erkennen, Leben retten!

Alle sechs Minuten stirbt ein Mensch am Herzinfarkt. Viele könnten noch leben, wenn schon bei den ersten Alarmzeichen richtig gehandelt würde. Warum warten trotzdem immer noch so viele, bis sie endlich die rettende Hilfe holen? Weil die Symptome nicht immer so charakteristisch sind, wie man das erwartet, weil viele lange zweifeln, ob es tatsächlich ein Herzinfarkt ist, weil es nicht immer die so genannten charakteristischen Zeichen sind:

- Das »Reifengefühl«, das den Brustkorb einengt mit einem Druck, der den Atem abschnürt, unerträglich wird.
- Das Brennen hinter dem Brustbein.
- Der Schmerz, der in den linken Arm zieht. Er kann aber auch in den rechten Arm ziehen oder in den Rücken, besonders zwischen die Schulterblätter.
- Der Schmerz kann in den Hals, bis in den Unterkiefer, ziehen oder auch in den Bauch.
- Der Vernichtungsschmerz direkt in der Herzgegend kann, muss aber nicht vorhanden sein.

Typisch ist, dass die Schmerzen länger als eine, maximal zwei Minuten anhalten.

- Bei Anwendung eines Nitropräparats, ob Spray oder Kapsel, verschwinden die Schmerzen nicht, wie es sonst bei der Angina pectoris der Fall ist.
- Häufig sind Übelkeit und Erbrechen.
- Der Patient ist blass.
- Oft tritt kalter Schweiß auf die Stirn.
- Häufig, aber nicht immer, spürt er Todesangst.

Es darf keine Zeit verloren werden. Wir müssen sofort Hilfe holen. Dabei ist es nicht notwendig, dass die vielen anderen Symptome alle vorhanden sind. Es reichen wenige der Beschwerden, und auch beim größten Zweifel lieber einmal umsonst den Notarzt alarmieren als einmal zu spät.

Je weniger Zeit verloren wird, je kürzer die so genannte Entscheidungszeit ist, also die Zeit vom Auftreten der Beschwerden bis zum Alarmieren von Hilfe, umso größer ist die Chance zu überleben, umso größer ist die Chance, die Folgen des Infarkts so gering wie möglich zu halten. Kann bereits in den ersten Stunden die so genannte Lysetherapie eingeleitet werden, also das Auflösen des Blutgerinnsels, das das Herzkranzgefäß verstopft hat, durch den Arzt mit Hilfe einer besonderen Infusion, dann kann die Durchblutung wieder

260 000 Deutsche erleiden pro Jahr einen Herzinfarkt, in 100 000 Fällen verläuft er tödlich. Meist wurde er dann zu spät erkannt.

Bei einer Herzkatheteruntersuchung schiebt der Arzt einen dünnen Schlauch über die Leistenarterie bis ins Herz vor. Das Komplikationsrisiko dieser Untersuchung ist in den letzten Jahren von über drei auf unter 0,5 Prozent gesunken.

in Gang kommen und die größte Gefahr für das Herz, für das Leben, abgewendet werden.

Bei rechtzeitigem Eintreffen in der Klinik kann der Verschluss auch mechanisch über einen Herzkatheter wieder eröffnet werden. Ein Maschengitter, ein so genannter Stent, wird implantiert und sorgt dafür, dass das Gefäß stabilisiert wird und möglichst offen bleibt. Auf diese Weise ist der Erfolg noch größer als bei der Lyse. Außerdem kann auch Patienten geholfen werden, die zum Beispiel wegen eines zu hohen Blutdrucks nicht für eine Lysetherapie in Frage kommen.

Bei rechtzeitiger Hilfe können gefährliche Rhythmusstörungen erkannt und behandelt werden. Das Gleiche gilt noch für eine Reihe weiterer Komplikationsmöglichkeiten. Das oberste Gebot heißt also: Keine Zeit verlieren!

Wer auf diese Weise seinen Infarkt überstanden hat, muss künftig alles tun, um nicht einen weiteren zu bekommen. Möglicherweise ist er dann im Ganzen gesünder als vorher; das heißt Risiken abbauen. Das wichtigste: Nicht rauchen! Blutdruck sorgfältig überwachen und behandeln. Stoffwechselstörungen, zum Beispiel Diabetes, gut führen. Übergewicht abbauen! Damit werden auch der Blutdruck, der Zucker, die Fettstoffwechselstörung oder hohe Harnsäure besser, und die notwendige Bewegung macht viel mehr Spaß. Bewegung tut aber nicht nur grundsätzlich Herz und Kreislauf gut und generell dem Bewegungsapparat, sie ist ein gutes Ventil zum »Dampfablassen« und um dem Stress »davonzulaufen«. Dazu gehört außerdem, einmal zu überlegen, ob die ständige Hektik, der Zeitdruck, die vielen Aufgaben und auch sämtliche Ehrenämter wirklich so notwendig sind, ob etwas mehr Zeit für ein aufmerksames Gespräch nicht auch so manchen Konflikt lösen könnte.

Was für die Nachsorge gilt, gilt genauso für die Verhütung von Herz-Kreislauf-Erkrankungen wie für die Vorbeugung gegen den Herzinfarkt und den Schlaganfall. Es geht darum, unsere Gefäße gesund zu erhalten.

Neue Herzuntersuchungen

Herzspezialisten (Kardiologen) verfügen heute über modernste Untersuchungsmethoden, die beim Auftreten erster Symptome verborgene Schäden am Herz viel früher aufdecken können. Eine davon ist das Belastungs-EKG mit anschließender Herzszintigraphie (bezahlt die Kasse beim Vorliegen von Symptomen): Die Patienten laufen einige Minuten auf einem Laufband oder radeln auf einem Fahrradergometer. Ein EKG zeichnet dabei die Herzströme unter zunehmender Belastung auf. Eine Minute vor dem Aufhören spritzt eine Assistentin eine schwach radioaktive Substanz in die Vene. Danach legt sich der Patient unter eine Gammakamera, die wie ein riesiger Geigerzähler arbeitet. Das Blut hat die Substanz in das Herz geleitet. Die Gammakamera misst nun die Strahlung im Herzmuskel. Sie erkennt viel genauer als das EKG, ob alle Bereiche des Herzmuskels genügend durchblutet sind. Ist das nicht der Fall, meldet der Arzt den Patienten zur Herzkatheteruntersuchung an.

Noch fortschrittlicher: die neue ultraschnelle Computertomographie des Herzens. Damit lassen sich zwar keine verengten Herzkranzgefäße darstellen, dafür aber das Vorliegen von Kalk in den Adern. Diese winzigen Kalkablagerungen gelten als Vorboten einer koronaren Herzkrankheit und sind im normalen Röntgenbild nicht zu erkennen. Die Patienten haben auch keinerlei Beschwerden oder Engstellen an den Herzkranzgefäßen. Trotzdem sind sie Risikopatienten. Die ultraschnelle Herz-CT wird von den Kassen noch nicht bezahlt.

Bei Verdacht auf Herzinfarkt wird empfohlen, sofort 500 mg Aspirin zu zerkauen. Das schmeckt scheußlich. Der Wirkstoff geht so aber am schnellsten ins Blut und verhindert das weitere Fortschreiten eines Gefäßverschlusses.

An Arteriosklerose stirbt in unserem Land jeder zweite. Wissen Sie, ob auch Sie gefährdet sind? Sie haben eine gute Möglichkeit, Ihr Risiko einzuschätzen, wenn Sie folgende Fragen beantworten:

- Rauchen Sie?
- Ist Ihr Blutdruck zu hoch?
- Haben Sie Diabetes, zu hohe Blutfette oder eine andere Stoffwechselstörung?
- Haben Sie Übergewicht?
- Klagen Sie über Stress?
- Nehmen Sie sich keine Zeit für Sport und Bewegung?
- Hat ein Verwandter von Ihnen bereits unter sechzig Jahren einen Herzinfarkt oder Schlaganfall erlitten?
- Gibt es in der Familie Diabetes, Hochdruck, Fettstoffwechselstörungen?
- Falls Sie eine Frau sind: Nehmen Sie die Antibabypille? Rauchen Sie gleichzeitig?

Falls Sie diese Fragen mit nein beantworten, brauchen Sie sich keine Sorgen zu machen. Falls Sie nicht nur einmal, sondern mehrmals ja gesagt haben, sollten Sie baldmöglichst mit Ihrem Arzt reden und sich gründlich untersuchen lassen, also den Check-up beanspruchen.

Falls Sie bereits Herzschmerzen mit Engegefühl oder Druck haben, vor allem bei körperlicher Belastung oder auch bei Kälte, sollten Sie umgehend zum Arzt gehen.

Und noch einmal: Im Zweifelsfall keine Zeit verlieren! Sofort mit der Notrettung ins Krankenhaus.

Herzschwäche: Wenn das Herz die Kraft verliert

Wenn an die Gefahr für Herz und Kreislauf gedacht wird, dann ist das für die meisten gleichbedeutend mit der Sorge vor dem Herzinfarkt. Das Herz kann aber auch krank sein, weil es schwach ist, weil es seine Leistung nicht mehr erfüllen kann. Dass das Herz schwach wird, kann verschiedene Ursachen haben. Besonders häufig, gerade im Alter, ist eine Arteriosklerose, die so genannte Gefäßverkalkung, daran schuld. Wenn das Herz immer gegen den Widerstand der engen Gefäße das Blut in den Körper pumpen muss, ständig gegen einen zu hohen Blutdruck ankämpfen muss, dann wird es zunächst einmal größer. Es versucht mit mehr Muskelkraft und dickerer Muskulatur doch genügend Blut in den Körper zu pumpen. Der Herzmuskel kann aber nur bis zu einer bestimmten Grenze zunehmen, dann wird er selbst nicht mehr genügend mit Blut versorgt. Das Herz kann seine Aufgabe nicht mehr ausreichend erfüllen, die Muskelkraft lässt nach, es wird noch größer; es ist insuffizient, also schwach.

Ähnliche Veränderungen am Herzmuskel können durch Überlastung des Herzens bei bestimmten Klappenfehlern entstehen oder bei Lungenerkrankungen mit erhöhtem Widerstand im Lungenkreislauf. Nach Herzinfarkten kann ein schwaches Herz zurückbleiben. Auch heute immer noch gefährlich sind Herzmuskelentzündungen. Treten sie im Zusammenhang mit Infekten auf, heißt das oberste Gebot Ruhe, keine Anstrengung. Das muss besonders auch den jungen Menschen ans Herz gelegt werden, die Sport treiben. Keine körperliche Belastung bei Fieber!

Große Alkoholmengen schädigen nicht nur Leber und Gehirn, sondern auch das Herz. Sprichwörtlich: das bayerische Bierherz.

Das gesunde Herz ist der Motor des Kreislaufs. Es pumpt das mit Sauerstoff beladene Blut zur Versorgung aller Organe und Gewebe in den Körper. Das verbrauchte Blut wird zum Herzen zurücktransportiert und dann in die Lunge gepumpt, um dort erneut mit Sauerstoff beladen zu werden. Danach kommt es wieder zum Herzen zurück und wird erneut in den großen Kreislauf gepumpt.

Ein schwaches Herz kann das alles nur ungenügend leisten. Deshalb fühlen sich die Patienten zunächst abgeschlagen und müde; es ist einfach alles nicht mehr so wie früher. Das Treppensteigen fällt ihnen schwer, sie müssen mehr schnaufen. Schließlich fällt auf, dass die Beine anschwellen, vor allem gegen Abend. Morgens nach dem Schlafen sind sie meist noch schlank und abgeschwol-

Herzpatienten sollten über Gewicht, Puls, Blutdruck und die Schwellung der Beine (Fingerdrucktest) ein Tagebuch führen und den Arzt über Veränderungen unterrichten.

Die Teilnahme an einer Herzgruppe ist zu empfehlen, wenn die Patienten noch ausreichend belastbar sind.

Die Herzinsuffizienz wird in vier Stadien eingeteilt

Stadium I: Die körperliche Leistungsfähigkeit ist normal, nur EKG oder Echokardiogramm zeigen eine Störung an.

Stadium II: Die Leistungsfähigkeit ist leicht eingeschränkt, Spaziergänge bis fünf Kilometer sind noch möglich.

Stadium III: Die Leistungsfähigkeit ist erheblich eingeschränkt, es sind nur noch leichte körperliche Belastungen möglich (leichte Hausarbeit, langsames Gehen, aber kaum noch Treppensteigen).

Stadium IV: Jede körperliche Anstrengung bereitet Beschwerden, die Patienten halten vorwiegend Bettruhe ein.

len, weil das Herz beim Liegen weniger Kraft braucht, um das Blut aus den Beinen zurückzupumpen.

Tagsüber, wenn wir stehen und laufen, muss das Herz viel mehr Kraft dafür aufwenden. Das Blut staut sich in den Beinen, Flüssigkeit tritt in das Gewebe aus, die Beine werden dick.

Natürlich gibt es auch andere Gründe, dass es zu solchen Schwellungen kommt, etwa bei Venenerkrankungen. Eine sichere Diagnose kann nur durch genaue Untersuchung gestellt werden.

Die Patienten schlafen nicht mehr gern flach, sondern benutzen zusätzliche Kissen. Mit höher gelagertem Oberkörper bekommen sie besser Luft. Nach und nach lässt die Leistungsfähigkeit immer deutlicher nach, kleinste Anstrengungen verursachen Atemnot, weil der Stau auch in der Lunge immer größer wird. Man spricht von Herzasthma.

Wie ist den Betroffenen zu helfen? Zunächst ist es wichtig, alle für das Herz belastenden Faktoren auszuschalten. Das Gewicht spielt dabei eine große Rolle. Wer übergewichtig ist, muss unbedingt abnehmen, dann ist das Herz oft schon ausreichend entlastet. Ein hoher Blutdruck muss behandelt werden, genauso wie eine Zuckerkrankheit, Fettstoffwechselstörungen oder eine Störung in der Funktion der Schilddrüse.

Zu Beginn des Nachlassens der Herzkraft können eine Reihe pflanzlicher Mittel sehr gute und schonende Wirkung entfalten, um das Herz zu unterstützen. Besonders zu erwähnen sind Weißdornpräparate. Viele Patienten berichten über gute Wirksamkeit von Strophanthintabletten.

Ist die Herzschwäche deutlicher ausgeprägt, dann wird die Herzkraft vor allem durch Digitalisglykoside wieder verbessert. Sie stammen ursprünglich ebenfalls aus Pflanzen, dem roten und dem wolligen Fingerhut. Digitalispräparate sind nur ausreichend wirksam, wenn sie eine bestimmte Konzentration im Körper erreichen. Es hat deshalb keinen Sinn, die Medikamente nur zu nehmen, wenn Beschwerden auftreten. Es kann so kein ausreichender Wirkspiegel erzielt werden. Wenn also notwendig und verordnet, dann heißt das: zuverlässige Einnahme in genauer Absprache mit dem Arzt, um einen zu geringen Wirkspiegel ebenso zu vermeiden wie eine Überdosierung.

In schweren Fällen ist auch die Gabe von Entwässerungsmedikamenten notwendig, um Herz und Lunge zu entlasten, damit der Patient wieder Luft bekommt und um die Ödeme, Wasseransammlungen, auszuschwemmen.

Durch eine Reihe weiterer Maßnahmen gelingt es heute, Menschen trotz eines fortgeschrittenen Herzmuskelschadens ein lebenswertes Leben zu ermöglichen. Wir sollten aber alles daran setzen, dass unser Herz bis ins hohe Alter gesund bleiben kann. Wenn uns nicht schicksalhafte Erkrankungen treffen, haben wir das zum größten Teil durch die Vermeidung der bekannten Risikofaktoren selbst in der Hand.

Für viele Patienten, vor allem wenn sie schon in jüngeren Jahren einen schweren Herzmuskelschaden erlitten haben, ist die Herztransplantation eine große neue Lebenschance.

Wer die Chance bekommen hat, sagt oft voller Dankbarkeit: »Es ist, als wäre mir ein neues Leben geschenkt worden.«

1999 wurden in Deutschland 500 Herzen verpflanzt. Doppelt so viele Patienten standen auf der Warteliste.

Darf man mit Angina pectoris in den Urlaub fliegen?

Flugreisen und Angina pectoris. Was muss man wissen? Zunächst, was heißt Angina pectoris? Es handelt sich um die so genannte Herzenge, also um beklemmende Beschwerden in der Brust bei einer schlechten Durchblutung der Herzkranzgefäße. Wir alle wissen, dass wir dabei stets Sorge haben, es könnte nicht bei der schlechten Durchblutung bleiben, sondern zum Verschluss eines Gefäßes kommen – und das bedeutet Herzinfarkt.

Die Gefahr, im Flugzeug einen Herzanfall zu erleiden, ist nicht größer als auf der Erde.

Es gibt nun einen Satz, der sehr einfach, fast zu einfach, klingt und zunächst überrascht. Er heißt: Wer zu Fuß ein Flugzeug betreten kann, kann auch fliegen. Das gilt selbstverständlich nicht für die ersten Wochen nach einem Herzinfarkt. Das gilt aber bei einer Angina pectoris, die gut eingestellt ist und bei einem Patienten, der gut von seinem Hausarzt oder Kardiologen überwacht ist. Er weiß, welche Medikamente er braucht. Er weiß, was er macht, wenn er doch Beschwerden bekommt. Und er weiß auch, ob sein Zustand stabil ist.

Sorgen müssten wir uns bei denjenigen machen, die sehr rasch mit einem Herzanfall reagieren, die also nicht stabil eingestellt sind. Sie bedürfen ohnehin einer engmaschigen Betreuung und Überwachung. Außerdem ist zu klären, ob weitere Therapiemaßnahmen in Betracht kommen, wie die Erweiterung der Herzkranzgefäße, die so genannte Dilatation, oder andere Maßnahmen oder eine andere Art der medikamentösen Behandlung.

Selbstverständlich ist nie ganz auszuschließen, dass bei einem vorgeschädigten Herzen auch irgendwann ein Infarkt auftreten kann. Aber das kann überall passieren und hat nichts mit dem Fliegen in modernen Maschinen, mit Druckausgleich, genügend Sauerstoffversorgung und allem, was heute an Bord üblich ist, zu tun.

Herzoperationen: Minieingriffe, Roboter, neue Techniken

Herzoperationen gilt nach wie vor Bewunderung und Respekt. Zum einen, weil es dabei um den Motor des Lebens geht. Wir legen unser Herz im wahrsten Sinne des Wortes in die Hand des Chirurgen und vertrauen darauf, dass es nach der Operation auch wieder anspringt. Zum anderen ist es der hohe Standard modernster Hightech, der uns immer wieder staunen lässt, aber auch das Geschick des Chirurgen.

Inzwischen ist auch in der Herzchirurgie das minimal invasive Verfahren eingezogen. Man sagt dazu auch Schlüssellochchirurgie, weil durch kleine Schnitte über Sichtrohre operiert wird. Der Fortschritt liegt darin, dass viel weniger Schmerzen und Komplikationen nach der Operation auftreten. Denn das, was bisher am meisten Schmerzen macht, ist weniger die eigentliche Operation als die Notwendigkeit, den Brustkorb zu öffnen, das Brustbein zu durchtrennen, Rippen weit auseinander zu dehnen. Können die Schnitte viel kleiner gehalten werden, und muss wegen der kleinen Geräte Gewebe weniger gedehnt, Rippen weniger gespreizt werden, sind die Schmerzen geringer, und der Heilverlauf ist schneller. Deshalb können die Patienten auch viel früher nach Hause.

Ein zusätzlicher Fortschritt ist die computergesteuerte, teilweise auch roboterunterstützte Führung bestimmter Geräte. In Leipzig, Dresden, Berlin, Frankfurt, München-Großhadern und am Deutschen Herzzentrum in München kommen seit neuestem Roboter zum Einsatz. Sie haben so klingende Namen wie »Da Vinci«, »Zeus« oder »Aesop«.

Das ist also keine Zukunftsmusik mehr, sondern bereits Realität. Auch wenn »Da Vinci« bis jetzt noch nicht bei allzu vielen Patienten eingesetzt wird, er zeigt, wohin die Richtung gehen kann. Der Chirurg sitzt einige Meter vom Patienten entfernt, er kann sogar in einem anderen Raum sein, und steuert von dort aus die Roboterarme. Dabei hat er eine noch viel bessere Sicht, als wenn er direkt am Patienten vor dem geöffneten Brustkorb steht. Mit einem dreidimensionalen Bild, das er über ein Sichtgerät in der Steuerkonsole empfängt, sieht er nicht nur alles genauso räumlich wie im direkten Operationsfeld, sondern zehnmal vergrößert. Gerade wenn es um die Chirurgie

Bei Bypassoperationen verpflanzen die Chirurgen heute, wenn möglich, nicht mehr Venenstücke aus dem Bein, sondern nähen die Brustwandarterie des Patienten als Umleitung auf das verstopfte Kranzgefäß. Dieser neue Bypass verschließt sich seltener als der Venenbypass.

Roboterunterstützte Operationen sind möglich, wenn nur ein oder zwei Bypässe gebraucht werden und beim Wiederherstellen oder dem Ersatz einer defekten Herzklappe.

Vor dringenden Herztransplantationen kann die Wartezeit auf ein Spenderherz heute durch den vorübergehenden Einsatz eines Kunstherzens bzw. eines Unterstützungssystems überbrückt werden.

an den Herzkranzgefäßen geht, insbesondere moderne Bypasstechniken, ist das ein besonderer Vorteil.

Wenn es aber nicht gleich um Roboter geht, sondern um die Fortschritte, die schon weit verbreitet im Einsatz sind, dann ist die Möglichkeit, am schlagenden Herzen, ohne Herz-Lungen-Maschine, zu operieren, besonders zu erwähnen. Die meisten fragen sich sofort, wie das möglich sein soll, sicher zu operieren, wenn das Herz dabei ständig schlägt. Es geht hier hauptsächlich wieder um Operationen an den Gefäßen. Eingesetzt wird ein System namens Oktopus – wegen seiner Saugnäpfe. Zwischen diese Saugnäpfe wird die zu operierende Herzstelle angesaugt. Dadurch ist genau der Bereich, auf den es ankommt, ruhig, während alles andere weiter in Aktion bleibt. Außerdem wird der Herzschlag künstlich verlangsamt.

Das endoskopische Operieren, also das Eindringen von Geräten durch Sichtrohre, ist deshalb so vorteilhaft, weil viel weniger Raum gebraucht wird. Die Hände des Chirurgen könnten niemals mit so wenig Platz auskommen wie die winzigen Geräte, die durch die Endoskope geschoben werden.

So ist es heute möglich, dass Patienten schon nach wenigen Tagen wieder nach Hause gehen können. Das betrifft nicht nur die Bypassoperationen, sondern auch Klappenoperationen oder die Korrektur von Fehlbildungen am Herzen.

Immer wieder hört man die Sorge, was denn aber passiert, wenn sich eine Blutung oder eine andere Komplikation einstellt, die mit diesen kleinen Instrumenten nicht zu beherrschen ist. In der Regel kommt es zu viel weniger Blutungen und Komplikationen. Zum anderen steht aber auch immer ein Operationsteam bereit, das sofort eröffnen und herkömmlich weiter operieren kann. Außerdem werden die Patienten auch immer darüber aufgeklärt, dass doch größer eröffnet und herkömmlich operiert wird, wenn sich während der Operation herausstellt, dass es mit den kleinen Schnitten, also minimal invasiv, weniger gut geht.

Für alle schicksalhaften Erkrankungen am Herzen, die einer Operation bedürfen, sind das alles sehr, sehr große Fortschritte. Es gilt aber, alles daran zu setzen, dass vermeidbare Erkrankungen auch vermieden werden.

Wir müssen die Risikofaktoren für die Herzkranzgefäßerkrankungen, und damit den Herzinfarkt, mindestens so ernst nehmen wie früher und uns rechtzeitig schützen.

Enge oder undichte Herzklappen: Alarm im Herz

Herzklappenerkrankungen, also die Erkrankung der Ventile zwischen den Herzkammern, den Vorhöfen, aber auch das Ventil, das das Blut aus der linken Herzkammer in den großen Kreislauf entlässt und verhindert, dass es wieder zurückfließt – all diese Klappen können erkranken. Die Behandlung ist notwendig, wenn das Herz durch die Veränderung an den Klappen zu stark belastet wird. Bei einer Verengung der Aortenklappe, die das Blut in den Körper entlässt, muss das Herz ständig zu viel Kraft aufbringen, um das Blut auch aus dem Herzen herauszupumpen. Zunächst verdickt sich deshalb der Herzmuskel, und schließlich reicht die Kraft nicht mehr aus, das Herz wird immer größer und kraftloser. Der Patient stellt einen so genannten Leistungseinbruch fest, er hat Schwierigkeiten bei körperlicher Belastung, er ermüdet schnell und ist in all seinen Lebensbereichen äußerst eingeschränkt. Bei einer Insuffizienz, also bei einem schlechten Schließen der Klappen, fließt Blut immer wieder in das Herz zurück, und letztlich kommt es zu den gleichen Veränderungen.

Die wichtigste Untersuchungstechnik für die Funktion der Herzklappen ist die Farbdoppler-Echokardiographie. Dabei werden mit Ultraschall nicht nur Herzwände und -klappen genau vermessen, sondern auch die Blutströmung an den Herzklappen.

Im Deutschen Herzzentrum in München gelang im März 2000 mit dem Roboter »Da Vinci« die erste Herzklappenoperation der Welt bei völlig geschlossenem Brustkorb. Für die Instrumente waren nur vier wenige Millimeter große Einstiche erforderlich, die ohne Narben abheilten.

Auch im Klinikum Großhadern der Universität München wird roboterunterstützt operiert. Hier haben die Transplantationen neben allen anderen Herzoperationen einen besonderen Stellenwert. In München fand übrigens 1969 die erste Herztransplantation in Deutschland statt.

Während hier vor allem die Atemnot belastet, sind ansonsten die Beschwerden der Patienten auf die schlechte Sauerstoffversorgung zurückzuführen, weil durch die Klappenveränderungen der Körper ungenügend mit Blut und damit Sauerstoff versorgt wird.

Die schweren Krankheitsbilder, die man früher kannte, sollten in der heutigen Zeit mit den Möglichkeiten der Herzchirurgie und den diagnostischen und therapeutischen Maßnahmen im Vorfeld nicht mehr vorkommen.

Einige Klappenveränderungen können so operiert werden, dass die eigenen Klappen erhalten und in ihrer Funktion wiederhergestellt werden. Zum Beispiel können Verengungen gesprengt werden, oder es sind Reparaturen machbar. Ist dieses Vorgehen nicht möglich, dann kommt der Klappenersatz in Betracht. Dazu kann man menschliche Klappen, künstliche oder auch Schweineklappen verwenden. Die menschlichen Klappen werden gewonnen aus Herzen von Menschen, die selber ein Spenderherz erhalten. Das funktionsuntüchtige Herz kann durchaus intakte Klappen besitzen, die entnommen werden, um sie denjenigen Menschen einzupflanzen, die sie brauchen. Bei dieser Art der Transplantation muss anschließend weder mit Medikamenten das Immunsystem unterdrückt werden, noch besteht die Gefahr von Embolien. Da die Klappen hauptsächlich aus Fasergewebe bestehen, das keine Zellen mit Immunkompetenz besitzt und keine eigenen Blutgefäße, haben diese Klappen auch keine allergenen Eigenschaften. Sie heilen problemlos ein. Deshalb entstehen keine Narben oder Unebenheiten, an denen sich Thromben ansiedeln, mit der Gefahr für Embolien. Das Hauptproblem liegt darin, dass es nicht genügend menschliche Klappen zur Transplantation gibt. Deshalb muss dann auf die anderen Möglichkeiten zurückgegriffen werden.

Während früher eine große Eröffnung des Brustkorbs nötig war, um an die Klappen heranzukommen und die Operation durchführen zu können, sind die Eingriffe heute viel schonender.

Man kann durch die so genannten minimal invasiven Techniken, also immer kleinere Schnitte, durch die in den Körper eingedrungen wird, den Patienten erheblich entlasten. Nicht nur die Wundschmerzen und die Schmerzen insgesamt sind viel geringer, man braucht die Rippen nicht mehr so stark aufzudehnen und muss weniger Gewebe durchtrennen. Auch der Klinikaufenthalt wird deutlich verkürzt und der Genesungsprozess insgesamt. Der Patient ist viel schneller wieder belastbar.

Wenn die Klappen wieder richtig schließen, kann sich das Herz erholen. Der Patient bekommt wieder Luft, Luft zum Atmen, Luft zum Leben. Für viele ist es wie ein neu geschenktes Leben. Es sollte aber nicht mehr so lange gewartet werden, bis die Zeichen der Klappenschädigung zu erheblichen Einschränkungen führen. Mit den Fortschritten, die die Herzchirurgie gemacht hat und ständig weiter macht, kann heute früher und besser geholfen werden.

Langsamer Puls: Ist ein Herzschrittmacher nötig?

Normale Pulswerte, das bedeutet, das Herz schlägt zwischen 60- und 80-mal pro Minute. Werte darunter können sehr positiv sein und einen besonders trainierten Kreislauf anzeigen. Es ist bei allen Sportlern der Fall, die ein gutes Ausdauertraining haben. Sie alle haben Werte deutlich unter 60.

Sorge macht es uns, wenn Menschen in höherem Alter oder untrainierte Menschen niedrige Pulswerte aufweisen. Ganz besonders ist das der Fall, wenn der Pulsschlag so langsam wird, dass die Blutversorgung des Gehirns vorübergehend nicht ausreicht. Dabei kann es sich um einzelne Aussetzer handeln, es kann ein unre-

> Moderne Herzschrittmacher sind heute nur noch so klein wie ein Streichholzbriefchen und besonders intelligent. Sie reagieren auf körperliche Belastungen und lassen das Herz dann schneller schlagen als in Ruhe.

gelmäßiger Puls vorliegen, es kann aber auch insgesamt der Pulsschlag unter die kritische Frequenz abfallen. Heute können wir solchen Patienten besonders gut mit einem Herzschrittmacher helfen, der sie davor bewahrt, bei Durchblutungsstörungen des Kopfes plötzlich umzufallen, sich erheblich zu verletzen oder noch schlimmere Komplikationen zu erleiden. Je nachdem, wie die Störung am Reizleitungssystem des Herzens aussieht, das für diese Pulsveränderungen verantwortlich ist, können auch Medikamente in Betracht kommen. Was im Einzelnen zu tun ist, wird der Kardiologe mit dem Patienten gemeinsam entscheiden.

Niedriger Blutdruck – das Geheimnis der Morgenmuffel

Sind Sie ein Morgenmuffel? Jemand, der erst nach zwei Tassen starkem Kaffee allmählich in Gang kommt, aber auch nur mühsam? Der beim Frühstück am liebsten in Ruhe gelassen wird und noch nicht reden möchte, der erst im Lauf des Vormittags langsam wach wird?

Dann geht es Ihnen wie vielen anderen, die einen niedrigen Blutdruck haben. Ist das nun eine Krankheit oder die beste Voraussetzung, um alt zu werden, oder doch nur Faulheit? Von Faulheit kann nicht die Rede sein. Andererseits ist es richtig, dass der niedrige Blutdruck allein keine Krankheit ist. Die Tatsache, dass bei einer Frau ein oberer (systolischer) Blutdruckwert von 100 mmHg und darunter gemessen wird und beim Mann Werte zwischen 105 und 110 mmHg, besagt nicht, dass der Betroffene auch Beschwerden haben muss.

Viele merken gar nichts davon und sind normal leistungsfähig. Nur durch Zufall wird beim Messen der niedrige Blutdruck festgestellt. Es wäre falsch, daraus eine Krankheit konstruieren zu wollen oder besondere Maßnahmen zu ergreifen, vielleicht sogar Medikamente zu schlucken.

Hat der (die) Betroffene aber Beschwerden, dann sieht das anders aus und bekommt doch Krankheitswert.

Es tut weh und ist ungerecht, als Faulpelz und Schlafmütze abgestempelt zu werden. Der Blutdruck muss erst angekurbelt werden, sonst kann man nicht putzmunter sein. Je nach Schweregrad der Hypotonie (niedriger Blutdruck) beschränken sich die Beschwerden nicht nur auf die Morgenstunden. Nachts kann man schlecht durchschlafen, wacht immer wieder auf. Tagsüber machen Müdigkeit, Leistungs- und Konzentrationsschwäche sowie Kopfschmerzen dem Betroffenen zu schaffen. Bei einer besonderen Form der Hypotonie kommt es durch eine Regulationsstörung des Kreislaufs zu Schwindel, Flimmern vor den Augen, Kollapsneigung und Ohnmachtszuständen, vor allem wenn der Patient zu lange ruhig steht oder sich plötzlich vom Liegen aufrichtet.

Trotz allem sind Hypotoniker nicht ständig gedämpft, unbelastbar oder Menschen, die mit »angezogener Handbremse« fahren.

Gehirn, Auge und Ohr reagieren empfindlich auf einen zu niedrigen Blutdruck.

Wenn der Blutdruck absackt und Ihnen schwindlig wird: sich so gut es geht hinlegen, Beine hoch! Ist es nicht ganz so schlimm, Gymnastik machen, Kaffee trinken oder eine blutdrucksteigernde Tablette nehmen. Und in Zukunft mehr für einen guten Kreislauf tun.

Im Gegenteil, wenn sie erst einmal in Gang gekommen sind, können sie besonders aktiv sein und sprühen vor Witz, Charme und Arbeitsfreude. Manchmal lassen sie sich dann kaum noch bremsen und neigen dazu, sich zu überfordern, zu viel des Guten zu tun.

Aber warum soll man mit diesem niedrigen Blutdruck besonders gut alt werden? Es ist ein einfacher Umkehrschluss. Ein hoher Blutdruck schädigt die Gefäße, er ist der größte Risikofaktor für Herzinfarkt und Schlaganfall. Mit einem niedrigen Blutdruck werden die

Gefäße geschont. Dennoch müssen wir uns Gedanken darüber machen, ob die geringe Blutzufuhr zu Gehirn, Ohr und Augen durch den niedrigen Blutdruck nur unangenehm und lästig oder auch bedenklich sein kann. Ein Kreislaufkollaps, eine Ohnmacht, ist nichts anderes als eine vorübergehende Unterversorgung des Gehirns.

Wir müssen also doch etwas tun. Am besten hilft das, was der (die) Betroffene selber macht, und das heißt: sich in Schwung bringen. Damit ist nicht Leistungssport gemeint und auch kein verbissenes Ausdauertraining. Es geht darum, den Kreislauf spielerisch anzuregen. Auch der größte Morgenmuffel kann noch mit geschlossenen Augen auf dem Rücken liegend im Bett die Beine anheben, sie abwechselnd strecken und etwas in der Luft Fahrrad fahren. Er fördert damit den Blutrückstrom zum Herzen und Hirn und steht schon wacher auf. Im Gegensatz zum hohen soll man beim niedrigen Blutdruck nicht zu sehr mit dem Salz sparen. Es macht die Gefäße für die blutdrucksteigernden, körpereigenen Substanzen ansprechbar. Außerdem werden pro Molekül Kochsalz (NaCl) zehn Moleküle Wasser in den Körper aufgenommen, und dadurch wird der Kreislauf besser gefüllt. Deshalb kann der Hypotoniker sein Frühstücksei, die Tomate oder das Radieschen etwas salzen. Auch tagsüber kann bei Müdigkeit und Konzentrationsschwäche eine Tasse Brühe oft Wunder wirken. Kaffee nützt in kleinen Mengen, ein Zuviel bewirkt eher das Gegenteil. Außerdem öfter einmal hinlegen – und wenn es auf den Teppich ist. Die Beine anheben; so kommt das Blut zurück zu Herz und Kopf, und es geht wieder besser. Wechselwarme Güsse, Kneippsche Anwendungen, Bürstenmassagen, Gymnastik, Treppensteigen, Fahrrad fahren, all das hilft dem Hypotoniker, sich besser zu fühlen. Kommt er trotzdem nicht zurecht, dann braucht er zusätzlich Medikamente. Nachdem lange Zeit der niedrige Blutdruck auch in Fachkreisen etwas stiefmütterlich behandelt wurde, wird man sich doch mehr und mehr der Bedeutung für das Wohlbefinden und die Leistungsfähigkeit vieler bewusst.

Alle Aktivitäten, die ich aufgezählt habe, helfen nicht nur gegen den niedrigen Blutdruck. Die Betroffenen fühlen sich insgesamt viel wohler und sind auch tatsächlich gesünder. Damit stimmt es dann doch, jetzt haben sie die beste Voraussetzung, um alt zu werden, und das mit Lebensfreude.

Venen

Krampfadern: Halten Sie Ihre Venen auf Trab

Jede zweite Frau und jeder vierte Mann leiden bei uns unter Krampfadern. Ich spreche mit Absicht noch nicht von einer Krankheit, denn viele Menschen haben jahrelang sichtbare Krampfadern, ohne Schmerzen, ohne Beschwerden und ohne dass sich der Zustand verschlimmert.

Der Ausdruck Krampfader kommt auch nicht von Krämpfen, sondern vom althochdeutschen »krump«, also Krummader. Trotzdem, es kann auch einmal ein nächtlicher Wadenkrampf ausgelöst werden. Die Ursache dafür liegt aber sehr viel häufiger in Bandscheibenproblemen und anderen Veränderungen der Wirbelsäule. Der Schmerz kommt dann durch Nervenirritationen zustande. Häufig ist auch der Wadenkrampf bei so genannten Elektrolytstörungen, wenn also das Gleichgewicht Magnesium – Kalium – Kalzium gestört ist.

Um eine Krankheit handelt es sich dann, wenn Beschwerden auftreten: Die Beine sind häufig schwer, sie schwellen an, die Haut verfärbt sich. Es können Geschwüre entstehen, das gefürchtete offene Bein. Krampfaderknoten können platzen und massiv bluten. Eine Behandlung ist erforderlich. Vor allem muss diagnostisch geklärt werden, was sich in den tiefen, äußerlich nicht sichtbaren Beinvenen abspielt.

Dringend zum Arzt muss man bei einer Venenentzündung und beim Verdacht auf eine Thrombose. Während die oberflächliche Venenentzündung unangenehm ist, weil sie schmerzt, ist die Entzündung in den nicht sichtbaren tiefen Venen lebensgefährlich. Die Gefahr wird immer noch verkannt, weil man dem Bein von außen überhaupt nichts ansehen muss, auch keine Krampfadern. Schweregefühl im Bein, ein Schmerz wie bei einem Schlag in die Wade können Alarmzeichen sein. Bei ausgedehnteren Thrombosen schwillt das Bein dick an.

Venensalben und -gele verdampfen auf der Haut, bewirken einen Kühleffekt und schaffen dadurch Linderung bei schweren Beinen. Auch das Einmassieren tut gut. Stärken können sie die schwachen Venen aber nicht.

Der Spezialist für Krampfadern ist der Phlebologe. Das sind Hautärzte, Internisten, Allgemeinmediziner oder Chirurgen, die eine Spezialausbildung absolviert haben. Ihr Hausarzt weiß, wo Sie einen Venenspezialisten finden.

Wenn sich in den tiefen Venen Thromben, also Blutgerinnsel, bilden, besteht die Gefahr, dass sich ein Stückchen löst, in den Kreislauf geschwemmt wird und zum Beispiel in der Lunge stecken bleibt. Das ist die auch heute noch lebensbedrohliche Lungenembolie.

Wie entstehen eigentlich Krampfadern? Sie sind Folgen einer Bindegewebsschwäche, die gefördert wird durch erbliche Anlage, Schwangerschaft, Übergewicht, Bewegungsmangel, zu langes Stehen, schlechte Ernährung, schlechte Darmtätigkeit und andere zivilisationsbedingte Störungen. Die Venen transportieren das Blut aus den äußeren Körperregionen zurück zum Herzen. Hilfsmechanismen unterstützen diese Pumptätigkeit. Funktionierende Venenklappen sorgen dafür, dass das Blut nur in Richtung Herzen fließen kann und nicht umgekehrt. Ist nun das Bindegewebe dieser Adern aus einem der genannten Gründe erschlafft, weitet sich die Vene und wird zur Krampfader. Die Klappen können nicht mehr dicht schließen, und das Blut folgt der Schwerkraft, es fließt zurück und versackt. Dabei tritt Flüssigkeit ins umgebende Gewebe aus, die Beine werden dick. Das führt zu verstärkter Spannung der Haut. Nach einiger Zeit können die bekannten blauen und braunen Verfärbungen auftreten – eine Folge der mangelnden Ernährung der Haut. Schließlich kann an besonders belasteten Stellen ein Geschwür entstehen.

Es muss verhindert werden, dass das Blut absackt und sich die Flüssigkeit staut. Es muss verhindert werden, dass sich in den tiefen Venen Thrombosen bilden. Zumindest aber, dass ein Embolus abreißen kann.

Am wichtigsten ist dafür der angepasste Maßstrumpf oder am Anfang der fachmännisch angelegte Wickel. Beim Laufen massiert die aktive Muskulatur das Blut nun wieder zurück Richtung Herz, weil der Druck von außen dafür sorgt, dass das Blut nicht mehr versacken und Flüssigkeit in das Gewebe übertreten kann. Die so genannte Wadenmuskelpumpe funktioniert nur zusammen mit Maßstrumpf oder Wickel. Und die funktioniert nur beim Laufen, wenn die Muskulatur arbeitet. Im Stehen und Sitzen schützen Strumpf und Wickel ebenfalls. Durch den Druck, den sie von außen ausüben, schließen die Venenklappen wieder, sie können nicht auseinanderklaffen, und das Blut kann nicht wieder absacken. Im Liegen muss beides ausgezogen werden, denn ohne Muskeltätigkeit und ohne Gefäßfüllung ist der Druck ungünstig.

Angezogen wird der Strumpf am besten noch im Bett, vor dem Aufstehen, damit das Blut sich gar nicht erst im Bein stauen kann. Die Maßstrümpfe sind übrigens längst nicht mehr die braunen, hässlichen Dinger von früher. Es gibt sie in den gängigen Modefarben.

Venenkranke vertragen an den Beinen Wärme schlecht. Günstig sind Wassertreten, kalte Güsse und vor allem Bewegung, immer wieder Bewegung. Es sollen keine Kniestrümpfe getragen werden oder andere Kleidungsstücke, die abschnüren. Eine gute Verdauung ist wichtig, damit auf keinen Fall beim Stuhlgang gepresst wird. Übergewicht ist auch für die Venen eine zusätzliche Belastung.

Moderne Krampfaderdiagnostik

Es gibt heute sehr moderne Untersuchungsmethoden, um festzustellen, ob unauffällige, kaum sichtbare Krampfadern Risiken bergen. Mit Hilfe der Lichtreflexions-Rheographie (LRR) kann man durch Infrarotlicht überprüfen, wie schnell sich die Venen entleeren und wieder mit Blut auffüllen. Man legt dazu nur eine Sonde am Innenknöchel an. Füllt sich die Vene nach einigen Fußbewegungen in weniger als 25 Sekunden wieder, kann das ein Hinweis auf Schäden im tiefen Venensystem oder auf Krampfadern sein. Sehr aussagekräftige und dabei einfache Diagnosetechniken sind die Ultraschallmethoden. Bei der so genannten Dopplersonographie hält der Arzt eine Ultraschallsonde direkt über die Vene. Sie sieht so ähnlich aus wie ein Bleistift. Wie ein Mikrofon macht sie den Blutfluss in der Vene hörbar und zeichnet die Geräusche des Blutes auf einer Messkurve auf. Ein besonderer Fortschritt in der Krampfaderdiagnostik ist die Farbduplex-Sonographie. Sie macht den Blutfluss nicht nur hörbar, sondern stellt ihn auch farbig dar. Das kann vielen Patienten die früher übliche Röntgenkontrastmittelaufnahme der Venen mit ihrer Strahlenbelastung und den möglichen Nebenwirkungen der Kontrastmittel ersparen.

Venenoperationen können die notwendige Behandlung bei Störungen in der Tiefe nicht ersetzen. Bei äußerlich sichtbaren Krampfadern sind sie aber besonders sinnvoll, wenn die Perforansvenen Probleme machen. Diese Verbindungsvenen transportieren Blut aus dem oberflächlichen System zu den tiefen Venen. Auch die Klappen dieser Venen, die den Rückstrom in die Haut verhindern sollen, können defekt werden, also nicht mehr schließen. Dann kehrt sich auch dieser Blutstrom um. Der Druck nach außen verursacht dann Ernährungsstörungen an der Haut, bis zum offenen Bein. Diese Venen operativ zu unterbinden, also zu verschließen, ist deshalb wichtig.

Krampfaderoperation: schöne Beine auf Rezept

Selbst wenn Krampfadern keine Beschwerden machen, also nicht zum Krampfaderleiden geworden sind, stören tun sie doch die meisten. Und auch ohne Schmerzen ist die Entscheidung, sie entfernen zu lassen, mehr als nur ein Tribut an die Eitelkeit. Häufig können durch diese Eingriffe Komplikationen vermieden werden, das heißt, man kann verhindern, dass aus diesen so genannten »Krampfaderträgern« Venenkranke werden. Dazu bedarf es der Operation. Es muss auf das Gewicht geachtet werden, mit der richtigen Ernährung; körperliche Bewegung, vor allem viel laufen, ist entscheidend. »Der beste Weg zur Gesundheit ist der Fußweg.« Es muss diagnostisch geklärt werden, ob ein Problem im nicht sichtbaren tiefen Beinvenensystem vorhanden ist.

Oft wird der Eindruck vermittelt, als sei es ein Expertenstreit, ob man operiert, verödet, den Laser einsetzt oder das Endoskop. Seriös betrachtet, ist dies allerdings längst kein Expertenstreit mehr, und das eine schließt das andere nicht aus. In der Regel wird ein kombiniertes Verfahren gewählt. Haben sich große Venen zu Krampfadern verändert, dann werden sie operiert; sie werden meist nicht mehr mit dem so genannten Stripping im Ganzen entfernt, sondern nur die veränderten Teile. Kleine Seitenäste werden verödet. Die Verbindungsvenen, die bei nicht mehr schließenden Klappen das Blut aus der Tiefe des Beins nach außen in die Haut leiten und nicht, wie es sein sollte, in umgekehrter Richtung, werden heute zum Teil endoskopisch unterbunden. Dies ist eine Neuerung, die noch nicht in allen Kliniken angewandt wird. Hier wird noch diskutiert, welche Technik am besten geeignet ist und die geringsten Narben hinterlässt. Der Laser wird zwar immer häufiger eingesetzt, dennoch ist selbst bei den Besenreisern noch nicht die ideale Möglichkeit des Einsatzes gefunden. Nur bei sehr kleinen Gefäßen, ähnlich wie bei den kleinen Äderchen im Gesicht, ist der Einsatz bereits auf elegante Weise möglich. Man muss sich aber nicht vorstellen, dass man nur mit dem gebündelten Licht über diese Gefäße zu fahren braucht und sie damit verschwunden sind. Es bedeutet, dass die Gefäße verkleben, es aber auch zum Abschilfern der Haut wie nach einer oberflächlichen Verbrennung kommt.

Die Operation und auch die Verödung bedürfen im Anschluss einer konsequenten Nachbehandlung mit sorgfältig angelegten Verbänden und Wickeln. Je nach Ausmaß des Eingriffs sind dazu vier bis sechs Wochen erforderlich. Viele sind nach dem ersten guten Ergebnis sehr enttäuscht, dass sich nach einer gewissen Zeit wieder neue Krampfadern und neue Besenreiser zeigen. Dies liegt nicht daran, dass die Operation nicht gelungen wäre. Es können sich jederzeit weitere Gefäße zu Krampfadern ausweiten und auch die kleinen Hautgefäße zu neuen Besenreisern.

Viele Krampfaderoperationen sind heute ambulant und nur mit örtlicher Betäubung (Tumeszenztechnik) möglich. Das Operationsrisiko liegt in Spezialkliniken nur noch unter 0,03 Prozent.

Beim Veröden spritzt der Arzt mit einer ganz dünnen Kanüle die Verödungssubstanz in die Äderchen. Im Volksmund sagt man, das würde die Adern verkleben. In Wirklichkeit wird dabei die innere Venenwand stark gereizt, es kommt zu einer Entzündung, die Vene quillt vorübergehend auf, das Blut kann nicht mehr durchfließen und gerinnt. Diese Gerinnung wird später vom Körper abgebaut.

Krampfaderoperationen werden von den Kassen übernommen. Das Veröden und das Lasern von Besenreisern zahlen die Kassen nicht, weil es sich dabei um kosmetische und nicht um medizinisch notwendige Eingriffe handelt.

Das offene Bein – Geschwür am Unterschenkel

Wer weiß, wie sehr Menschen mit einem offenen Bein früher leiden mussten, kann einschätzen, was der heutige Fortschritt bedeutet. Viele Jahre, oft Jahrzehnte, mussten die Menschen diese Beschwerden einst ertragen.

> 1,5 Millionen Menschen leiden zur Zeit in Deutschland an einem offenen Bein (Fachausdruck: *Ulcus cruris*).
>
> Nach einer Krampfaderoperation heilen offene Beine leichter ab.

Das offene Bein war einfach nicht zuzubekommen. Zu den Schmerzen und der Behinderung kam eine große seelische Belastung, weil viele sich fast wie aussätzig fühlten, Einschränkungen in ihrem Beruf hatten und sich auch innerhalb der Familie ausgrenzten oder ausgegrenzt fühlten.

Die Ursache für das offene Bein ist ein ausgeprägtes Krampfaderleiden. Es bestehen bei uns allen Verbindungsvenen aus dem tiefen Venensystem des Beins in das oberflächliche Venensystem. Funktionieren die Klappen in den oberflächlichen Venen nicht mehr, dehnen sie sich aus und werden zu den typisch geschlängelten Krampfadern. Auch die Klappen in den tiefen Venen können insuffizient werden, also nicht mehr ausreichend schließen. Die Konsequenz heißt, das Blut, das eigentlich in Richtung Herz transportiert werden soll und durch die Klappen am Rückfluss gehindert wird, kann nun nach unten versacken und sich in den Beinen stauen. Dieser zunehmende Druck wirkt sich aber nicht nur von oben nach unten aus, sondern auch über die Verbindungsvenen von innen nach außen, denn auch die Klappen der Verbindungsvene können undicht, also insuffizient, werden. An den Stellen, an denen nun der Blutstrom von innen nach außen über diese Venen die Haut trifft, herrscht ein besonderer Druck. Hier befinden sich die besonders gefährdeten Punkte, an denen die Haut geschädigt wird. Durch den starken Druck wird die Blutzirkulation in den Hautgefäßen gedrosselt. Die Folge sind Ernährungsstörungen der Haut. Wir sehen die typischen Verfärbungszeichen. Hält die Ernährungsstörung an, dann kann letztlich ein kleines Geschwür entstehen, das immer größer wird. Da die Ursache in der Ernährungsstörung liegt, ist auch zu erklären, warum diese Geschwüre so besonders schlecht heilen.

Der Fortschritt unserer Zeit liegt nun darin, dass es erstens gar nicht erst zur Entstehung dieser Geschwüre kommen muss, wenn rechtzeitig die Verbindungsvenen, die so genannten Perforantes, unterbrochen werden. Das machen die Venenoperateure heute zum Teil sehr elegant über das Endoskop. Das heißt, es wird durch ein Sichtrohr hindurch die Perforansvene aufgesucht und chirurgisch verschlossen. Geübte Operateure können aber auch ohne Endoskop, über sehr kleine Einschnitte, diese Venen verschließen und damit die Narben noch kleiner, fast unsichtbar machen. Die Eingriffe werden allein durchgeführt oder in Kombination mit einer größeren Krampfaderoperation. Dabei werden die äußeren, großen, veränderten Venenabschnitte entfernt. Gesunde Venenteile werden belassen, um sie eventuell später einmal als Gefäßersatz, zum Beispiel beim Bypass am Herzen, verwenden zu können. Kleine sichtbare Krampfaderäste können verödet werden.

Sind Geschwüre bereits aufgetreten, dann haben wir heute neue Möglichkeiten der Behandlung. Das betrifft sowohl die äußere Anwendung zur Wundreinigung als auch die Anregung der Heilungsvorgänge, zum Beispiel mit bestimmten Gewebsfaktoren. Die bereits angesprochenen operativen Maßnahmen müssen in Angriff genommen werden, damit die Haut vom zu hohen Druck entlastet wird. Gleichzeitig sollte immer daran gedacht werden, die Gefahr von Thrombosen, die in den tiefen Venen auftreten können, zu bannen. Dazu gehört ein Gesamtkonzept der Behandlung. Es reicht vom Tragen von Kompressionsstrümpfen über genügend Bewegung, vor allem Laufen, bis zur richtigen Ernährung, um das Gewicht zu regulieren. Es muss auf die geeignete Kleidung geachtet werden, vor allem keine Kniestrümpfe tragen, die abklemmen. Nicht zu lange sitzen und stehen, möglichst wenig Hitze, kühlende Maßnahmen und vieles mehr helfen nicht nur gegen die Gefahr, ein offenes Bein zu bekommen, sondern gegen das Krampfaderleiden insgesamt. Wichtig ist dabei auch, weitere Faktoren gezielt zu bekämpfen, die die Thrombosebereitschaft erhöhen. Ganz besonders ist es das Rauchen. Die Kombination Rauchen und Pille ist für die junge Frau lebensgefährlich. Sie hat damit nicht nur ein hohes Thromboserisiko, sondern gleichzeitig ein hohes Risiko für Herzinfarkt und Schlaganfall.

Stoffwechsel

Wohlstandskrankheiten: Wenn der Arzt vom »metabolischen Syndrom« spricht

Die mit Abstand häufigsten Erkrankungen in unserer Zeit sind die so genannten Zivilisationskrankheiten, auch Wohlstandskrankheiten genannt. Sie heißen so, weil die Fortschritte der Zivilisation in den Industrienationen dazu geführt haben, dass eine immer geringere körperliche Belastung, also körperliche Arbeit, einem immer größer gewordenen und leichter verfügbaren Nahrungsangebot gegenübersteht. Die Folgen: Bewegungsmangel und Fehlernährung. Ein Drittel der Kosten im Gesundheitswesen, 1996 waren das 150 Milliarden Mark, sind ernährungsbedingt. Übergewicht hat einen wesentlichen Anteil an diesen Kosten.

Es stellt für unsere Gesundheit ein direktes Risiko dar, und zusätzlich werden andere Risikofaktoren durch das Übergewicht wesentlich verschlimmert. Das sind vor allem Bluthochdruck, Diabetes und Fettstoffwechselstörungen. Selbstverständlich ist der ohnehin vorhandene Bewegungsmangel bei höherem Gewicht noch ausgeprägter.

Und was bedeuten die Risikofaktoren? In erster Linie sind unsere Gefäße in Gefahr. Der Bluthochdruck ist neben dem Nikotin, dem Risikofaktor Nummer 1, besonders gefährlich. Man kann sich das in etwa so vorstellen, als würden am Anfang an den Gefäßinnenwänden kleine Wunden gesetzt. Die Reparatur verläuft nicht glatt, sondern überschießend, mit Fetteinlagerungen und Verkalkungen. Es entsteht die Arteriosklerose. Gefäßeinengungen und

Verschlüsse bringen die Gefahr von Herzinfarkt, Schlaganfall, schweren Augen- und Nierenschäden, Durchblutungsstörungen in den Beinen und anderem mehr mit sich. Auch beim Diabetes greift der zu hohe Zuckerspiegel die Gefäße an und führt sowohl zu Veränderungen an kleinen und kleinsten Gefäßen als auch an den großen Arterien. Und schließlich ist unser Gefäßsystem auch bei zu hohen Blutfetten in Gefahr.

Beim Cholesterin sind es insbesondere die Unterformen LDL und VLDL. Die Anlage für Diabetes und Fettstoffwechselstörungen und auch zum größten Teil für Bluthochdruck wird vererbt. Weshalb spielt dann Übergewicht eine so große Rolle, wenn uns die Voraussetzung zu den Erkrankungen doch in die Wiege gelegt ist? Es ist der Belastungsfaktor, der die Erkrankungen sehr häufig erst ausbrechen lässt. Ohne Übergewicht hätte man zwar die Anlage, die Erkrankungen kämen aber nicht zum Vorschein, oder erst viel später, oder in geringerem Ausmaß.

Beim Zucker trifft das für die Erwachsenenform Typ II zu. Die bereits im Kindesalter auftretende Typ-I-Diabetesform hat andere Voraussetzungen. Übergewicht führt bei den entsprechend disponierten Erwachsenen dazu, dass die Bauchspeicheldrüse sehr viel Insulin ausschüttet, um das hohe Zuckerangebot, das aus der Nahrung in das Blut gelangt ist, weiter in die Zellen befördern zu können. Insulin wirkt normalerweise wie ein Schlüssel, der die Tür öffnet, durch die der Zucker in die Zellen gelangt. Es ist, als wären die Schlösser (Rezeptoren) durch zu häufiges Schließen beschädigt. Insulin wird weniger wirksam. Hält der Zustand an, dann kommt es zu einer Erschöpfung der Bauchspeicheldrüse und zu Insulinmangel.

Es besteht ein direkter Zusammenhang mit der Störung der Blutfette. Es kommt zu einer erhöhten Anzahl sehr leichtkettiger Formen des Cholesterins, die die Gefäße angreifen können, das so genannte *very light density lipoprotein* – VLDL. Zusätzlich wird das schützende HDL herabgesetzt. Auch die Triglyceride, die so genannten Neutralfette, steigen an. Ein bestehender Bluthochdruck verschlechtert sich.

Da die drei Stoffwechselstörungen – Bluthochdruck, Diabetes, Fettstoffwechselstörungen – bei ererbter Anlage und Übergewicht so häufig gemeinsam vorkommen, spricht man im Fachausdruck vom metabolischen Syndrom. Es ist *die* Wohlstandskrankheit unserer Zeit.

Genauso wie das Übergewicht das Ausbrechen, also das Deutlichwerden der entsprechenden Erkrankungen, bewirken kann, können durch Gewichtsabnahme trotz vorhandener Anlage in vielen Fällen die Symptome zum Verschwinden gebracht oder deutlich reduziert werden. Symptome bedeutet dabei durchaus nicht, dass die Betroffenen etwas von dem Geschehen merken. In den meisten Fällen werden die Veränderungen zufällig bei einem Check-up oder auf Grund anderer nötiger Untersuchungen entdeckt. Symptome im Sinne von Beschwerden tauchen in der Regel erst dann auf, wenn die Schädigungen durch die Risikofaktoren schon deutlich fortgeschritten sind. Unser Bemühen muss heißen, einen Bluthochdruck zu erkennen, wenn er noch keine Symptome macht, man die Werte also nur messen kann. Das gilt genauso für den Zucker und die Blutfette. Deshalb unbedingt die Termine zum Check-up einhalten. Menschen, die wissen, dass es eine entsprechende Anlage in der Familie gibt, müssen besonders sorgfältig überwacht werden. Und am allermeisten kommt es für uns alle darauf an, gar nicht erst übergewichtig zu werden.

Zuckerkrankheit (Diabetes): Was ist das eigentlich?

Meine allererste Stelle als ganz junge Ärztin war im Schwabinger Krankenhaus in München bei Professor Mehnert, einem unserer führenden Diabetesspezialisten. Mit das Wichtigste, was ich als erstes zu lernen hatte, war die große positive Bedeutung der richtigen Ernährung für Diabetiker und die große negative Bedeutung von Übergewicht für den Typ-II-Diabetiker, bei dem man damals noch von Alterszucker sprach. Typ-I-Diabetiker sind im Gegensatz zum Typ II in der Regel schlank. Hier führen andere Gründe dazu, dass die Zuckerkrankheit ausbricht.

Es sind meist junge Menschen, die zwar eine ererbte Anlage haben, bei denen der Ausbruch der Krankheit aber schicksalhaft ist, weil weitere Faktoren hinzukommen müssen. Als Auslöser für das Zerstörtwerden der insulinproduzierenden B-Zellen der Bauchspeicheldrüse diskutiert man Virusinfekte, Umwelteinflüsse, vielleicht auch Nahrungsbestandteile. Durch die immer noch unbekannten Auslöser wird ein Autoimmunprozess in Gang gesetzt. Dabei verwechselt der Körper körpereigenes Gewebe mit Feinden und bekämpft es. Die Konsequenz dieses Irrtums ist oft erst nach Jahren des Kampfes der völlige Mangel an Insulin. Damit kann kein Zucker in die Zellen transportiert werden, denn dazu ist Insulin nötig. Fehlt Zucker in der Zelle, kommt es zu Energiemangel, Schwäche, Müdigkeit, Abgeschlagenheit. Der Körper muss versuchen, auf andere Weise Energie zu gewinnen. Er macht das durch

Fettverbrennung. Deshalb nehmen Typ-I-Diabetiker beim Ausbrechen der Erkrankung deutlich ab. Hinzu kommt großer Durst, weil der Zucker aus dem Blut über die Niere ausgeschieden werden muss. Für dieses »Auswaschen« ist viel Flüssigkeit notwendig, und damit auch der Grund für das häufige Wasserlassen gegeben.

Ganz anders bei Typ-II-Diabetes. Voraussetzung ist zwar eine viel deutlichere erbliche Veranlagung als bei Typ I. Ich erinnere mich aber, dass Professor Mehnert, als ich bei ihm junge Ärztin war, immer davon sprach, dass der Zucker mit unserem Wohlstand zu tun habe. Als alle in schlechten Zeiten schlank waren, gab es sehr viel weniger so genannte Alterszuckerpatienten. Darüber hinaus erkannte er bereits 1968 zusammen mit Kollegen wie Professor Kuhlmann ein häufiges Zusammentreffen von Typ-II-Diabetes, Bluthochdruck, Übergewicht und Fettstoffwechselstörung. Dieses Symptombild bezeichnete er als Wohlstandssyndrom.

Heute sind sehr viele wissenschaftliche Erkenntnisse über diese Zusammenhänge gewonnen worden, und man spricht vom »metabolischen Syndrom«. Im Gegensatz zum Typ-I-Diabetes handelt es sich hier nicht um einen Mangel an Insulin, sondern im Gegenteil zunächst sogar um eine so genannte Hyperinsulinämie, also um einen erhöhten Insulinspiegel im Blut. Die Ursache und damit der eigentliche Ausgangspunkt ist eine so genannte Insulinresistenz von Muskel- und Leberzellen, die das Insulin daran hindert, seine Funktion, Zucker in die Zellen zu transportieren, zu erfüllen. Weil Zucker aber nun in den Zellen fehlt, erhält die Bauchspeicheldrüse das Signal, noch mehr Insulin zu bilden.

Ein metabolisches Syndrom besteht aus Übergewicht, Typ-II-Diabetes, hohen Blutfetten und Bluthochdruck. Diese Krankheiten treten meist nicht gleichzeitig, sondern nacheinander auf. Sie beeinflussen sich negativ, sind gegenseitige Risikofaktoren.

In direktem Zusammenhang damit steht nun der Einfluss auf die Störung der Blutfette. Es kommt zu einer erhöhten Anzahl sehr leichtkettiger Blutfette, die die Gefäße angreifen können (VLDL-Cholesterin, *very low density lipoprotein*), und zu einer Herabsetzung des schützenden HDL-Cholesterins (*high density lipoprotein*).

Außerdem steigen die Triglyceride an, wenn auch nicht sehr hoch. Als Voraussetzung für die Insulinresistenz ist zwar eine Anlage erforderlich, es scheint aber das Übergewicht das

In Deutschland leben mindestens fünf Millionen Diabetiker. 150000 von ihnen haben Typ-I-, die große Mehrheit (4,85 Mio.) jedoch Typ-II-Diabetes.

Beste Früherkennung: der Chek-up beim Arzt mit Blutzuckerbestimmung. Wenn Teststreifen aus der Apotheke Zucker im Urin anzeigen, besteht der Diabetes sicher schon länger. Zirka eine Million Diabetiker wissen noch gar nichts von ihrer Krankheit. Möglicherweise sind es noch viel mehr, wie kürzlich eine Studie der Universität Regensburg ergeben hat.

Ausmaß der Resistenz auszumachen und damit verantwortlich dafür zu sein, ob die Symptome in Erscheinung treten. Umgekehrt kann es bei Gewichtsabnahme wieder zum Verschwinden des Diabetes, Hochdrucks und der Fettstoffwechselstörung kommen. Das Risiko für Herz-Kreislauf-Erkrankungen bzw. die beim Diabetes so gefürchteten Gefäßerkrankungen wird dann reduziert.

Während also der Typ-I-Diabetiker auf jeden Fall auf die Zufuhr von Insulin von außen angewiesen ist, ist beim Typ-II-Diabetes zunächst das wichtigste die Normalisierung des Gewichts. Reicht das nicht aus, werden Medikamente gebraucht; dann sollten nach heutiger Erkenntnis Mittel, die zusätzlich Insulin aus der Bauchspeicheldrüse freizusetzen versuchen, erst später eingesetzt werden. Zuerst werden Medikamente gegeben, die die Insulinverwertung verbessern, oft in Kombination mit Mitteln, die die Aufnahme von Zucker aus dem Darm verzögern.

Auch beim Typ-II-Diabetiker muss häufiger und früher als bisher angenommen Insulin eingesetzt werden. Zukunftsvision ist es, Medikamente zu entwickeln, die an der Ursache ansetzen, das heißt die gestörte Insulinresistenz wieder beseitigen. Konkret geforscht wird bereits an Substanzen, die die Insulinrezeptoren an den Zellen, also die »Andockstellen«, wieder für die Aufnahme von Insulin bereit machen können.

Immer müde und ständig Durst: Alarmsymptome des Diabetes

Müdigkeit und Abgeschlagenheit, das kann die unterschiedlichsten Ursachen haben: Hinweis auf eine beginnende Infektionskrankheit, Erschöpfung oder auch nur Lustlosigkeit. Ist Müdigkeit gekoppelt mit Durst und häufigem Wasserlassen, dann sollte unbedingt an das Auftreten eines Diabetes, also der Zuckerkrankheit, gedacht werden. Das betrifft nicht nur Erwachsene, sondern auch Kinder. Bei Erwachsenen bleibt die so genannte diabetische Stoffwechsellage noch immer lange unerkannt, weil sich die Symptome langsam entwickeln und oft erst in Erscheinung treten, wenn die Zuckerkrankheit schon fortgeschritten ist. Deshalb ist es so wichtig, die ärztliche Vorsorgeuntersuchung (Check-up) in Anspruch zu nehmen, denn hier wird automatisch auf Zucker untersucht.

Ist die Bauchspeicheldrüse überhaupt nicht in der Lage, Insulin zu bilden, muss es von außen zugeführt werden; der Patient muss Insulin spritzen. Wir sprechen dann vom Typ-I-Diabetes. Bei Kindern und Jugendlichen handelt es sich in der Regel um diesen Typ der diabetischen Stoffwechselstörung. Es können aber auch schlanke Erwachsene betroffen sein. Die erbliche Anlage ist deutlich geringer als beim Typ II. Als Ursache wird eine so genannte Autoimmunerkrankung vermutet. Man geht davon aus, dass irgendein Auslöser, zum Beispiel ein Virusinfekt oder andere Umwelt-

Typ-I-Diabetes ist kein Grund, um sich in Watte zu packen. Es gibt Sportprofis unter den Patienten und sogar solche, die körperliche Höchstleistungen vollbringen und an Olympiaden teilnehmen. Das wichtigste für Diabetiker: genaue Kenntnis der eigenen Krankheit.

faktoren, die Immunabwehr des Körpers in Gang setzt. Allerdings findet eine Fehlsteuerung statt, eine Art Verwechslung, die dazu führt, dass die körpereigenen B-Zellen, die in der Bauchspeicheldrüse das Insulin produzieren, angegriffen und zerstört werden. Der Zerstörungsprozess kann Jahre dauern. Erst am Ende bricht die Erkrankung aus. Da das Insulin dann völlig fehlt, sind die Symptome so deutlich, dass die Erkrankung in unserem Land sehr schnell erkannt wird. Bei Kleinkindern und Säuglingen – und der Diabetes kann schon in den frühen Lebensmonaten auftreten – kann die Erkrankung ganz dramatisch beginnen. Innerhalb von Stunden kann sich der Zustand so verschlechtern, dass umgehend die Aufnahme in eine Klinik erforderlich ist, um das Leben des Kindes zu retten.

Diabetische Kinder und andere Typ-I-Diabetiker sind niemals übergewichtig. Weil der Zucker in der Zelle nicht zur Energiegewinnung verbrannt werden kann, greift der Körper das Fett an. Die Kinder nehmen ab. Die Müdigkeit und Abgeschlagenheit sind ein Zeichen für die fehlende Energie. Das Wasserlassen und der große Durst sind dadurch bedingt, dass Zucker die so genannte Nierenschwelle überschreitet und mit dem Harn ausgeschieden werden muss. Er wird mit viel Wasser sozusagen ausgewaschen, weil er ja nicht in die Körperzellen aufgenommen werden kann.

Woran Diabetesforscher arbeiten

Noch ist Diabetes nicht heilbar. Aber das Leben vieler Typ-I-Diabetiker könnte schon bald angenehmer und einfacher werden. Forscher erproben derzeit bereits neue Insuline, die nicht mehr täglich gespritzt, sondern über ein Inhalierspray einfach eingeatmet werden können. Auch für die regelmäßige Blutzuckerkontrolle müssen sich die Betroffenen bald nicht mehr wie bisher in den Finger stechen. Erste Versuche mit armbanduhrähnlichen Hautsensoren, die den Zuckergehalt des Blutes mit Infrarotchips durch die Haut messen können, verliefen erfolgreich. Es ist nur noch eine Frage der Zeit, wann diese Produkte auf den Markt kommen.

Es ist immer wieder faszinierend zu sehen, wie Kinder lernen, selbstständig mit ihrem Diabetes umzugehen. Wie sie lernen, selber ihre Insulinspritzen zu setzen, selbst ihren Blutzucker zu kontrollieren und einzustellen. Wie genau sie über ihre Diät Bescheid wissen. Das ist das Ziel der Schulung, die in Diabeteszentren stattfindet. Auf diese Weise lassen sich zwar Spätfolgen des Diabetes, vor allem Gefäßschäden, nicht ganz vermeiden, aber doch wesentlich hinauszögern und weit besser behandeln. Vor allem aber können die Kinder genauso normal und uneingeschränkt in ihrer Entwicklung aufwachsen wie nichtdiabetische gleichaltrige Kinder. Die ständige Disziplin im Umgang mit den Spritzen und der Ernährung wird allerdings doch oft nicht nur als lästig, sondern als belastend empfunden. Die Familien haben viel zu leisten und brauchen die Unterstützung eines geschulten Teams, auch um die Alltagsprobleme zu bewältigen. Andererseits ist diese so früh geübte Disziplin oft ein Vorteil für das Leben als Erwachsener und den Erfolg im Beruf.

Mit Diabetes ganz normal leben

Wer von Diabetes betroffen ist, hört es überhaupt nicht gern, wenn man von Zuckerkrankheit spricht. Der Grund ist, dass man wie ein Gesunder leben kann, wenn man einige wichtige Grundregeln beachtet. Außerdem bedeutet das gleichzeitig, dass man Komplikationen, soweit es nur möglich ist, verhindert. Das wird nicht in allen Fällen gelingen, aber die Fortschritte der jüngsten Zeit sind doch ganz erheblich. Das allerwichtigste dabei ist das, was die Betroffenen selber tun, in wieweit sie Experten in eigener Sache sind und lernen, mit Diabetes zu leben. Je besser der Zucker eingestellt ist, umso geringer kann der Angriff, vor allem auf die Gesundheit der Gefäße, sein. Das ist die wesentliche Komplikation, die es zu verhindern gilt. Dabei sind insbesondere die Organe gefährdet, die auf eine intensive Blutversorgung angewiesen sind. Deshalb die Gefahr für das Auge. Jeder Diabetiker weiß, dass er regelmäßig den Augenhintergrund untersuchen lassen muss. Heute können Gefäßveränderungen so rechtzeitig erkannt werden, dass eine Gefahr für das Augenlicht in ganz vielen Fällen zu verhindern ist. Große Fortschritte hat dabei der Einsatz des Lasers gebracht. Auf diesem Gebiet hat die Augenheilkunde Pionierarbeit geleistet und war die erste medizinische Fachdisziplin, die die großen Vorteile des Lasers auf ihrem speziellen Gebiet erkannt hat.

Auch die Niere ist bei Diabetikern durch die Gefäßschäden besonders gefährdet. Es gilt immer wieder derselbe Satz: Je besser der Zucker eingestellt ist, umso höher die Chance, diese Schäden zu verhindern. Eine Besonderheit für Diabetiker ist die Erkrankung der Herzkranzgefäße. Anders als bei Nichtdiabetikern reagieren die Betroffenen auf Mangeldurchblutung häufig nicht mit Schmerzen. Eine mögliche Erklärung ist, dass der geringere Zuckergehalt in den Zellen des Herzmuskels das Entstehen von Milchsäure als Auslöser von Schmerzen verhindert. Deshalb gibt es bei Diabetikern auch so genannte »stumme Herzinfarkte«. Sie merken also nichts von dem bedrohlichen Geschehen. Aus diesem Grund müssen EKG und Belastungs-EKG auch ohne Beschwerden geschrieben werden, zum Beispiel im Zusammenhang mit der von den Kassen bezahlten Vorsorgeuntersuchung (Check-up).

Diabetiker müssen heute nicht mehr unbedingt strenge Diät halten. Die Diabeteskost ist eine besonders gesunde Ernährung.
Am besten lässt sich der Zucker in Diabeteszentren oder besonders spezialisierten Schwerpunktpraxen niedergelassener Diabetologen einstellen.

Selbstverständlich ist der hohe Blutdruck, der für uns alle einen besonderen Risikofaktor, auch für den Schlaganfall, darstellt, für Diabetiker ein noch wichtigerer Risikofaktor.

Bei Übergewicht und ererbter Anlage für Diabetes finden wir oft gleichzeitig auch noch Bluthochdruck und Fettstoffwechselstörungen. Es leuchtet ein, dass der Betroffene bei dieser Konstellation höchst gefährdet ist.

Risikofaktoren bekämpfen heißt deshalb die Leitlinie. Zentral ist dabei stets das Gewicht, und das heißt die richtige Ernährung. Heutzutage spricht man nicht mehr von Diabetesdiät, da es sich eigentlich nur um eine gesunde Ernährung handelt, wie sie uns allen gut täte. Auf wenig Fett wird geachtet, reine Zucker, so weit es geht, werden gemieden. Ansonsten handelt es sich um eine ausgewogene Mischkost, durchaus mit einem Kohlehydratanteil, der höher als früher erlaubt ist. Außerdem wird darauf geachtet, dass mit mehreren kleinen Mahlzeiten extreme Zuckerspitzen vermieden werden und der Blutzucker möglichst gleichmäßig bleibt.

Eine Besonderheit sind Nervenstörungen, die beim Diabetes auftauchen können. Es sind besonders unangenehme Störungen, vor allem in den Füßen und Beinen. Missempfindungen wie Pelzigkeit oder Kribbeln bis zu starken Schmerzen machen dem Betroffenen zu schaffen. Gefühlsstörungen bergen die Gefahr in sich, dass man sich verletzt, ohne es zu bemerken. Die Ursache für diese Störungen sind sowohl direkte Schäden durch die Zuckereinwirkung als auch Schäden durch mangelnde Blutversorgung. Auch hier gilt es, alles daran zu setzen, erste Zeichen wahrzunehmen, ernst zu nehmen und rechtzeitig zu behandeln, da vieles verhindert werden kann. Das trifft auch für die hohe Anfälligkeit für Infektionen, besonders an Haut und Schleimhäuten, zu.

Ich kann alle, die an Diabetes leiden, ob sie Insulin spritzen müssen, Tabletten einnehmen oder allein mit einer gesunden Ernährung auskommen, ob es sich um jüngere oder ältere Patienten handelt, nur ermutigen: Nehmen Sie das Management Ihres Zuckers aktiv in die Hand. Machen Sie das, was Sie in der Schulung gelernt haben, ob Zuckerselbstkontrolle oder richtige Ernährung. Arbeiten Sie gemeinsam mit Ihrem Arzt an einer guten Einstellung. Diese gute Einstellung, ob moralisch oder von den Zuckerwerten her, ist die beste Grundlage, um mit Diabetes so gesund wie möglich zu leben.

Seit kurzem macht die Verpflanzung insulinproduzierender Bauchspeicheldrüsenzellen (Inselzelltransplantation) Schlagzeilen. Typ-I-Diabetiker sollen damit geheilt werden können. Tatsache ist: Diese aufwändige Behandlung befindet sich noch im Versuchsstadium. Bisher gelang sie erst in wenigen Einzelfällen. Die Pioniere an der Uniklinik Gießen haben in acht Jahren 62 Patienten transplantiert. Nur zehn von ihnen brauchen heute kein Insulin mehr.

Schilddrüse

Der Kropf – das große Problem der Schilddrüse

»Überflüssig wie ein Kropf.« Diese Redewendung kennen Sie sicher alle. Und sie trifft uneingeschränkt zu. Ein Kropf ist wirklich überflüssig, und er ist die am leichtesten zu verhindernde Erkrankung. Es gibt nur ganz wenige Schilddrüsenerkrankungen, die schicksalhaft sind, wie zum Beispiel die seltenen immunologisch bedingten Störungen. Alle anderen Veränderungen können wir deshalb verhindern, weil sie auf einen Jodmangel zurückzuführen sind, und dagegen kann man wirklich etwas tun.

Mit 90 000 Operationen im Jahr ist die Kropfoperation die vierthäufigste Operation überhaupt. Viele wären vermeidbar, wenn wir alle bewusster vorbeugen würden, das heißt: für die richtige und ausreichende Jodaufnahme sorgen!

Umso trauriger, dass Deutschland immer noch Jodmangelland ist. Alle unsere Nachbarländer haben es geschafft, durch genügend Jodzufuhr mit der Nahrung die Schilddrüsenkrankheiten zu verhindern. Unsere Gesetzgebung erlaubt nicht, grundsätzlich Jod, zum Beispiel dem Salz, zuzufügen. Es muss deklariert sein, und es ist jedem selbst überlassen, ob er jodiertes Speisesalz verwenden möchte oder nicht. Das Gleiche gilt für die Herstellung von Lebensmitteln. Auch hier ist es nicht wie in anderen Ländern die Regel, dass Jodsalz verwendet wird, sondern vorerst immer noch eher die Ausnahme. Es ist eine freiwillige Entscheidung der Hersteller, wenn sie Jodsalz verwenden, und dann muss es deklariert werden.

Warum setzen sich Ärzte so sehr für die bessere Jodversorgung ein? Denken wir zuerst an die Hauptrisikogruppe. Es sind die Schwangeren. Eine Unterversorgung mit Jod bei der Mutter ist mit einem enorm großen Risiko für das Kind verbunden. Es bleibt in der geistigen und körperlichen Entwicklung zurück, als so genannter Kretin. Diese Kinder hätten alle gesund sein können, wenn die Mütter über genügend Jod verfügt hätten. Aus diesem Grund sollte heute jede Schwangere zusätzlich Jodtabletten erhalten. Selbstverständlich sollte untersucht werden, ob möglicherweise sogar eine Schilddrüsenunterfunktion besteht.

90 Prozent der Bevölkerung haben bei uns einen Jodmangel, 34 Millionen einen Kropf, 17 Millionen einen Knoten in diesem Kropf, und 2400 Menschen entwickeln jährlich Schilddrüsenkrebs. Von den Jugendlichen weisen bereits 50 Prozent der Schulkinder eine Schilddrüsenvergrößerung auf. Mädchen sind häufiger betroffen als Buben. Das Problem ist, dass es im Laufe der Zeit nicht bei der Vergrößerung bleibt. Sie wird dadurch hervorgerufen, dass die Schilddrüse versucht, auch bei mangelnder Jodzufuhr so viel Schilddrüsenhormon wie möglich zu bilden. Jod ist ein wichtiger Bestandteil dieser Schilddrüsenhormone und wird ausschließlich dafür gebraucht. Die Schilddrüsenhormone selbst beeinflussen ganz viele Funktionen in unserem Organismus. Sie wirken wie Schrittmacher auf die Körperfunktionen. Zu viele Hormone bei einer Überfunktion der Schilddrüse beschleunigen, heizen an: Das Herz rast, dem Patienten ist heiß, auch die Haut ist heiß. Alles läuft auf Hochtouren, auch der Stoffwechsel, deshalb nimmt man ab; schnelle Darmtätigkeit, deshalb Durchfall; die Nerven sind gespannt, deshalb Reizbarkeit, Nervosität, Schlafstörungen.

Man kann sagen, alle vegetativen Funktionen wie Herzschlag, Temperaturregelungen, Darmtätigkeit, der gesamte Stoffwechsel, aber auch geistige Vorgänge, nervöse Anspannung, all das unterliegt dem Einfluss von Schilddrüsenhormonen. Werden zu wenige gebildet, laufen alle diese Vorgänge zu langsam ab. Müdigkeit, Kopfschmerzen, Gewichtszunahme, Verstopfung, Abgeschlagenheit, trockene Haut, struppige Haare. All das sind Zeichen einer ausgeprägten Unterfunktion, bis hin zu deutlichen Stimmungsschwankungen und Auffälligkeiten.

Die besten natürlichen Jodlieferanten sind Meeresfische, Muscheln und Meeralgen. Die täglich benötigte Menge Jod steckt bereits in 100 Gramm Schellfisch, Seelachs, Scholle oder Kabeljau.

Eine Unterfunktion ist bei Erwachsenen sehr viel seltener als ein Zuviel an Schilddrüsenhormon. Eine der Ursachen für eine Unterfunktion kann auch die seltene Entzündung der

Schilddrüse aufgrund einer Fehlreaktion des Immunsystems sein. Auch der so genannte Morbus Basedow mit den charakteristischen hervortretenden großen Augen ist eine Immunerkrankung und beginnt meist ganz akut – allerdings mit einer Schilddrüsenüberfunktion.

> **Die Ultraschallkontrolle der Schilddrüse und die Bestimmung der Schilddrüsenhormone im Blut sind die beiden wichtigsten Untersuchungsmethoden, um Störungen zu diagnostizieren. Bei Verdacht lässt der Arzt eine Szintigraphie machen. Er kann damit heiße und kalte Knoten erkennen und unterscheiden.**
>
> **Nach einer operativen Schilddrüsenentfernung kann der Mensch gesund weiterleben. Die fehlenden Schilddrüsenhormone werden täglich als Tablette eingenommen.**

Wenn durch einen Jodmangel die Aktivität der Schilddrüse angeregt wird, um den Mangel auszugleichen, kann es zur Knotenbildung kommen. Dabei unterscheidet man kalte und heiße Knoten. Kalte Knoten sind funktionsuntüchtiges Gewebe, das keine Hormone produziert und in dem sich Krebs ausbreiten kann. Da man den kalten Knoten von außen nicht ansehen kann, ob sie gut- oder bösartig sind, müssen mit einer feinen Nadel Zellen entnommen und unter dem Mikroskop genau analysiert werden.

Heiße Knoten sind dagegen Areale, in denen sich die Schilddrüsenfunktion verselbstständigt hat. Schütten sie mehr Hormone aus, als der Körper braucht, spricht man von einer Schilddrüsenüberfunktion. Die Symptome sind das Gegenteil dessen, was ich bei der Unterfunktion geschildert habe. Also, statt langsamem Puls schneller Puls, Herzrasen. Eher Durchfall und Schwitzen. Oft Gewichtsabnahme, hohe Nervosität, nicht mehr schlafen können, bis hin zu aggressiver, früher sagte man hysterischer Stimmungslage. Deshalb wurden Menschen ungerechterweise als psychiatrische Patienten in entsprechende Einrichtungen geschickt, obwohl dem Übel eine organische Ursache zugrunde lag: die Überfunktion der Schilddrüse.

Wir haben heute die Möglichkeiten, sowohl Unter- als auch Überfunktion zu behandeln. Nicht jeder Kropf, mit oder ohne Knoten, muss operiert werden. Das ist aber nötig, wenn er Beschwerden macht, etwa beim

Schlucken oder Atmen und selbstverständlich bei Verdacht auf Krebs. Heiße Knoten können nach einer medikamentösen Vorbehandlung operiert werden, oder sie werden mit der Radiojodtherapie behandelt. Dabei sammelt sich die aktive Substanz ausschließlich in dem hormonproduzierenden Schilddrüsengewebe an und bestrahlt es sozusagen von innen. Man kann diese Behandlung ganz genau steuern. Unerwünschte Wirkungen, an die man sonst bei radioaktiven Substanzen denkt, sind nicht zu befürchten. Allerdings ist sie bei Frauen erst möglich, wenn sie sicher keine Kinder mehr bekommen können.

Besteht keine Notwendigkeit zur Operation, wird eine Überfunktion mit Medikamenten gebremst. Bei einer Unterfunktion werden die mangelnden Hormone ausgeglichen.

Es müsste nicht zu diesen Erkrankungen kommen, wenn wir von klein auf genügend Jod bekommen würden. Dazu sollten wir in der Küche jodiertes Speisesalz verwenden. Seefisch ist sehr jodhaltig, deshalb sollte er zweimal in der Woche auf dem Speisezettel stehen. Auch Milch und einige andere Lebensmittel enthalten Jod. Dennoch gelingt es damit bis heute in der Regel nicht, eine optimale Versorgung, die bei 200 Mikrogramm pro Tag für Erwachsene liegt, zu erreichen. Wir sind zwar schon besser versorgt als früher, etwa mit 115 Mikrogramm im Gegensatz zu etwa 70 Mikrogramm vor wenigen Jahren. Dennoch muss noch einiges getan werden. Eine rechtzeitige Versorgung mit Jodidtabletten kann durchaus auch einmal angezeigt sein. Dies gilt nicht nur für die besondere Risikogruppe der Schwangeren und auch bei Kindern. Die Tabletten sind mit ganz wenigen Ausnahmen sehr gut verträglich. Selbst bei einer bereits bestehenden Schilddrüsenüberfunktion könnten erst weit höhere Dosen gefährlich sein als die 100 Mikrogramm, die in der Regel in den Tabletten enthalten sind.

Die Diagnose und Therapie einer Schilddrüsenstörung ist nicht immer einfach. Vieles könnte durch rechtzeitiges Vorbeugen verhindert werden, und das heißt: ausreichende Jodzufuhr.

Bei der Radiojodtherapie bekommen die Patienten Flüssigkeit mit einer genau berechneten Menge an radioaktivem Jod zu trinken. Es sammelt sich ausschließlich in der Schilddrüse. Die Strahlung reicht nur 0,5 bis zwei Millimeter weit. So werden die kranken Zellen in der Schilddrüse zerstört, ohne andere Organe zu gefährden. Die Therapie erfolgt stationär.

Speiseröhre

Sodbrennen – die neue Wohlstandskrankheit

Dreihundert Millionen Menschen leiden auf der Welt so sehr unter Sodbrennen, dass sie behandlungsbedürftig sind. Darüber hinaus ist aber die Dunkelziffer riesengroß. Sodbrennen ist die häufigste Erkrankung in der Sprechstunde des Magen-Darm-Spezialisten. Es wird immer wieder unterschätzt. Man glaubt, es sei zwar sehr unangenehm, aber doch harmlos. Doch Sodbrennen kann auch gefährlich werden.

Die Gefahr betrifft diejenigen, die über lange Zeit, also chronisch, unter Sodbrennen leiden. Das muss nicht täglich sein, es reicht auch, wenn einmal pro Woche oder auch in größeren, regelmäßigen Abständen das Sodbrennen auftritt. Es besteht die Gefahr, dass die Speiseröhre dann nicht nur immer stärker, vor allem im unteren Bereich, Entzündungszeichen aufweist, sondern dass nach längerer Zeit das Krebsrisiko deutlich zunimmt.

Das betrifft nicht die große Mehrzahl von uns, die ausnahmsweise einmal nach besonderen Anlässen mit außergewöhnlich opulenten Mahlzeiten und den entsprechenden Getränken auch einmal Sodbrennen empfindet oder ganz selten einmal bei hohem Stress und anderen Belastungssituationen.

Alle häufig Betroffenen oder auch Menschen, bei denen Sodbrennen plötzlich begonnen hat, aber nach wenigen Tagen nicht wieder verschwindet, sollten sich unbedingt einer eingehenden Untersuchung unterziehen. Dazu gehört auf jeden Fall auch die endoskopische Kontrolle, also die Spiegelung von Speiseröhre und Magen. Bei dieser Untersuchung kann der Schweregrad der Entzündung festgestellt werden und auch, ob möglicherweise bereits verdächtige Bezirke vorhanden sind. Dazu wird häufig die Schleimhaut mit besonderen Methoden angefärbt, oder es kommen verdächtige Stellen mit einer besonderen

Fluoreszenzmethode deutlicher zum Vorschein. Es geht darum, mögliche Vorstufen einer Krebsentwicklung frühestmöglich zu erkennen und zu beseitigen. Das Risiko, Krebs zu entwickeln, ist je nach Häufigkeit des Sodbrennens bis zu vierzigmal höher als bei Gesunden.

Je nach Befund wird mit dem Betroffenen die Therapie besprochen. Säurebindende Mittel können bei geringen und sehr selten auftretenden Beschwerden helfen. Wirksamer sind die Medikamente zur Blockierung der Säurebildung. Am besten geeignet sind dabei die so genannten Protonenpumpenhemmer, die man auch zusammen mit Antibiotika gegen chronische Gastritis und Magengeschwüre einsetzt. Sie werden morgens eingenommen. Patienten mit chronischem Sodbrennen sollten das ganz regelmäßig tun. Dadurch haben sie die Chance, dass die Entzündung in der unteren Speiseröhre abklingt und damit auch die Krebsgefahr abnimmt.

Auch einige Verhaltensänderungen können hilfreich sein. Jeder sollte herausfinden, auf welche Art von Speisen er mit Sodbrennen reagiert. Die meisten vertragen keine kohlensäurehaltigen Getränke, weil sie davon häufig aufstoßen müssen. Bestimmte Speisen werden schlecht vertragen, wenn sie blähen. Fettreiche Mahlzeiten sind ungünstig, und ganz besonders schlecht vertragen werden zu große Mahlzeiten. Für alle gilt deshalb, lieber öfter kleine Mengen essen und ganz besonders am Abend zurückhaltend sein. Der volle Magen am Abend macht Schwierigkeiten, wenn man sich horizontal ins Bett legen möchte und dann Magensäure zurückläuft. Der Rat, das Bett schräg zu stellen, durch kleine Pflöcke unter den Füßen am Kopfende, damit der Oberkörper höher liegt, ist zwar wissenschaftlich nicht erhärtet, aber die meisten Patienten berichten, dass es ihnen gut tut.

Wenn Mageninhalt und -säure in die Speiseröhre zurückfließen, spricht man von der Refluxkrankheit.

Symptome der Refluxkrankheit sind gelegentliches Sodbrennen, saures Aufstoßen, Schluck- und Oberbauchbeschwerden.

Wer länger als drei Wochen oder immer wieder unter Sodbrennen leidet oder nachts dadurch aufwacht, sollte unbedingt zum Arzt gehen.

Sollte mit Medikamenten und mit der richtigen Verhaltensweise keine ausreichende Linderung zu erreichen sein, muss an eine Operation gedacht werden.

Gefahr für die Speiseröhre

30 Millionen Deutsche leiden unter Refluxsymptomen:

10 Prozent von ihnen (3 Millionen) haben täglich oder mehrmals in der Woche Sodbrennen.

10 Prozent davon (300 000) entwickeln eine säurebedingte Entzündung der Speiseröhre.

10 Prozent dieser Patienten (30 000) entwickeln Veränderungen der Schleimhaut in der Speiseröhre (Krebsvorstufen).

10 Prozent aus dieser Gruppe (3000 Patienten) bekommen Speiseröhrenkrebs.

Die häufigste Ursache für das Sodbrennen ist ein nicht ausreichender Verschlussmechanismus des unteren Speiseröhrenschließmuskels am Übergang in den Magen. Erschwerend für den Verschluss kommen häufig so genannte Hernien, also Zwerchfellbrüche, hinzu. Heute ist diese Operation endoskopisch durch sehr kleine Einschnitte möglich. Es wird mit Hilfe des Zwerchfells und auch eines Anteils des Magens die Schwachstelle so verengt, dass sie einerseits den Verschluss wieder erlaubt, andererseits aber auch nicht so eng ist, dass man nicht aufstoßen oder, falls nötig, einmal erbrechen kann.

Früher war das nach einer Operation oft nicht möglich und belastete die Betroffenen sehr. Heute gibt es bessere Möglichkeiten, während der Operation die Druckverhältnisse zu messen. Wir stehen noch am Anfang dieser Entwicklungen, die Fortschritte sind aber abzusehen. Dass selbstverständlich verdächtige Bezirke operativ zu entfernen sind, steht außer Frage. Im Frühstadium erkannt, gibt es auch dazu heute schonende Verfahren, sei es mit dem Laser oder auch elektrisch. Anschließend wächst gesunde Schleimhaut über die Entnahmestellen. Je nach Schweregrad und Ausdehnung können aber auch umfassendere Operationen nötig werden.

Sodbrennen sollte also keinesfalls verharmlost werden. Wenn Sie darunter leiden, lassen Sie sich eingehend untersuchen. Sorgen Sie vor!

Magengeschwür, Gastritis: Antibiotika und Säurehemmer heilen

Magenpatienten können aufatmen. Wer immer wieder unter Magenschleimhautentzündungen leidet oder sogar unter Magengeschwüren, für den kann dieses Leiden schon heute der Vergangenheit angehören. Es ist möglich geworden, von den vielen chronischen Erkrankungen eine auszurotten – und das ist das chronische Magenleiden. Es ist sogar möglich geworden, auf diese Weise eine bestimmte Form von Magenkrebs, das maligne Lymphom, zu verhindern. Und in nicht ferner Zukunft wird es möglich sein, dem allergrößten Teil der Magenerkrankungen durch eine Impfung vorzubeugen.

Das alles klingt wie eine Sensation – und es ist auch eine. Seit vor über zehn Jahren die beiden bis dahin unbekannten australischen Ärzte, der Pathologe Warren und der Gastroenterologe Marshall, ein Bakterium im Magen wiederentdeckt haben, den *Helicobacter pylori* (H. P.), hat sich das Wissen über den größten Teil, nämlich über 98 Prozent, aller Magenentzündungen grundlegend geändert. Schon vor einigen Jahrzehnten ist dieses Bakterium erstmals beschrieben worden. Die Bedeutung wurde damals aber nicht erkannt, und es geriet in Vergessenheit.

Der Magenkeim H. P. ist der zweithäufigste Krankheitserreger, den wir kennen. Nur Kariesbakterien kommen noch häufiger vor. Wir erwerben den Magenkeim wahrscheinlich schon in der Kindheit über die zarten Küsschen unserer Angehörigen, möglicherweise auch über eine so genannte Schmierinfektion.

Als nach der Wiederentdeckung des Bakteriums die ersten Vermutungen über den Zusammenhang mit Magenerkrankungen diskutiert wurden, sagten angesehene Fachleute: »Wenn das alles zutreffen sollte, dann müssten die Lehrbücher der Medizin umgeschrieben werden.« Und genau das ist eingetreten. Die Bücher mussten tatsächlich umgeschrieben werden, zugunsten der Patienten. Selbstverständlich nicht ohne Widerstände, denn so einfach ist es ja nicht, vermeintlich gesicherte Erkenntnisse als Trugschluss an den Nagel zu hängen.

Der revolutionäre Gedanke war, dass dieses kleine Bakterium in der Lage sein sollte, im Magen zu überleben. Man hatte doch immer fest daran geglaubt, dass die ätzende Salzsäure des Magens das Überleben von Keimen oder das Angehen einer Infektion unmöglich mache. Mit einem Trick stellt der H. P. nun das gesamte Wissen auf den Kopf. Er kann deshalb im Magen überleben, weil er ganz einfach unter die schützende Schleimschicht der Magenwand schlüpft. So geschützt kann er nicht von der Salzsäure angegriffen und zerstört werden. Er kann sich vermehren und zur Ursache der Magenschleimhautentzündungen werden. Bisher glaubte man ja an alle möglichen anderen Ursachen für Schleimhautentzündungen. Da schlug einem etwas auf den Magen, da war ganz wesentlich die Psyche verantwortlich, da musste unbedingt Bettruhe eingehalten oder wenigstens eine Kur angetreten werden, um aus dem häuslichen, dem krank machenden Milieu herauszukommen. Da gab es die Magentypen, bei denen der Schleim eine besondere Zusammensetzung haben sollte. Oder die Lösung des Rätsels hieß Ungleichheit zwischen aggressiven, die Magenwand angreifenden, und schützenden Faktoren.

Heute nun weiß man, dass die chronische Magenschleimhautentzündung oder Gastritis zu über 90 Prozent durch den H. P. verursacht wird. Zwar entsteht nicht aus jeder dieser Entzündungen ein Geschwür, aber 20 bis 30 Prozent der Patienten entwickeln anschließend an die Gastritis auch ein Geschwür, also ein Ulkusleiden. Auf dem Boden der chronischen Entzündungen und immer wiederkehrenden Geschwüre kann es nach langjährigem Verlauf auch zur Entstehung eines Magenkrebses kommen.

Lediglich ein ganz kleiner Teil, etwa zehn Prozent der chronischen Magenentzündungen, ist nicht durch den Keim hervorgerufen. Das sind Erkrankungen mit Störungen der Eigenbeweglichkeit des Magens, die der Durchmischung und dem Transport des Speisebreis dient. Es sind Schäden durch Medikamente, insbesondere durch bestimmte Schmerzmittel und Immunerkrankungen.

Für die große Gruppe der durch H. P. verursachten Magengeschwüre gibt es nun erstmals nicht nur eine Linderung oder ein vorübergehendes Ausheilen mit der Gefahr, dass die Geschwüre doch immer wieder neu auftreten, sondern eine Heilung.

Wer ist mit dem Magenkeim infiziert? Der H.-P.-Test verrät's

Der Magenkeim H. P. kann am besten durch eine Untersuchung von Gewebeproben nachgewiesen werden, die der Arzt bei einer Magenspiegelung entnimmt. Magenspiegelungen sind heute im Gegensatz zu früher absolut schmerzlos. Die Patienten erhalten eine Kurzzeitbetäubung und bekommen von der Spiegelung gar nichts mehr mit. Die meisten fragen hinterher, ob tatsächlich schon alles vorbei ist. Einen ersten Hinweis auf den Helicobacter kann der Atemschnelltest geben. Dabei trinkt der Patient eine Speziallösung und bläst dann in ein Röhrchen. Dieses Röhrchen kann auf Abbauprodukte der Magenkeime untersucht werden, die in der Ausatemluft vorhanden sind. Bei den meisten wird der Atemtest aus Gründen der Sicherheit allerdings nur zur Kontrolle, ob die Therapie erfolgreich war, eingesetzt, oder um ein Rezidiv, eine erneute Infektion, zu erkennen. Ganz neu auf den Markt kommt jetzt ein noch einfacherer Stuhltest, bei dem der Patient nur noch eine Stuhlprobe beim Arzt abgeben muss.

Schätzungsweise 30 Millionen Deutsche sind mit dem Magenkeim Helicobacter pylori infiziert. Aber nur jeder sechste von ihnen bekommt ein Geschwür.

Die Erfolgsquote der Tripel-(Dreifach-)Therapie beträgt 90 Prozent. Dank der Kombination aus Antibiotika und Säureblocker müssen Magengeschwüre heute fast gar nicht mehr operiert werden. Ausnahme: stark blutende Geschwüre.

Chronische Gastritis und Geschwüre werden deshalb heute mit Antibiotika behandelt, weil man weiß, dass das Magengeschwür zu 80 Prozent, das häufigere Zwölffingerdarmgeschwür sogar zu über 90 Prozent ebenfalls vom Helicobacter verursacht wird. Während früher die Behandlungen mit Bettruhe, Rollkuren und allen möglichen Medikamenten und auch Kuraufenthalten oft Wochen dauerte, kann man heute eine Heilung innerhalb von nur acht Tagen erzielen.

Etwa die Hälfte aller Patienten, die ihren Hausarzt aufsuchen, klagen über Magenbeschwerden.

Am wirksamsten ist dabei die Tripel-Therapie mit drei Arten von Tabletten. Dabei werden zwei verschiedene Antibiotika mit einer Substanz kombiniert, die den Säurewert des Magens so einstellt, dass die Antibiotika optimal wirken können. Diese Substanz, ein so genannter Protonenpumpenhemmer, ist gegen die Magensäure gerichtet und unterdrückt ihre Bildung. Mit den modernen Behandlungsmethoden gelingt eine Heilung der chronischen Entzündungen und der Geschwüre in den meisten Fällen, weil die Infektion der Magenschleimhaut gestoppt wird. Gleichzeitig werden die Entzündungsstellen an der Bildung der Stoffe gehindert, die die Symptome verursachen. Darüber hinaus können auch bestimmte krebsfördernde Stoffe aus dem Entzündungsgeschehen nicht mehr an die Magenwand gelangen.

Mit dieser Therapie ist ein weiterer Vorteil verbunden. Man weiß, dass das so genannte Maltsyndrom, ein lymphatischer, bösartiger Tumor, mit der Infektion durch den Magenkeim verbunden ist. Man hat nicht nur die Möglichkeit, durch die Behandlung die Entwicklung dieses Tumors zu verhindern, er bildet sich auch unter der Behandlung zurück, falls er bereits vorhanden sein sollte. Ob auch die Entstehung der häufigeren Formen des Magenkrebses beeinflusst werden können, ist noch nicht eindeutig geklärt. Als sicher gilt aber, dass auch hier die Infektion einen Risikofaktor darstellt.

Neueste Erkenntnisse sprechen nun dafür, dass wir nicht nur eine Form des Helicobacter kennen, sondern möglicherweise mehrere. Es könnte sein, dass neben der so krank machenden Form auch eine schützende Form existiert, die eventuell in einer höheren Etage positive Auswirkungen hat, dann nämlich, wenn es um eine bestimmte Form der Entzündung der unteren Speiseröhre bei der so genannten Refluxkrankheit, also dem Sodbrennen, geht.

Auf diesem Gebiet herrscht also noch Forschungsbedarf. Das, was wir aber bereits wissen, ist ein revolutionierender Fortschritt im Vergleich zu früheren Jahren.

Und schließlich wird es wohl nicht mehr lange dauern, bis sogar ein Impfstoff gegen den H. P. entwickelt worden ist. Erste Tests waren bereits erfolgreich.

Wenn Ärger auf den Magen schlägt

Sich ein Loch in den Bauch ärgern, etwas nicht verdauen können, etwas macht Magenschmerzen, oder man ist so angewidert, da dreht sich gleich der Magen um – Sie alle kennen diese Redewendungen. Man könnte sie unendlich fortsetzen, ob der Darm, der Magen oder auch die Galle im Vordergrund steht, immer wieder wird der Zusammenhang zwischen Psyche und Verdauungsorganen deutlich. Verstopfter Darm, verstopfte Lebensfreude, das hat schon Hypokrates gesagt. Und heute? Trifft das alles nicht mehr zu, seit wir den Helicobacter kennen, also den raffinierten kleinen Keim, der sich wider alle Erwartung im Magen einnisten und dort die Geschwüre in die Magenwand fressen kann? Wird also nun alles auf eine Infektionskrankheit reduziert, die man mit modernen Antibiotika und den anderen Medikamenten bekämpfen kann?

Ganz sicher hat die Entdeckung dieses Keims eine Revolution gebracht. Wir können Magengeschwüre und auch Zwölffingerdarmgeschwüre viel besser behandeln. Dass die Seele aber keine Rolle mehr spielen würde, das ist ein Gerücht. Wir wissen doch auch bei allen anderen Krankheiten sehr genau, wie wichtig die seelische Verfassung ist. Sind wir niedergedrückt und niedergeschlagen, dann fliegen uns auch Krankheiten an. Sind wir stabil und guter Dinge, dann sind wir auch widerstandsfähiger. Weshalb sollte das mit Magen und Darmerkrankungen anders sein? Warum sollte nicht auch der Helicobacter eine ganz andere Chance haben, sich krank machend auszubreiten, wenn wir niedergeschlagen sind, wenn uns sprichwörtlich etwas auf den Magen schlägt? Außerdem wissen wir sehr genau, dass Aufregungen, dass Stress nicht nur an die Nerven geht, sondern auch eine ganze Batterie unterschiedlichster Wirkstoffe freisetzt, die all das auslösen, was wir als Stressreaktion bezeichnen: hohe Anspannung, Nervosität, Reizbarkeit und Schlaflosigkeit, aber auch Müdigkeit, Anfälligkeit, Blässe und auch Magen-Darm-Störungen.

Ursprünglich hatte das alles Sinn als Alarmreaktion auf eine Gefahrensituation und die sofortige Vorbereitung auf Angriff oder Flucht. Natürlich ist es dabei günstig, wenn nicht ausgerechnet Stuhlgang auftritt. Deshalb wird der Darm im Stress zunächst ruhig gestellt. Ist der Stress aber krank machend oder zu groß, dann wird aus der Ruhigstellung eine Art Lähmung. Und das heißt, der Inhalt des Darms wird fast sturzartig entleert. Es gibt den berühmten schnellen Stuhlgang, eine Art Durchfall. Jeder kennt das vor aufregenden Prüfungen oder anderen dramatischen Situationen.

Beim Reizdarm, dem so genannten irritablen Colon, gibt es ähnliche Vorgänge. Dem Betroffenen muss allerdings eine besondere Anspannung oder Belastung nicht bewusst sein. Es kommt phasenweise zu häufigem, schnellem Stuhlgang, und dann kann es wieder eine Zeit lang sogar Verstopfung geben. Selbstverständlich muss genauestens kontrolliert werden, auch endoskopisch, also mit der Darmspiegelung, dass bei solchen funktionellen Erkrankungen keine organischen Veränderungen, vor allem auch keine Krebsvorstufen oder Krebs übersehen werden.

Das gilt insbesondere auch bei chronisch entzündlichen Darmerkrankungen,vor allem der *Colitis ulcerosa*. Beim Morbus Crohn, einer weiteren chronisch entzündlichen Darmerkrankung, wird die Ursache für die teilweise zerstörenden Entzünder in bestimmten Darmabschnitten immer noch gesucht. Es wurde schon vermutet, es könnte sich um das Werk ähnlicher Keime wie des Helicobacter handeln. Diese Vermutung konnte bisher nicht bestätigt werden.

Auch wenn es nicht ursächlich an seelischen Konflikten liegt, so ist doch die lange Krankheitsdauer bei allen chronisch entzündlichen Erkrankungen seelisch sehr belastend.

Um welche Erkrankung es sich aber auch immer handelt, insbesondere wenn es um die Verdauungsorgane geht, es muss immer der ganze Mensch behandelt und betreut werden. Nicht jeder hat schwerwiegende Konflikte. Aber wenn etwas Bauchschmerzen macht, also nicht nur der Magenkeim, sondern auch ein Problem nagt, dann reichen Medikamente allein nicht, dann muss das Problem angegangen werden.

Leider gibt es nicht immer einfache Lösungen. Aber schon die Möglichkeit, überhaupt zu erkennen, dass man an sich selber nagt, dass man alles viel zu schwer nimmt, dass es Möglichkeiten gibt zu lernen, mit Problemen umzugehen, auch wenn man sie nicht einfach wegwischen kann, ist für ganz viele bereits der wichtigste Schritt zur Hilfe.

Verstopfung: So bringen Sie Ihren Darm in Schwung

Auf den ersten Blick erscheint es paradox: Ballaststoffe belasten nicht, sondern sie entlasten, sie helfen bei der Darmentleerung, weil sie den Darm füllen. Die weitverbreitete Fehlernährung mit hochraffinierten Produkten bewirkt, dass das meiste so gut in den Körper aufgenommen wird, dass kaum etwas im Darm zurückbleibt. Er wird nicht genügend gefüllt, der Stuhl bleibt zu lange liegen, wird immer fester und verbacken, die Stuhlentleerung wird schwierig, es kommt zu Verstopfung, Blähungen, Unwohlsein, teilweise Bauchgrimmen oder auch nur Völlegefühl. Bei der Entleerung muss man drücken, pressen und sich quälen. Das ist nicht nur schlecht für Hämorrhoiden, sondern auch für Herz, Kreislauf, Venen, Blutdruck und anderes mehr.

Viele greifen in dieser Situation zu Abführmitteln. Obwohl jeder inzwischen weiß, dass das auf Dauer schädlich ist, glaubt man, einfach nicht ohne auszukommen. Schädlich ist vor allem, dass nicht nur die gewünschte Stuhlentleerung erzielt wird, es gehen auch beträchtliche Flüssigkeitsmengen und damit wichtige Inhaltsstoffe verloren – zum Beispiel Kalium. Es ist für die Muskelarbeit wichtig. Eine unerklärliche Schwäche in den Beinen, weiche Knie, bis hin zu gefährlichen Herzrhythmusstörungen können Zeichen eines Kaliummangels sein.

Durch den chronischen Reiz wird außerdem die Darmwand geschädigt und ganz besonders das Nervengeflecht des Darms. Bei zunehmender Schädigung werden immer mehr Abführmittel gebraucht, bis sie schließlich überhaupt nicht mehr wirken.

Es ist zwar nicht einfach, aber mit Geduld gelingt es, den Stuhlgang mit natürlichen Mitteln wieder zu regeln. Im Zentrum stehen dabei die schon erwähnten Ballaststoffe, die den Darm füllen und dehnen. Die Dehnung ist das Signal für die Darmnerven, die Peristaltik, die Wellenbewegung des Darms, anzuregen, die den Stuhl weiterbefördert. Dehnungsreiz ist also Entleerungsreiz.

Ballaststoffe sind in faserreichen Nahrungsmitteln enthalten, wie Obst, Gemüse, Salaten oder Vollkornprodukten. Mit ganzen Körnern sollte man aber vorsichtig sein, wenn Divertikel, also Darmausstülpungen, vorhanden sind. Die Körner könnten sich darin festsetzen und sich entzünden. Das gilt auch für Leinsamen. Anzustreben ist, dass unsere Ernährung 30 Gramm pro Tag Ballaststoffe enthält, also viel mehr, als das bei den meisten von uns üblicherweise der Fall ist. Gelingt das nicht mit einer Nahrungsumstellung allein, ist es sinnvoll, auf Ballaststoffprodukte zurückzugreifen.

Besonders geeignet ist Kleie. Sie wird esslöffelweise in Joghurt, Quark, Frischkäse, Buttermilch oder Saft eingerührt. Gleichzeitig muss unbedingt viel Flüssigkeit getrunken werden, damit die Kleie genügend quellen kann und sich nirgends festsetzt oder im Extremfall sogar den Darm verschließt. Dasselbe gilt für Samenschalenpulver und andere Quellstoffe. Grundsätzlich heißt es bei der Neigung zu Verstopfung, dass auf ausreichende Flüssigkeitszufuhr, etwa zwei Liter pro Tag, zu achten ist. Das Trinken ist genauso wichtig wie die richtige Ernährung.

Wer an Abführmittel gewöhnt ist, sollte sie nicht plötzlich absetzen, sondern »ausschleichend«: Nur jeden zweiten Tag nehmen, dann die Dosis halbieren, dann nur jeden dritten Tag nehmen. Kommt auch nur ganz wenig Stuhl spontan, nichts einnehmen. Wieder drei Tage warten und nur die kleine Menge Abführmittel nehmen, wenn wirklich keinerlei Stuhlgang da war. Sich in der Zwischenzeit an die Ballaststoffe gewöhnen, viel trinken und – ganz wichtig – für Bewegung sorgen! Damit kommt auch der Darm wieder in Schwung. Vielen gelingt es mit Geduld, nach einigen Wochen ohne Abführmittel auszukommen, obwohl man doch jahrelang geglaubt hat, es ginge nicht ohne. Es ist eine richtige Befreiung.

Ein weiterer Trick, ob mit oder ohne zusätzliche Ballaststoffe: das große Glas Wasser, morgens auf nüchternen Magen getrunken. Je größer die Menge, umso besser wird der Darm gefüllt, gedehnt und in Gang gebracht.

Noch wirksamer ist ein Glas Sauerkrautsaft, mit dem wir gleichzeitig wertvolle Vitamine, Mineralien und andere Wirkstoffe zuführen. Nicht zu vergessen sind schließlich die altbewährten eingeweichten Backpflaumen.

Für alle gilt: Den Stuhlgang nicht erzwingen wollen! Nicht pressen! Zur Toilette gehen, wenn man »muss«, es sich auf keinen Fall verkneifen, auch wenn es gerade überhaupt nicht passt.

Einige Menschen spüren zwar noch keinen Drang, merken aber, dass sich die Füllung des Enddarms durch den zunehmenden Abgang von Winden ankündigt. Statt mit Abführmitteln nachzuhelfen, kann es einmal sinnvoll sein, das altbewährte Klistier einzusetzen. Man bekommt es als fertige Einzelklistiere, oder man benutzt den alten Klistiergummiball. Er wird nur mit warmem Wasser gefüllt, auf keinen Fall mit Seifenlösung! Die Einführtülle ganz vorsichtig, nur mit dem Anfangsteil, in den After einführen, das lauwarme Wasser in den Enddarm drücken, etwas festhalten und in der Nähe der Toilette bleiben. Es kommt schnell zur Stuhlentleerung.

Eine ähnliche Wirkung haben Lecicarbon-Zäpfchen. Sie bewirken eine CO_2-Gasentwicklung im Enddarm. Das bedeutet die Dehnung des unteren Darmabschnitts, Öffnung des Darmausgangs und Entleerung.

Nur bei einigen wenigen, vor allem älteren Menschen, kann trotz allen Bemühens doch ein Abführmittel nötig sein. Milchzuckerähnliche Präparate sind dann schonend und doch wirksam. Wegen der möglichen Blähungen muss man mit kleinen Dosen beginnen und darf die Menge nur langsam auf die übliche Dosis erhöhen.

Zusätzlich ist es günstig, die natürliche Darmflora wieder besser aufzubauen. Dazu kann man Präparate einnehmen, die vor allem Zubereitungen bestimmter Kolibakterien enthalten. Es ist nicht notwendig, täglich Stuhlgang zu haben. Zwischen dreimal täglich und dreimal in der Woche ist alles normal. Sogar einmal pro Woche reicht, wenn der Stuhlgang nicht zu hart ist oder sonst Beschwerden macht. Viele Menschen leiden nur deshalb, weil sie glauben, sie müssten täglich »können«. Wer zu peinlich darüber wacht, dass sich der Körper möglichst täglich vom »unsauberen Abfall« befreit, riskiert einen Teufelskreis zwischen Erwartung und dem Gefühl des Versagens, wenn das nicht der Fall ist. Besonders erfolgreiche »Machertypen« schaffen sich ihre Verstopfung selbst. Sie wollen »machen«, wenn sie gerade Zeit haben, und wenn sie »müssen«, haben sie gerade keine Zeit und unterdrücken den Stuhldrang.

> 80 Prozent aller Frauen leiden zumindest gelegentlich unter Verstopfung.
>
> Auch körperliche Bewegung fördert die Verdauung. Ein erster Schritt: Treppensteigen statt Aufzug.

Verstopfungen sind häufig noch aus einem anderen Grund so hartnäckig. Wenn jemand sehr angespannt und verkrampft ist, dann verkrampft sich auch der Darm. Diese vom vegetativen Nervensystem gesteuerten Spannungszustände brauchen Entlastung. Autogenes Training oder andere Möglichkeiten, die Seele baumeln zu lassen, lachen, singen, gähnen, ein warmes Bad nehmen, Bewegung, die Spaß macht, sind hilfreich. Es lassen dadurch nicht nur die Blähungen nach, und die Entleerung kommt wieder in Gang. Mit der Entspannung fühlen wir uns insgesamt wieder freier und, ganz wörtlich genommen, erleichtert. Der alte Satz »verstopfter Darm – verstopfte Lebensfreude« gilt nach wie vor. Erleichterung erleichtert.

Rektozele

Dass Frauen besonders häufig unter Verstopfung leiden, ist bekannt. Wenn aber gar nichts helfen will, wenn alles beherzigt wird, was richtige Ernährung, Bewegung, Entspannung, genügend trinken, genügend Ballaststoffe angeht, muss auch genau untersucht werden, ob möglicherweise organische Gründe vorliegen.

Nur selten wird dabei an eine so genannte Rektozele gedacht. Es handelt sich um die Ausbuchtung der hinteren Scheidenwand, die nach hinten drückt und den Darm einengt. Dadurch wird die Darmpassage behindert, der Stuhl bleibt über der Einengung liegen, wird immer härter und schwerer zu entleeren. Außerdem entwickeln sich mehr Gase. Die Frauen leiden deshalb nicht nur unter Verstopfung, sondern auch verstärkt unter Blähungen. Der Münchner Chirurg Heinrich Schmelzer beklagt, dass diese Diagnose viel zu selten gestellt wird, obwohl man den Frauen durch einen operativen Eingriff sehr gut helfen könnte. Dabei wird die überschüssige Schleimhaut entfernt und die Muskulatur der Darmvorderwand so gerafft, dass eine Verengung des Darms nicht mehr möglich ist. Die Operation erfolgt durch den After vom Darm aus. Nach dieser Operation sollen die Beschwerden zum Teil schlagartig verschwinden.

Analleiden – die verschwiegene Krankheit

Ich bin ganz sicher, dass viele, die diese Zeilen lesen, selbst betroffen sind. Und ich bin auch sicher, dass viele bisher nicht darüber gesprochen haben, auch nicht mit ihrem Arzt. Vielleicht rutschen Sie jetzt gerade auf dem Stuhl hin und her und wissen nicht, wie Sie dem lästigen, quälenden Juckreiz Herr werden sollen. Ich spreche von Analleiden. Weil es sich um den Intimbereich handelt, gehört dieser Bereich zur Tabuzone, über die man nicht spricht. Weil Exkremente, besonders Stuhl, als unsauber gelten, spricht man auch nicht von dem Bereich, der ihn nach außen entlässt. Über eine Harninkontinenz wird viel leichter gesprochen als über eine Stuhlinkontinenz, also die Unfähigkeit, den Stuhl zu halten. Aber so dramatisch braucht das Bild gar nicht zu sein. Allein dieser Juckreiz reicht schon, um das Leben zu erschweren. Gerade bei solchen Beschwerden geht man viel zu lange nicht zum Arzt. Dabei wäre in den meisten Fällen Abhilfe möglich.

Woher kommt der Juckreiz? Die Haut um den After wird häufig von dem Sekret benetzt, das dem Stuhl beigemengt ist, und von Verdauungssäften, die immer noch aktiv und daher, je nach Länge der Einwirkzeit, auch in der Lage sind, die Haut anzudauen. Eine gereizte Haut, die aus falsch verstandener Hygiene zu viel mit hartem Papier geschrubbt und geputzt wird, macht dann nicht mehr nur Juckreiz, sondern auch Schmerzen. Es können sich Entzündungen aufpfropfen. Wenn man ganz besonders sauber sein will und mit Sprays, Seifen und allen möglichen Wässerchen und Mitteln umgeht, kann man auch ein allergisches Ekzem bekommen. Auch auf bestimmte Zusatzstoffe im Toilettenpapier, ob das Duftstoffe sind oder andere Substanzen, zum Beispiel beim Recyclingpapier, können Empfindliche allergisch reagieren. Das A und O bei Analleiden ist also die schonende und richtige Hygiene. Das heißt, wann immer es möglich ist, mit Wasser säubern oder mit feuchten Tüchern, dann trockentupfen, nicht rubbeln und reiben.

Analfisteln und -abszesse lassen sich fast nur durch eine Operation heilen. Schon wenige Wochen später funktioniert der Stuhlgang wieder normal.

Auch auf die richtige Unterwäsche kommt es an. Sie soll nicht zu eng sitzen, Feuchtigkeit aufnehmen und keine so genannten feuchten Kammern bilden, in denen es unangenehm feucht bleibt.

Für die schwierigen Eingriffe im Analbereich gibt es speziell ausgebildete Chirurgen (Proktologen) mit viel Erfahrung.

Sollten Juckreiz, Brennen oder andere Beschwerden längere Zeit bestehen bleiben oder öfter wiederkommen, ist unbedingt eine Abklärung erforderlich. Bei Blut im Stuhl oder auf dem Toilettenpapier gilt selbstverständlich das Gleiche. Es gibt dafür Spezialisten, die zuständig sind. Zuerst aber sollte der Hausarzt Gesprächspartner sein, der vieles bereits feststellen kann. Falls nötig, wird er den Patienten dann zum Dermatologen bzw. Hautarzt, zum Gastroenterologen, also Magen-Darm-Spezialisten, oder zum Proktologen, einem auf den Enddarm spezialisierten Arzt, weiterleiten. Die häufigste Ursache für solche Beschwerden sind Hämorrhoiden. Am Anfang kann man sie vor allem mit der richtigen Ernährung wieder zum Verschwinden bringen. Durch Gabe ausreichender Ballaststoffe und viel Flüssigkeit soll der Stuhlgang weich bleiben und ohne Pressen entleert werden können. Viel Bewegung und Entspannungsübungen tragen ebenfalls dazu bei. Ist der Stuhl zu hart und wird zu stark herausgepresst, werden die Hämorrhoiden immer größer. Sie schwellen an, nässen, jucken und bluten und werden aus dem After geschoben. Genaueres dazu lesen Sie im Kapitel über Hämorrhoiden. Hier nur kurz das Wichtigste.

Lokale Behandlungsmaßnahmen können nur vorübergehend lindern. Je nach Größe bzw. Stadium der Hämorrhoiden wird eine Verödung, das Abbinden mit der Gummibandligatur oder eine umfassendere Operation durchgeführt.

Es ist notwendig, die Hämorrhoiden zu behandeln, nicht nur, um das Leiden selbst zu beseitigen, sondern vor allem auch, um andere, schwerwiegende Erkrankungen wie einen beginnenden Krebs nicht zu übersehen. Nur wenn Hämorrhoiden nicht mehr bluten können, ist der Vorsorgetest, der so genannte Hämokulttest, bei diesen Erkrankungen wieder aussagefähig. Solange Hämorrhoiden bestehen, muss man bei Blutungen immer den ganzen Darm abklären und darf sich nicht damit zufrieden geben, dass die Blutungsquelle ja bekannt sei.

Andere, besonders belastende Analleiden sind Abszesse. Sie können ihren eitrigen Inhalt über den Gang ihrer Ausgangsdrüse in das Darminnere entleeren, aber auch neben dem Darm nach außen vorwachsen und dann auf der Haut als schmerzhafte, hochrote Vorwölbung in Erscheinung treten. Diese Abszesse müssen operativ geöffnet und entlastet werden. Wenn der Abszessgang offen bleibt, entstehen so genannte Fisteln. Sie werden ebenfalls chirurgisch entfernt. Dazu bedarf es sehr spezieller Techniken, damit sich nicht immer wieder neue Fisteln bilden.

Hoch schmerzhaft sind Fissuren, also längliche Einrisse in der Enddarmschleimhaut. Sie werden durch den Stuhl gedehnt und gereizt und tun dann wirklich sehr weh.

Es klingt erstaunlich, aber häufig bringen vorsichtige, von Patienten mit Spezialgeräten mehrmals täglich selbst durchgeführte Dehnungen Linderung. Reicht das nicht aus, wird operiert.

Analleiden müssten viele nicht so lange quälen, wenn sie darüber reden und sich rechtzeitig helfen lassen würden.

Blut im Stuhl – hoffentlich sind es nur Hämorrhoiden

Jeder Dritte hat irgendwann im Lauf seines Lebens einmal mit Hämorrhoiden zu tun. So viele? – wird jetzt mancher überrascht fragen. Aber warum hört man dann so wenig von diesem Leiden? Die Antwort darauf heißt: Man spricht nicht darüber. Es geht hier um den Intimbereich, und viele scheuen sich sogar, das Thema mit ihrem Arzt zu besprechen. Das allerdings sollte sich ändern, denn Hämorrhoiden müssen keine Probleme machen. Wir müssen verhindern, dass ernste Erkrankungen mit Hämorrhoiden verwechselt werden. Hämorrhoiden selbst sind immer gutartig, es entsteht daraus niemals Krebs. Was sind aber Hämorrhoiden überhaupt? Primär keine Erkrankung, sondern eine sinnvolle Vorrichtung, die für den zuverlässigen Verschluss des Afters notwendig ist und verhindern soll, dass ungewollt Winde oder auch Stuhl abgehen. Es handelt sich um ein Gefäßpolster, das wenige Zentimeter über dem After am Ende des so genannten Analkanals sitzt. Je nach Bedarf nimmt die Blutfülle in diesem Polster zu und verschließt den Darmausgang sicherer, als das die Muskulatur allein könnte. Kündigt sich der Stuhlgang an, und wir öffnen willentlich den äußeren Muskel des Afters, dann fließt das Blut aus dem Hämorrhoidalgewebe ab, so, als würde ein Schwamm ausgedrückt. Der Stuhl kann ungehindert passieren.

Wann machen Hämorrhoiden Probleme?

Und wie kommt es zu Problemen mit den Hämorrhoiden? Zum einen durch Vergrößerung, zum anderen durch erhöhten Druck. Meist im Zusammenhang mit Verstopfung, hartem Stuhl oder Pressen beim Stuhlgang werden die Hämorrhoiden immer mehr nach unten gedrängt. Gleichzeitig kommt es zum Anschwellen des Gewebes, wenn sich das Verhältnis von Blutzustrom und -abstrom so ändert, dass eine größere Blutfülle entsteht.

Hämorrhoiden haben also nichts mit Krampfadern zu tun. Je nachdem, wie stark nun das Hämorrhoidalgewebe nach unten gedrängt wird, spricht man von Hämorrhoiden I., II., III. und manchmal auch IV. Grades. Am Anfang sind die Hämorrhoiden von außen nicht sicht- und fühlbar und müssen auch keine Beschwerden hervorrufen. Wenn es zu Symptomen kommt, dann sind es zuerst ein immer wieder auftretendes Druckgefühl, später auch Juckreiz, Nässen und Brennen. Schmerzen treten erst im fortgeschrittenen Stadium auf. Bluten können Hämorrhoiden schon frühzeitig. Typisch ist hellrotes Blut auf dem Stuhl, das oft sichtbar ist. Es können aber auch Spuren von Blut sein, die man nicht sieht.

Hämorrhoiden oder Krebs?

Das große Problem besteht darin, bösartige Darmerkrankungen zu übersehen. Wer seine Beschwerden, das Auftreten von Blut, auch den Nachweis von unsichtbarem Blut im Stuhl, immer nur mit den Hämorrhoiden erklärt, ist in Gefahr. Der Darm muss gründlich untersucht werden. Eine Darmspiegelung ist am besten geeignet, um Krebs oder den Beginn einer Krebserkrankung, zum Beispiel bei vorhandenen Polypen, nicht zu übersehen.

Und was tun?

Handelt es sich tatsächlich nur um Hämorrhoiden, dann ist die wichtigste Maßnahme die Umstellung der Ernährung. Der Darm muss gut gefüllt werden, vor allem mit Ballaststoffen. Der Dehnungsreiz fördert die Darmentleerung. Und genug trinken! Mindestens zwei Liter pro Tag, das wird viel zu oft vergessen. Der Stuhlgang soll weich sein, damit nicht gepresst werden muss. Auch durch Bewegung wird die Darmtätigkeit gefördert. Deshalb ist ja gerade bei Menschen mit Sitzberufen das Hämorrhoidalleiden so ausgeprägt. Hohe Anspannung verkrampft auch den Darm und hält den Stuhl fest. Deshalb ist es so wichtig, immer wieder nach Möglichkeiten der Entspannung zu suchen.

Salben und Zäpfchen sind einmal vorübergehend hilfreich, wenn nach längeren Reisen bei entsprechenden Umstellungen Hämorrhoiden Beschwerden machen. Sind Beschwerden immer wieder vorhanden, sollte zusätzlich zu den genannten Maßnahmen behandelt werden. Im Stadium II und III werden Hämorrhoiden verödet. Das geschieht ambulant, der Patient kann anschließend wieder nach Hause gehen. Treten die Hämorrhoiden schon durch den After hervor, kann sie der Arzt abbinden. Sie fallen dann ab. Der Einsatz des Lasers hat bisher keinen Fortschritt gebracht. In sehr ausgeprägten Fällen ist die herkömmliche Operation noch immer die geeignete Maßnahme.

Um das Wiederauftreten von Hämorrhoiden zu verhindern oder aber zu vermeiden, dass überhaupt Hämorrhoiden entstehen, sind das A und O die richtige Ernährung, ausreichende Flüssigkeitszufuhr, Bewegung und Entspannung, also die Sorge für eine gute Verdauung. Damit ist nicht gemeint, dass man täglich Stuhlgang haben muss. Selbst wenn man nur zweimal in der Woche Stuhlgang hat, heißt das nicht, dass man sich schadet, dass man von innen her zu viele Gifte oder dergleichen aufnimmt. Wichtig ist nur, dass der Stuhlgang ohne starkes Pressen normal entleert werden kann. Man sollte zur Toilette gehen, wenn man muss, und nicht, weil gerade Zeit ist und es jetzt sein soll.

Wenn eine Unterstützung nötig ist, geht es häufig mit ganz natürlichen Maßnahmen und ohne Abführmittel. Ein großes Glas Wasser, schon morgens auf nüchternen Magen getrunken, kann helfen. Sollte ein Zusatz nötig sein, können vor allem Milchzucker und ähnliche Präparate die Darmtätigkeit beschleunigen, ohne zu schaden.

Erbliche Veranlagung, viel Sitzen, Übergewicht, Schwangerschaften und starkes Pressen beim Stuhlgang sind die häufigsten Ursachen für Hämorrhoiden.

Beim Veröden (häufigste Therapie) spritzt der Arzt ein Verödungsmittel in die zu behandelnden Hämorrhoiden. Folge: Das Gewebe schrumpft, es kann sich nicht mehr mit Blut füllen.

Divertikel – die unbekannten Geschwister des Blinddarms

Dass eine Blinddarmentzündung gefährlich sein kann, nicht selten operiert werden muss und der Blinddarmdurchbruch auch heute noch lebensgefährlich ist, das wissen die allermeisten. Den wenigsten aber ist bekannt, was Divertikel sind und dass es hier Entzündungen gibt, die ein ganz ähnliches Krankheitsbild zeigen können wie der entzündete Blinddarm. Die Beschwerden sitzen lediglich auf der anderen Seite des Unterbauchs, also nicht rechts, sondern links.

Was sind nun Divertikel? Es sind Schleimhautausstülpungen durch die Darmwand. Man kann es sich vorstellen wie Finger, die sich aus dem Darminneren nach außen vorstülpen. Der Abgang vom Darminneren ist enger als der Divertikelsack. Der Vergleich mit einem Flaschenhals wäre zutreffend. Aus diesem Bild wird deutlich, wo die Gefahren liegen. Sie bestehen darin, dass sich Stuhlinhalt in den Divertikeln festsetzt, die Wand reizt und Entzündungen verursacht.

Entzündungen rufen dann Beschwerden hervor. Wie bereits gesagt, im linken Unterbauch am meisten, denn der Krummdarm oder das Sigma, das sich an den unteren Teil des Darms nach oben anschließt, ist der bevorzugte Sitz dieser Gebilde. Je nachdem, wie stark die Entzündungen sind, können die Beschwerden nur etwas unangenehm sein, »zwicken«, und die Entzündung kann auch wieder abklingen. Die Schübe können stärker ausgeprägt sein und über Jahre hinweg immer wieder auftreten.

Symptomlose Divertikel werden meist nur zufällig bei Endoskopien oder Röntgenaufnahmen entdeckt.

Es kann sich aber auch ein hoch akutes Krankheitsbild entwickeln, bei dem die Gefahr besteht, dass die Divertikelwand durchbricht und Darminhalt in die freie Bauchhöhle gelangt. Dieser Durchbruch ist noch immer lebensbedrohlich und erfordert eine Notoperation, meist mit Eröffnung der Bauchhöhle, um sie zu spülen und das infizierte Material zu entfernen. Ein Durchbruch kann auch

»gedeckt« verlaufen, sodass sich der Darminhalt nicht in die freie Bauchhöhle ergießt, sondern von vorgelagertem Gewebe aufgehalten wird. Weiterhin gibt es die Bildung von offenen Verbindungen zwischen den Divertikeln und anderen Organen wie der Blase oder der Gebärmutter. Es sind so genannte Fisteln, über die sich ebenfalls Kot entleeren kann.

Nur bei etwa jedem zehnten Divertikelträger tritt irgendwann auch eine Divertikelentzündung auf.

Die Ursache für die Entstehung der Divertikel liegt in Schwachstellen der Darmwand, die bevorzugt einem erhöhten Darminnendruck nach außen nachgeben. So bilden sich diese fingerförmigen Aussackungen, die Divertikel. Die Ursachen für den erhöhten Druck im Darm werden einerseits in anlagebedingten Störungen der Darmmotorik gesehen.
Am wichtigsten aber ist wohl der Faktor Ernährung. Deshalb sagt man auch, dass die Divertikelkrankheit eine Krankheit des 20. Jahrhunderts ist. Der Hauptfehler besteht in der schlackenarmen Kost. Mangel an ballaststoffhaltigen Nahrungsmitteln bedeutet, dass der Darm nur gering gefüllt wird, weil ja das meiste in den Körper aufgenommen werden kann. Die geringe Darmfüllung bedeutet, dass der Reiz zur Stuhlentleerung durch die Dehnung des Darms fehlt. Deshalb bleibt der Darminhalt immer länger liegen, die Flüssigkeit wird immer mehr ausgepresst, der Stuhl wird immer härter, und damit muss immer mehr Druck angewendet werden, um letztlich doch eine Entleerung zu bewirken. Diese Vorgänge spielen deshalb die wichtigste Rolle sowohl bei der Entstehung von Divertikeln als auch beim Darmkrebs. Das lange Liegenbleiben des Darminhalts bedeutet, dass die Darmbakterien, zum Beispiel aus den Gallensäuren, aber auch aus anderen Stoffen, Gifte bilden können, die die Krebsentstehung fördern.

Das einfache Vorhandensein von Divertikeln ist keine Krankheit, genauso wenig wie es eine Krankheit ist, dass wir alle einen Blinddarm

Nach einer einmaligen Divertikelentzündung können die Patienten wieder ein ganz normales Leben führen, wenn sie sich richtig ernähren und auf ihren Stuhlgang achten. Bei wiederholten Entzündungen sollte rechtzeitig operiert werden.

haben. Erst Entzündungen machen die Divertikulose zur Divertikulitis, also zur Krankheit. Bei geringeren Beschwerden oder einem ersten Entzündungsschub reicht oft eine konsequente Umstellung der Ernährung. Das gelingt vor allem durch hohe Ballaststoffzufuhr und dazu viel Flüssigkeit, mindestens zwei Liter pro Tag. Nicht geeignet sind Körner, wie in Müslis oder Vollkornprodukten enthalten. Sie können sich in den Divertikeln festsetzen und Entzündungen verursachen. Geeignet sind Kleie, Faserstoffe wie Gemüse, Salat und Obst sowie andere Quellstoffe.

Wenn trotz allem immer wieder Krankheitsschübe auftreten, muss man sich wie beim Blinddarm zur Operation entschließen. Da man den Eingriff in diesen Fällen planen kann, ist das Risiko für Komplikationen sehr gering, unter einem Prozent. Anders sieht es aus, wenn notfallmäßig, beispielsweise beim Durchbruch eines Divertikels, operiert werden muss. Dabei besteht immer noch Lebensgefahr.

Und wie häufig sind Divertikel? Im Alter unter dreißig Jahren eine Seltenheit, steigt die Zahl der Betroffenen um das fünfundfünfzigste bis sechzigste Lebensjahr rasant an: 40 Prozent der über Sechzigjährigen sind betroffen, und über siebzig Jahre sollen fast 80 Prozent betroffen sein.

Wir alle sollten uns deshalb bestmöglich um Vorbeugung bemühen: Mit der richtigen Ernährung, genug Flüssigkeit, Bewegung und Entspannung, um uns selbst und den Darm zu entlasten.

Sind »Darmpilze« wirklich so gefährlich?

Was versteht man eigentlich unter einer gesunden Darmflora? Es ist die Besiedlung unseres Darms mit vielen Milliarden Keimen, dazu gehören Bakterien, aber auch Viren und Pilze. Nimmt man alle Mikroorganismen, die im Darm leben, zusammen, dann ist ihre Zahl größer als die aller Körperzellen. Beeindruckend ist aber nicht nur die Anzahl, sondern auch, wie wichtig diese so genannte physiologische Darmflora für unsere Gesundheit ist.

Durch ihren eigenen Stoffwechsel, die Bildung von kurzkettigen Fettsäuren aus Kohlehydraten, stellen die Bakterien Energie zur Verfügung und tragen zur Ernährung der Darmwandzellen bei. Sie schützen uns vor krank machenden Keimen, die über den Mund in unseren Körper eindringen, indem sie dagegen eine lebende Barriere bilden. Sie helfen auch bei der aktiven Auseinandersetzung mit den Eindringlingen, unterstützen also die Immunabwehr. Auch die

Darmtätigkeit wird durch die Bakterien beeinflusst. Allein die Tatsache, dass sie zusammen mit ihren Stoffwechselprodukten mindestens ein Drittel der gesamten Stuhlmasse ausmachen, heißt, sie füllen den Darm und regen dadurch die Darmtätigkeit und die Darmentleerung an.

Jede Störung dieser physiologischen Darmflora bedeutet eine Störung des Gleichgewichts unserer Gesundheit. Das kann im Anschluss an eine Behandlung mit Antibiotika sein, es kann aber auch sein, dass wir selbst die Darmflora schädigen, zum Beispiel durch Abführmittelmissbrauch, selbstständig durchgeführte Darmspülungen oder andere Eingriffe in das von der Natur so sorgsam aufeinander abgestimmte Milieu des Darminneren.

So gesund die Keime der Darmflora dort sind, wo sie hingehören, so können sie krank machen, wenn sie an einen anderen Ort verschleppt werden. In den Harnwegen verursachen sie zum Beispiel Entzündungen. Außerdem gibt es in der natürlichen Darmflora immer einzelne Keime, die auch im Darm krank machend sein können. Ob sie es aber sind, hängt davon ab, wie stark die krank machende Potenz der Keime ist, in welchem Ausmaß sie vorkommen und in welcher gesundheitlichen Verfassung wir selbst sind – stabil oder anfällig.

Ganz ähnlich verhält es sich mit den so viel diskutierten Pilzen. Meist ist die Rede vom so genannten Soor oder einer *Candida-albicans*-Infektion. Von einer Infektion kann nur gesprochen werden, wenn eine große Menge dieser Pilze nicht nur im Darm gefunden wird, sondern die Darmwand angreift und Entzündungen setzt. Dann ist eine Behandlung nötig. Einige Pilze findet man so gut wie immer, und auch viele Pilze müssen nicht krank machen. Ernst nehmen müssen wir Pilzinfektionen, die durch andere Störungen begünstigt werden. Das ist vor allem der Fall bei Abwehrschwäche durch Immunstörungen, bei anderen Infekten, bei Krankheiten, die zur Bettlägrigkeit zwingen oder sonst sehr schwächen, besonders im Alter.

Das Vorkommen von Candidapilzen ist bei Menschen mit normalem Immunsystem ungefährlich.

Die Modediagnose »Candidabefall« hat mit tatsächlichen Darmbeschwerden meist nichts zu tun.

Das alles hat nichts mit dem zu tun, was heute so oft unter der so genannten Diagnose Pilzinfektion läuft. Es ist geradezu eine Mode, diese Diagnose zu stellen, vor allem, wenn sich kein anderer Grund finden lässt.

Die geklagten Beschwerden sind meist uncharakteristisch: Blähungen, Unpässlichkeit, Müdigkeit, Kopfschmerzen, ab und zu Bauchschmerzen, Schlafstörungen und Nervosität. Die Patienten müssen ernst genommen und genau untersucht werden. Wenn der Arzt dabei auch an seelische Konflikte denkt, dann ist das keine Ausrede, weil er mit seinem Latein am Ende ist, sondern wichtig. Die innere Anspannung drückt sich nicht selten auch körperlich aus durch Schmerzen im Nacken oder Rücken, sie schlägt auch auf den Magen und verkrampft den Darm. Das bedeutet, der Stuhl wird nicht vorwärts befördert, er bleibt lange liegen, es kommt zu Blähungen und Unpässlichkeiten.

Nur selten sind an diesen Beschwerden tatsächlich Pilze schuld. Viel häufiger sind es schlechte Ernährungsgewohnheiten, vor allem Mangel an Ballaststoffen, mangelnde Bewegung und Stressbelastung. Der griechische Arzt Hippokrates hatte mit seiner Erkenntnis recht: »Verstopfter Darm, verstopfte Lebensfreude.« Und selbstverständlich gilt nach allem, was ich über die Darmflora gesagt habe, auch der Satz: »Die Gesundheit wohnt im Darm.«

Reizdarm – organisch gesund und trotzdem krank!

Eine Zeit lang Verstopfung, dann wieder Durchfall, dann auch wieder normaler Stuhlgang, Blähungen, Schleimbeimengungen im Stuhl; immer wieder Bauchschmerzen, zum Teil sehr heftig, bis zu Krämpfen. Ein ständiges Wechselbad! Dass das belastend ist, kann jeder nachvollziehen und auch, dass die Betroffenen sich nichts sehnlicher wünschen, als dass ihnen geholfen wird und der Arzt eine Ursache findet.

Zunächst ist es auch ganz wichtig zu klären, dass hinter diesen Beschwerden keine ernsthaften Erkrankungen stecken. Gerade Änderungen von Stuhlgewohnheiten sind ja immer verdächtig. Die wichtigsten Erkrankungen, einschließlich des Verdachts auf Krebs, müssen abgeklärt werden. Wird nichts »gefunden«, also keine organischen Veränderungen, dann spricht man von einem Reizdarmsyndrom. Oft beginnt die Odyssee nun erst richtig. Es ist nur zu verständlich, dass viele bei so deutlichen Beschwerden einfach nicht glauben können, dass organisch alles gesund sein soll. Deshalb suchen sie immer wieder andere Ärzte auf und sind bereit, alles Mögliche und Unmögliche auszuprobieren. Es findet sich immer wieder jemand mit einem angeblichen Wundermittel oder einer »besonderen Therapie«. Es muss alles getan werden, um die Betroffenen davor zu bewahren, dass sie sich mehr schaden als nutzen. Sogar unnötige Operationen werden durchgeführt, weil auch Ärzte, durch die massiven Klagen verunsichert, falsch entscheiden.

Die Ursache der Beschwerden ist noch immer unklar. Es könnte sein, dass die Betroffenen eine höhere Schmerzempfindlichkeit und eine Übererregbarkeit des Darms haben. Bestimmte Reize würden dabei mit stärkeren Kontraktionen, also einer gesteigerten Bewegung des Darms, beantwortet. Was diese Reize, also Auslöser, sind, ist auch noch nicht im Einzelnen geklärt, aber es gibt Anhaltspunkte. Es könnten bestimmte Nahrungsmittel sein, aber auch Medikamente. Natürlich liegt es nahe, daran zu denken, dass Stress, seelische Spannungszustände, Konflikte und Belastungen im persönlichen Leben ebenfalls wichtige Auslöser sind. Auslöser heißt aber nicht unbedingt Ursache. Dennoch tut es den Betroffenen gut, wenn sie lernen, sich besser zu entspannen. Dafür gibt es die unterschiedlichsten Möglichkeiten, vom autogenen Training über die Muskelentspannung nach Jacobsen bis hin zu Kombinationen aus Entspannung und Bewegung, ob Qi-Gong oder die intensive Körperwahrnehmung bei der Feldenkrais-Methode.

Sehr wichtig ist die richtige Ernährung.
Je nachdem, ob eher Durchfall oder Verstopfung im Vordergrund stehen, gelten etwas andere Empfehlungen. Grundsätzlich geht es um eine vernünftige und gesunde Ernährung. Bei Verstopfung ist wie immer auf eine ausreichende Füllung des Darms zu achten.
Vor allem natürliche Ballaststoffe, zum Beispiel in Obst, naturbelassenen Getreideprodukten und Gemüsen, sind wichtig. Oft ist zusätzlich eine Ergänzung mit Kleie oder auch Flohsamenpulver anzuraten. Dabei muss unbedingt auf eine ausreichende Flüssigkeitszufuhr geachtet werden, mindestens zwei Liter am Tag, besser etwas mehr.

Am meisten hilft gründliche Information. Die besten Experten: Selbstbetroffene (siehe Adressenverzeichnis Seite 348).

Steht eher Durchfall im Vordergrund, muss unbedingt auch an eine echte Nahrungsmittelallergie als Ursache für die Beschwerden gedacht werden. Nach den auslösenden Nahrungsmitteln ist zu fahnden, und falls sich der Verdacht bestätigt, sind diese Mittel zu meiden.

Bewegung ist nicht nur günstig, um die Übererregung des Darms zu mindern, sondern gleichzeitig eine ideale Möglichkeit der Stressabfuhr und Entspannung.

Reichen all diese Maßnahmen nicht aus, werden auch einmal gezielt Medikamente eingesetzt, um Symptome zu lindern, zum Beispiel, um die Krämpfe zu lösen oder den Durchfall zu stoppen. Dennoch ist Zurückhaltung geboten, weil man bei dem umfassenden Beschwerdebild ganz schnell zu viele verschiedene Medikamente unnötig einsetzt. Natürliche Mittel und Maßnahmen helfen oft mindestens genauso gut. Zu warnen ist vor Beruhigungsmitteln; sie bergen die große Gefahr der Abhängigkeit in sich. Wenn die Notwendigkeit besteht, ist der gezielte Einsatz so genannter Antidepressiva zu bevorzugen. Man weiß, dass diese Medikamente helfen, auch wenn der Betroffene nicht unter einer offensichtlichen Depression leidet, aber doch sehr durch die Krankheit belastet, oft verängstigt ist. Möglicherweise wird eine Art Weichenstellung für bestimmte Regelkreise, die nicht harmonisch funktionieren, durch die Medikamente wieder in Gang gesetzt.

Das wichtigste für alle ist zu wissen, dass die Krankheit nicht lebensbedrohlich und auch nicht lebensverkürzend ist. Die richtige Aufklärung kann besser wirken als ein Medikament. Die Hilfe von Therapeuten, ob in der Gruppe oder als Einzeltherapie, erleichtert es häufig sehr, im Alltag wieder gut zurechtzukommen. Und wie so oft, sind am hilfreichsten meist diejenigen, die alles am eigenen Leib verspürt haben.

Zwei Millionen Deutsche leiden unter einem Reizdarm, darunter besonders junge Frauen und auch Männer.

Die Symptome des Reizdarms treten hauptsächlich tagsüber auf. Nachts sind die Patienten in der Regel beschwerdefrei.

Der Reizdarm ist heilbar. Aber bei erneuter seelischer Belastung, Nichteinhaltung der Diät oder erneutem Gebrauch von Abführmitteln droht ein Rückfall.

Darmkrebs – fast hundert Prozent heilbar durch richtige Früherkennung

Bei vielen Krebserkankungen haben die Betroffenen viel größere Heilungschancen als früher. Das gilt auch für den Darmkrebs. Je früher wir Veränderungen erkennen, umso eher ist Heilung im Frühstadium möglich. Deshalb sollte jeder einmal im Jahr zur Früherkennungsuntersuchung gehen. Der Test auf verstecktes Blut im Stuhl und die Austastung des Enddarms mit dem Finger sollte bei Frauen im Rahmen der gynäkologischen Vorsorgeuntersuchung mitgemacht werden, bei Männern gleichzeitig mit der Prostatauntersuchung.

Darüber hinaus wollen Fachleute erreichen, dass jeder ab fünfzig wenigstens einmal eine Darmspiegelung, also eine Koloskopie, machen lässt.

Woher kommt der Darmkrebs überhaupt?

Er entsteht nicht nur durch eine einzige Ursache, sondern wie so oft müssen mehrere Dinge zusammenkommen.

Ein hohes Risiko trägt, wer sich falsch ernährt. Was ist falsch? Zu viel, zu fett, zu süß, zu kalorienreich und vor allen Dingen zu ballaststoffarm. Warum? Jetzt muss man sich ein bisschen die Darmtätigkeit vorstellen. Wenn wir fett essen, müssen zur Verdauung Gallensäuren in den Darm ausgeschüttet werden. Bestimmte Bakterien verstoffwechseln diese Säuren. Die anfallenden Abbauprodukte sind krebsfördernd. Je mehr Fett ich also esse, umso mehr solcher krebsfördernden Stoffwechselprodukte können sich ansammeln. Viel Fett und wenig Ballaststoffe bedeuten darüber hinaus, dass der Darm träge reagiert. Dadurch bleibt der Stuhl zu lange im Darm liegen. Die krebserregenden Stoffe haben Zeit, die Darmwand zu schädigen. Wer mehr Ballaststoffe isst, dehnt durch das Volumen den Darm und löst damit den Entleerungsreflex aus. Der Stuhl bleibt weniger lange liegen, krebsfördernde Inhaltsstoffe haben nicht genügend Zeit zu schaden.

Und noch einen Vorteil bringen Ballaststoffe: Sie scheinen im Darm auch Fett zu binden. Dadurch müssen weniger Gallensäuren ausgeschüttet werden, und die Darmkeime können weniger krebserregende Stoffwechselprodukte bilden. Ich empfehle wie die meisten Fachgesellschaften dreißig Gramm reine Ballaststoffe pro Tag, aus Gemüse, Obst, Vollkornprodukten und eventuell zusätzlich Kleie oder Flohsamenprodukte.

Pro Jahr erkranken in Deutschland 51 800 Menschen neu an Darmkrebs, etwa 21 000 sterben daran.

Darmkrebs steht bei Frauen nach Brustkrebs an zweiter Stelle der Krebshäufigkeit, an dritter Stelle bei Männern.

Bei sehr früher Erkennung liegt die Heilungschance bei fast 100 Prozent, sonst je nach Stadium zwischen 20 und 80 Prozent.

Für Frauen ist der Hormonmangel ein weiterer Risikofaktor. Man hat in Untersuchungen festgestellt, dass bei mit Hormonen behandelten Frauen im Klimakterium seltener Darmkrebs auftritt. Deshalb empfehlen Fachleute heute den Frauen, auch aus diesem Grund Hormone einzunehmen.

Kalziummangel scheint ebenfalls eine Rolle zu spielen. Außerdem geht Alkohol einher mit einer erhöhten Häufigkeit, vor allem an Enddarmkrebs. Warum das so ist, wissen wir noch nicht genau. Hauptrisikofaktor ist die insgesamt ungesunde Ernährung.

Auch Schadstoffe in der Nahrung können den Krebs auslösen. In diesem Zusammenhang diskutiert man zum Beispiel über Substanzen, die den Nahrungsmitteln zugesetzt werden. Verdächtig sind außerdem Inhaltsstoffe beim roten Fleisch. Viel wichtiger scheint dabei aber die Zubereitung zu sein. Es ist ja interessant, dass gerade in den USA die Darmkrebshäufigkeit hoch ist. Dort werden die Steaks besonders dunkel gebraten. Es gilt also die bekannte Warnung: Das Fleisch beim Grillen und Braten nicht schwarz werden lassen!

Bei Urvölkern gibt es keinen Darmkrebs. Er tritt umso häufiger auf, je höher die Zivilisation ist. Der Unterschied in den Ernährungsgewohnheiten ist die wesentliche Erklärung. Die Urvölker belassen ihre Produkte natürlich. Dadurch erhalten sie nicht nur die antioxidativen und schützenden Vitamine, sondern vor allem auch die verdauungsanregenden Ballaststoffe.

Eine gute Verdauung schützt möglicherweise vor Krebs, wobei das individuell ganz unterschiedlich sein kann. Man muss nicht jeden Tag müssen. Zu Abführmitteln zu greifen wäre verkehrt. Und wenn, dann sollten es solche sein, die die Darmwände nicht zusätzlich reizen. Dazu sollte sich jeder von Arzt oder Apotheker beraten lassen.

Die erbliche Veranlagung spielt bei Darmkrebs ebenfalls eine Rolle. In Familien mit entsprechender Erbanlage kommt es gehäuft zu gutartigen Darmpolypen, die später zu Krebs entarten können. Diese Betroffenen müssen medizinisch intensiver kontrolliert werden, ebenso wie Menschen mit chronischen Darmentzündungen.

Entdeckt der Arzt bei einem Patienten Darmpolypen, müssen sie unbedingt operiert werden. Das ist heute elegant und schonend möglich. Wenn der Arzt bei einer Vorsorgedarmspiegelung so einen Polypen feststellt, kann er ihn unter Umständen noch in derselben Sitzung mit einer Elektroschlinge abtragen. Jeder gutartige Polyp wird heute entfernt, weil die Tendenz zur Entartung immer besteht. Ist der Polyp gutartig oder im Anfangsstadium einer Entartung sicher im Gesunden entfernt, ist mit diesem kleinen Eingriff schon alles erledigt.

Test auf verdecktes Blut im Stuhl – jedes Jahr!

Leider redet man zu selten über Darmkrebs, deshalb kommt jetzt das, was mir wirklich am Herzen liegt. Jeder Mann und jede Frau sollte spätestens ab vierzig, am besten mit Beginn der Vorsorgeuntersuchungen, jährlich einen Test auf verstecktes Blut im Stuhl machen. Den Test bekommt man vom Arzt oder in der Apotheke, macht ihn zu Hause und lässt ihn vom Arzt auswerten. Der schlimmste Fehler, der begangen werden kann, ist, dass ein positiver Test nicht ernst genommen wird. Oft wird eine Wiederholung empfohlen oder nach Fehlerquellen bei der Testdurchführung gesucht. Der Test unterliegt natürlich Unsicherheiten. Zum Beispiel kann er nach Vitamineinnahme, dem Essen von Tatar und anderem ein falsches Ergebnis anzeigen. Trotzdem: kein Wiederholen, kein Forschen; ein einziger positiver Test muss Anlass zur Darmspiegelung sein, und das sofort! Sicher werden dann viele Patienten „umsonst gespiegelt“. Aber lieber öfter einmal ein gutes Ergebnis hören, wissen, dass nichts Verdächtiges im Darm schlummert, als auch nur ein einziges Mal einen Krebs übersehen. Ich kann nur sagen, ich habe schon längst vor dem fünfzigsten Lebensjahr eine solche Untersuchung bei mir machen lassen.

Ganz wichtig auch die Vorbeugung: Polypen müssen rechtzeitig entfernt werden. Genauso wichtig für uns alle ist die richtige Ernährung: mehr Ballaststoffe, weniger Fett, und bei den Fetten lieber die pflanzlichen. Ein Medikament könnte in Zukunft ebenfalls zur Vorbeugung empfohlen werden: Durch Zufall entdeckten Forscher, dass bei Menschen, die geringe Mengen an Acetylsalicylsäure täglich einnehmen, zum Beispiel zur Herzinfarktvorbeugung, weniger Darmkrebs auftritt. Frauen sollten im Klimakterium Hormone einnehmen.

Sehr wichtig ist auch die Lebensart: mehr Bewegung, weniger Stress, bewusst genießen, Zeit für die Familie haben, langsamer essen. Versuchen Sie, Ihre Sorgen durch Gespräche mit der Familie oder im Freundeskreis loszuwerden, damit Ihnen nicht alles auf den Bauch schlägt. Dass die Seele auch immer wieder Risikofaktor für Krebsgeschehen ist, das wissen wir.

Zwischen 2 500 und 5 000 der insgesamt rund 50 000 Darmkrebsfälle pro Jahr in Deutschland sind nach Schätzungen von Experten vererbt, also auf einen Gendefekt zurückzuführen. Die Mitglieder der betroffenen Familien leben mit der Angst, selbst einmal an Darmkrebs zu erkranken. Ihnen will die Deutsche Krebshilfe jetzt mit dem »Verbundprojekt familiärer Darmkrebs« helfen. Wer in seiner Familie mehrere Darmkrebsfälle hat und eine solche genetische Belastung befürchtet, kann sich nach eingehender Beratung in einem von sechs deutschen Zentren (Unikliniken Bochum, Bonn, Dresden, Düsseldorf, Heidelberg, München/Regensburg) einen Gentest unterziehen. Dabei wird ermittelt, ob der Betroffene tatsächlich ein krank machendes Gen besitzt. Ist das der Fall, müssen die Patienten jährlich einmal zur Darmspiegelung und weiteren Untersuchungen. So kann ein entstehender Tumor frühzeitig entdeckt und behandelt werden.

Darmspiegelung jetzt ohne Schmerzen

Eine Darmspiegelung galt früher als unangenehme und manchmal auch schmerzhafte Untersuchung. Diese Zeiten sind vorbei. Heute kann der gesamte Darm mit Hilfe der modernen Videoendoskopie sogar ambulant und schmerzlos untersucht werden. Der Patient erhält für den etwa 15- bis 30-minütigen Eingriff eine Spritze mit einem kurz wirkenden Betäubungsmittel, sodass er von der eigentlichen Untersuchung kaum etwas mitbekommt. Die dünne und biegsame Videosonde wird dann in den Darm eingeführt und überträgt alle Bilder aus dem Darminneren auf einen Monitor. Werden Polypen entdeckt, können sie sofort durch das Endoskop mit einer Elektroschlinge entfernt werden, denn aus den gutartigen Polypen kann später Krebs entstehen. Jeder Dritte im Alter zwischen 50 und 75 Jahren hat solche Polypen.

Wie viel Alkohol erlaubt die Leber?

Die Leber ist das Kraftwerk unseres Körpers. Hier wird Energie gespeichert und wieder zur Verfügung gestellt. Die Leber ist das zentrale Stoffwechselorgan unseres Organismus. Hier werden Stoffe auf- und abgebaut, es werden Baustoffe geliefert für andere Körperorgane und Zellen, hier entstehen die Gallensäuren, die wir für die Fettverarbeitung brauchen. Die Leber ist Entgiftungsorgan. Hier werden Stoffe entgiftet, die im körpereigenen Stoffwechsel anfallen. Zum Beispiel das Ammoniak aus dem Eiweißstoffwechsel, das, falls es unzureichend ausgeschieden wird, unser Gehirn vergiftet und zu schweren Einschränkungen der Hirnleistung bei ausgeprägten Lebererkrankungen führt. Gifte aus der Umwelt, aus der Nahrung, aber auch eine ganze Anzahl von Medikamenten werden über die Leber entgiftet, können sie aber auch, je nach Menge und Art, schädigen.

Die Hauptursache für vermeidbare Schäden liegt im übermäßigen Alkoholkonsum. Immer wieder wundern sich viele, dass das Übermaß ein Quantum betrifft, das in der Gesellschaft überhaupt nicht als hoch empfunden wird. Für den Mann 20 bis 40 Gramm reiner Alkohol, für die Frau 10 bis 20 Gramm, also nur ein kleines Glas Wein. Frauen vertragen weniger, weil sie in ihrer Magenschleimhaut deutlich weniger Vorrat an dem spezifischen alkoholabbauenden Enzym haben als der Mann.

Männer vertragen täglich bis zu 40 Gramm reinen Alkohol. Das ist etwa ein halber Liter Wein oder ein Liter Bier. Frauen vertragen nur die Hälfte dieser Menge.

Viele kennen von Blutuntersuchungen beim Arzt die Bedeutung eines leberspezifischen Enzyms, der so genannten Gamma-GT, die auf zu hohen Alkoholkonsum hinweist und zuerst ansteigt. Sicher gibt es auch andere Ursachen für ein Ansteigen der Gamma-GT, zum Beispiel Entzündungen oder bösartige Erkrankungen,

Die Leber leidet stumm. Richtige Schäden bemerkt man leider erst sehr spät. Verdauungsbeschwerden und Blähungen können erste Anzeichen sein.

die zum Anstieg führen können. Am deutlichsten aber steigt dieser Wert bei zu hohem Alkoholkonsum an. Sind auch die Leberwerte SGOT und SGPT (Transaminasen) erhöht, ist das ein Zeichen dafür, dass nun die Zellmembran, also die Schutzhülle der Zelle, geschädigt wird und Inhaltsstoffe aus der Zelle in das Blut übertreten und damit im Blut gemessen werden können. Das bedeutet, es ist allerhöchste Zeit, die Leber nicht weiter zu schädigen. Zunächst sollte für einen gewissen Zeitraum gar kein Alkohol getrunken werden. Häufig reichen schon drei Wochen. Die Zellen erholen sich, die Leber wird wieder ganz gesund, und anschließend kann dann eine kleine Menge Alkohol vertragen werden, die aber deutlich geringer sein muss als vorher. Stellt der Betroffene seinen Alkoholkonsum nicht ein, dann ist der nächste Schritt die Leberzellverfettung, also der Beginn der Fettleber. Das bedeutet, dass der Stoffwechsel in der Leberzelle gestört ist und schließlich erliegt. Der nächste Schritt ist dann die Umwandlung dieser Fettzellen in Bindegewebe und damit der Beginn der Zirrhose. Eine Zirrhose lässt sich nicht mehr rückgängig machen. Ist erst einmal funktionstüchtiges Gewebe durch Bindegewebe ersetzt worden, kann diese Narbe keine Funktionen mehr erfüllen.

Ein Druckgefühl in der Lebergegend kann auftreten, wenn sich die Leber deutlich vergrößert und eine Fettleber gebildet hat. Dann sind bereits 60 Prozent der Leberzellen verfettet. Bei weiterer Schädigung und Zunahme der Bindegewebsnarben schrumpft die Leber und wird wieder kleiner: Zirrhose.

Wenn auch jetzt noch keine Schonung des Organs stattfindet, wird es kritisch. Fehlt uns das wichtige Kraftwerk, sind wir matt, schlapp und müde. Fehlt uns das Stoffwechselorgan, können wir notwendige Baustoffe nicht aufbauen. Fehlt uns die Entgiftungsfunktion der Leber, vergiften wir uns von innen bis zum Leberkoma. Wird das Organ bindegewebig umgebaut, kann es nicht mehr genügend vom Blut durchströmt werden; das Blut staut sich in den Gefäßen vor der Leber. Dort entstehen Krampfadern in der Speiseröhre, im Magen, im Bauchraum. Beim Platzen sind die massiven Blutungen häufigste Todesursache. Tritt Wasser aus den gestauten Gefäßen in die freie Bauchhöhle über, entsteht die Bauchwassersucht oder der Aszites. Schließlich kann in der schwer geschädigten Leber Krebs entstehen, das so genannte primäre Leberzellkarzinom.

Der Alkohol trinkende Mensch hat es ausschließlich selbst in der Hand, ob er gesund bleiben und weiterleben möchte. Das gilt vor allem auch für die psychische Abhängigkeit. Sie ist völlig unabhängig davon, ob die Leber Zeichen der Schädigung zeigt oder nicht. Nur wer selbst aus dem Teufelskreis der Abhängigkeit herauskommen will, hat eine Chance. Allerdings braucht er dabei Hilfe. Die Bereitschaft, Hilfe anzunehmen, ist der erste und entscheidende Schritt aus der Abhängigkeit. Nach einer eventuell nötigen Entgiftung sind ehemals Betroffene häufig die besten Helfer für einen dauerhaften Erfolg. Deshalb bietet der regelmäßige Besuch einer Gruppe nach Aussagen vieler Schutz und Sicherheit. Es gibt viele Angebote, ob bei den Anonymen Alkoholikern, Gruppen des Blauen Kreuzes, des Kreuzbundes, der Guttempler, der deutschen Suchthilfe, der kirchlichen Gruppen, der Caritas und vielen mehr. Der Weg aus der Sucht ist einer der schwersten. Wer es schafft, verdient unsere Hochachtung und unseren Respekt.

Zwei Millionen Deutsche sind leberkrank, die meisten leiden unter Leberzirrhose (Schrumpfleber), 80 Prozent davon wegen zu viel Alkohol.

Hepatitis: gefährlicher Angriff auf die Leber

Die Hepatitis ist die weltweit häufigste Infektionskrankheit. Allein mit dem Hepatitis-B-Erreger, der durch Blut und Körperflüssigkeiten übertragen wird, vergleichbar der Übertragung des AIDS-Virus, sind über dreihundert Millionen Menschen auf der Welt infiziert. Es ist eine schwere Erkrankung, die in der Akutphase auch tödlich verlaufen kann. Bei acht bis zehn Prozent der Betroffenen heilt sie nicht aus, sondern geht in chronische Formen über, mit der Gefahr der Zirrhose und später von Krebs.

Die Hepatitis A holt man sich vor allem in Urlaubsländern, in denen schlechte hygienische Verhältnisse herrschen. Sie wird durch so genannte Schmierinfektionen übertragen. Das Virus sitzt auf verunreinigten Speisen wie Salaten, ungeschälten Früchten, im unsauberen Wasser und den darin befindlichen Meeresfrüchten, vor allem in Muscheln. Die Hepatitis A heilt grundsätzlich aus. Sie verläuft in der Regel weniger schwer als die Hepatitis B; es gibt aber einzelne Ausnahmen, bei denen auch diese Erkrankung ganz akut lebensbedrohlich sein kann.

Inzwischen ist noch eine Reihe weiterer Hepatitisviren erkannt worden. So ist das Hepatitis-C-Virus an einer sehr großen Zahl der Leberentzündungen schuld. Die akute Erkrankung verläuft relativ mild, aber es heilen etwa fünfzig bis sechzig Prozent der Fälle nicht aus, sondern werden chronisch.

Während bei den deutlichen akuten Infektionen die Patienten in der Regel nach einer gewissen Zeit zum Arzt gehen und behandelt werden, bleiben viele Infektionen lange Zeit, manchmal Jahre, unentdeckt, wenn sie zunächst mild verlaufen und dann chronisch werden.

Bei den infektiösen Lebererkrankungen lässt sich noch nicht in allen Fällen die Entwicklung einer Zirrhose verhindern, obwohl auch bei den entsprechenden chronischen Verlaufsformen bessere Erfolge bei der Behandlung erzielt wurden, zum Beispiel mit bestimmten Interferonen. Auch bei den fortgeschrittenen zirrhotischen Lebererkrankungen gibt es heute immer öfter Hilfe durch eine Transplantation.

Am besten ist es natürlich, wenn wir Infektionen der Leber vermeiden.

Früher gab man ein Konzentrat aus Antikörpern, so genanntes Hyperimmunglobulin, als Injektion vor Antritt einer Reise in entsprechende Länder, um vor der Hepatitis A zumindest in gewissem Umfang zu schützen. Heute kann die Gabe dieser Antikörper noch in Betracht kommen, wenn jemand sich impfen lassen sollte, der Zeitpunkt bis zum Antritt der Reise aber zu kurz ist. Hier kann dann die erste Impfung kombiniert werden mit der Gabe des Hyperimmunglobulins. Diese Antikörper geben einen Schutz von etwa drei Monaten. Danach müssten die Injektionen wiederholt werden. Die Impfung erfolgt zunächst im Abstand von vier Wochen, und die dritte Impfung dann noch einmal nach einem halben Jahr. Anschließend geht man davon aus, dass der Betroffene einen Schutz von etwa zehn Jahren gegen die Hepatitis A hat.

Bei der Hepatitis-B-Impfung muss der Impferfolg kontrolliert werden, denn nicht jeder spricht mit einer ausreichenden Antikörperbildung auf die Impfung an. Manchmal ist es nötig, die Impfung nach ein, zwei oder nach drei Jahren zu wiederholen, weil die Antikörper schon wieder zu weit abgefallen sind.

Gegen die Hepatitis C gibt es noch keine Impfung. Ganz besonders wichtig ist es, an die Impfung für die Neugeborenen zu denken, wenn die Mutter mit Hepatitis B infiziert ist. Mit dieser Impfung wird das Leben des Neugeborenen geschützt, und es wird vor Krankheit bewahrt.

Wie groß weltweit die Verbreitung der Hepatitisinfektionen und auch die Anzahl der chronisch Infizierten mit der Gefahr der Entwicklung von Zirrhose und Krebs ist, wird von den allermeisten überhaupt nicht erkannt. Hinzu kommt die Schwierigkeit, dass gerade in den hauptsächlich betroffenen Ländern auf Grund der dort herrschenden Armut mit Impfungen und entsprechenden Maßnahmen in absehbarer Zeit nicht in einem Ausmaß, das befriedigend sein könnte, zu rechnen ist. Uns bleibt daher nur die Chance, uns selbst zu schützen: sowohl mit Impfungen, soweit es möglich ist, als auch mit dem richtigen Verhalten. Bei Hepatitis B gelten dieselben Empfehlungen wie bei AIDS. Gegen die Hepatitis A schützen am besten Hygienemaßnahmen, weil es sich um eine Schmierinfektion handelt. Also: *Cook it, peel it or forget it* – Koch es, schäl es

Jedes Jahr stecken sich 50 000 Deutsche mit Hepatitis A an.

Mit Hepatitis B infizieren sich jedes Jahr 6 000 Deutsche.

40 000 Deutsche infizieren sich jährlich neu mit Hepatitis C.

oder vergiss es. Das heißt nur Durchgebratenes essen, nur Gekochtes, Obst nur, wenn man es schälen kann, keine Eiswürfel in die Getränke geben lassen, kein Leitungswasser trinken, möglichst auf Salate verzichten, weil sie mit verunreinigtem Wasser gewaschen sein könnten, kein Speiseeis – also all die Regeln, die Sie ja sicher schon oft gehört haben.

Jeder, der sich nach der Rückkehr von einer Reise schlapp und müde fühlt, muss unbedingt den Arzt aufsuchen. Außerdem sollte jeder die Chance der regelmäßigen Früherkennungsuntersuchung, das heißt des Check-up, wahrnehmen, um schwelende Entzündungen der Leber zu erkennen.

Hepatitis C – die schlummernde Seuche

Am verbreitetsten ist die erst vor zehn Jahren entdeckte Hepatitis C, deren Infektionsweg noch nicht ganz geklärt ist. Die Patienten (800 000 Deutsche) fühlen sich oft nur müde und schlapp. Manchmal treten lediglich grippeähnliche Symptome auf, die nur wenige Stunden bis Tage anhalten können. Die Leberwerte können zunächst unauffällig bleiben. Die Symptome treten oft aber erst nach vielen Jahren auf. Eine Impfung gibt es noch nicht. Eine neue Kombination aus Interferon und Ribavirin kann für immer mehr Patienten eine wirksame Hilfe sein.

Blasenentzündung – warum Frauen so besonders anfällig sind

Wahrscheinlich leidet jede Frau irgendwann im Lauf ihres Lebens einmal an Blasenentzündung. Jede fünfte Frau ist sogar jedes Jahr einmal davon betroffen. Die kurze Harnröhre der Frau ist mitverantwortlich für diese Anfälligkeit. Bei jungen Männern sind Blasenentzündungen die große Ausnahme. Ihre lange Harnröhre schützt viel besser davor, dass Keime in die Harnwege aufsteigen können. Der häufigste Keim für Blasenentzündungen ist das Kolibakterium. Es gehört zur normalen Darmbesiedlung und macht dort nicht krank. An einem anderen Ort, also zum Beispiel in die Harnwege verschleppt, verursacht es Entzündungen. Wegen der engen Nachbarschaft der Harnröhrenöffnung zum After ist bei der Frau der Transport von Keimen aus dem Darm in die Harnwege besonders leicht möglich.

Im Alter gleicht sich die Häufigkeit von Blasenentzündungen bei Mann und Frau nicht nur an, Männer sind nun sogar häufiger betroffen. Verantwortlich ist die Vergrößerung der Prostata, wenn sie zu Harnabflussstörungen führt. Wird die Blase nicht vollständig entleert, entsteht der so genannte Restharn, ein idealer Nährboden für Keime und damit für Entzündungen. Die Behandlung der vergrößerten Prostata ist unabdingbar. Nur wenn der Abfluss wieder frei möglich ist, werden auch die Infekte nicht mehr ausgelöst.

Frauen sind auch anfälliger für Harnwegsinfektionen, wenn sie älter werden. Verantwortlich ist der Hormonmangel. Die Schleimhäute trocknen aus, und Infekte setzen sich leichter fest. Östrogene können gegen den Angriff von Krankheitserregern schützen. Sind auch die Schleimhäute der Scheide be-

Blase

troffen, können zusätzlich Cremes und Zäpfchen lokal angewendet werden.

Am häufigsten sind Frauen im Alter zwischen zwanzig und dreißig Jahren betroffen. Blasenentzündungen sollen bei ihnen dann bis zu fünfzigmal häufiger sein als bei Männern. Sehr oft ist die sexuelle Aktivität ein Hauptfaktor. Man sagte früher zur Blasenentzündung in diesem Alter auch »Honeymoon-Zystitis«. Dabei werden die Frauen aber nur selten durch Keime ihrer Männer infiziert. Zu achtzig Prozent stammen die Kolibakterien aus dem Darm der Frauen selbst und werden mechanisch beim Verkehr in die Scheide und in die Harnröhre verschleppt. Aus diesem Grund wird geraten, nach dem Verkehr möglichst schnell zur Toilette zu gehen und Wasser zu lassen, damit die Keime nicht aufsteigen können, sondern ausgewaschen werden. Außerdem sollten Frauen immer viel trinken. Zwei bis zweieinhalb Liter Flüssigkeit pro Tag, um die Bakterien »auszuwaschen«, bevor sie eine Infektion verursachen können.

> Blasenentzündung
> sollte man vom Arzt behandeln lassen. Antibiotika nie auf eigene Faust nehmen!

Unabhängig von sexueller Aktivität haben die meisten der Frauen mit häufig wiederkehrenden Infekten besondere biologische Gegebenheiten, die sie sehr anfällig für Blasenentzündungen machen. Das Anheften von Keimen auf der Schleimhaut der ableitenden Harnwege ist bei ihnen viel leichter als bei anderen Frauen. Es ist, als würden die Bakterien von vielen Rezeptoren, also Andockstellen, geradezu angezogen.

Für alle ist das wichtigste, so gut wie möglich vorzubeugen. Das heißt trinken, trinken und nochmals trinken. Je besser die Harnwege durchspült werden, je besser die Blase entleert werden kann, umso weniger können sich die Infekte festsetzen. In bestimmten Fällen kann eine Ansäuerung des Urins mit der Ernährung oder mit entsprechenden Medikamenten helfen. Man weiß, dass die Bakterien ein saures Milieu nicht mögen und sich weniger gut ausbreiten können.

Kälte, insbesondere Unterkühlung der unteren Körperhälfte, ist ein zusätzlicher Risikofaktor. Vor allem kalte Füße verursachen eine schlechte Schleimhautdurchblutung mit erhöhter Infektanfälligkeit. Nasse Badeanzüge unbedingt wechseln, nicht am Körper trocknen lassen. Keine übertriebene Intimhygiene mit Sprays und ungeeigneten Seifen. Nach dem Toilettengang immer von vorne nach hinten reinigen, um keine Keime aus dem Darm nach vorn zu verschleppen.

Und wie so oft, spielt die seelische Ausgeglichenheit bei Frauen eine ganz wichtige Rolle, ob sie abwehrstark oder infektanfällig sind. Auch eine Art Impfung ist gegen häufige Rückfälle möglich. Bestandteile von Kolibakterien werden in Kapselform über eine bestimmte Zeit geschluckt. Das Immunsystem des Körpers kann lernen, seine Abwehr gegen diese Stoffe besser einzusetzen.

Hat sich ein Infekt trotz allem nicht verhindern lassen, muss behandelt werden. Beim akuten Infekt ohne Fieber und ohne Komplikationen kann eine Stoßtherapie mit Antibiotika an einem einzigen Tag durchgeführt werden. Außerdem gibt es die Drei-Tage-Therapie. Kommt es gehäuft zu Rückfällen, dann kann auch eine Therapie über Wochen, Monate und manchnal sogar Jahre nötig werden.

Obwohl bei fast achtundneunzig Prozent aller Betroffenen die wiederkehrenden Harnwegsinfekte auf Grund ihrer besonderen, biologisch verankerten Anfälligkeit auftreten, sollte doch auch immer nach weiteren möglichen Ursachen, vor allem nach Abflussbehinderungen des Harns, geforscht werden. Auch wenn es sich um die unkomplizierte Zystitis handelt, muss alles daran gesetzt werden, den Patienten zu helfen. Es ist eine Erkrankung, die das Leben zur Hölle machen kann. Wenn jedesmal beim Wasserlassen der Urin auf den entzündeten Schleimhäuten wie Feuer brennt, wenn ziehende Unterleibsschmerzen bis hin zu Krämpfen belasten, dann ist das schon schlimm genug. Hinzu kommen aber häufig auch Partnerschaftsprobleme wegen der sehr belasteten Sexualität.

Fieber ist ein Zeichen dafür, dass es zu Komplikationen gekommen ist, dass die Infektion aufsteigt und möglicherweise die Niere angreift. Das muss unbedingt verhindert werden.

Verhütungsmittel wie Spirale oder Diaphragma können durch eine Reizung des Gewebes nicht nur das saure Scheidenmilieu verändern, sondern auch eine Blasenentzündung begünstigen. Tipp: Auf andere Verhütungsmittel umsteigen.

Steinreich – lieber wieder arm! Wie?

Steinreich, das wären wir wohl alle gern. Aber unter Steinen zu leiden, das wünscht sich ganz gewiss niemand. Dennoch ist zum Beispiel die Erkrankung an Harnsteinen geradezu eine Art Volkskrankheit. Die Häufigkeit beträgt in der westlichen Welt vier bis zehn Prozent der Bevölkerung. Somit ist das Harnsteinleiden oder die Nephrolithiasis vergleichbar mit der Häufigkeit der Zuckerkrankheit. Am häufigsten betroffen sind Menschen zwischen dem dreißigsten und fünfzigsten Lebensjahr. Man kann sagen, es handelt sich um eine Wohlstandskrankheit, denn sie steht im Zusammenhang mit unserer »guten«, das heißt zu eiweißreichen Ernährung. 60 bis 70 Prozent der Steine sind aus Kalzium und Oxalsäure zusammengesetzt, 15 Prozent der Steine bestehen aus Harnsäure, der Rest sind in der Hauptsache Phosphatsteine und Zystinsteine.

In der Art der Beschwerden unterscheiden sich die Steine zwar nicht, es ist aber wichtig, dass der Betroffene weiß, wie sein Stein zusammengesetzt ist, weil damit gezielter Maßnahmen ergriffen werden können, um eine erneute Steinbildung zu verhindern. Für alle gilt: so viel wie möglich trinken! Die Ausscheidung von Urin über 24 Stunden sollte zwei Liter betragen, das heißt, dass die Betroffenen etwa drei Liter täglich trinken müssen.

Wichtig ist zu wissen, was man von der Ernährung her beachten sollte. Handelt es sich um einen Kalziumoxalatstein, so sollte die Zufuhr von Milch und Milchprodukten, die ja reich an Kalzium sind, reduziert werden. Ebenso sollte man möglichst auf schwarzen Tee verzichten. Tipp: Tee mit etwas Milch trinken, denn Milch bindet die Oxalsäure. Vielleicht trinken die Engländer ihren Tee deshalb traditionsgemäß mit Milch. Auch auf Rhabarber, Spargel, Spinat und Schokolade verzichten. Es ist darauf zu achten, dass das Mineralwasser, das zu Hause getrunken wird, nicht mehr als 50 Milligramm pro Liter Kalzium enthält.

Wer weiß, dass sein Stein aus Harnsäure besteht, sollte äußerst vorsichtig im Umgang mit Alkohol sein und Innereien meiden. Auch bei Phosphatsteinen ist darauf zu achten, dass das Mineralwasser nicht mehr als 50 Milligramm pro Liter Kalzium enthält. Hier ist es günstig, reichlich Früchte- und Kräutertees zu trinken. Die Kost ist eine ausgewogene Mischkost; kleine und dafür häufigere Mahlzeiten sind empfehlenswert. Vor allen Dingen sollte die Nahrung ballaststoffreich sein, um für eine natürliche Stuhlregulierung zu sorgen. Der Gebrauch von Abführmitteln schädigt die Darmwand, und es können vermehrt steinbildende Substanzen aufgenommen werden.

Zystinsteine beruhen auf einer erblichen Anlage, die zu einer erhöhten Ausscheidung von Zystin im Urin mit der Gefahr von Steinen führt. Hier muss besonders konsequent lebenslang Vorsorge betrieben werden. Günstig ist die Einnahme von Vitamin C. So belastend die Beschwerden sein können, so tröstlich ist andererseits die Tatsache, dass doch immerhin 80 Prozent der Steine von selbst abgehen. Ist das nicht der Fall, dann geht es hauptsächlich darum, die Abflusswege zu erweitern.

Harnsteine: Acht Millionen Deutsche haben dafür eine Veranlagung. Drei Millionen leiden bereits unter Nierensteinen, Koliken oder Entzündungen.

Der Check-up beim Hausarzt alle zwei Jahre soll eine Gefährdung erkennen lassen: Untersuchung des Urins, körperliche Untersuchung, Fragen nach persönlicher und familiärer Vorgeschichte, gezielte Bestimmung von Blutwerten.

Bei Verdacht Ultraschall und weitere bildgebende Verfahren in Zusammenarbeit mit dem Facharzt.

Krampflösende Medikamente helfen auch gegen die Schmerzen. Viel trinken und Bewegung helfen dabei, den Stein vorwärts zu treiben. Bleibt er irgendwo hängen, kann man ihn oft mit der Schlinge holen. Nur in

20 Prozent der Steinleiden ist ein Eingriff erforderlich. Das heißt heute in aller Regel Stoßwellenzertrümmerung. Es ist keine Narkose erforderlich. Der Patient liegt auf einem Wasserkissen. Das Gerät feuert zielgenau gesteuert im Sekundentakt Stoßwellen auf den Stein ab, bis nur noch kleinste Teilchen übrig bleiben, die von selbst abgehen. Die Erfolgsrate beträgt bis zu 80 Prozent. Wenn die Entfernung nicht vollständig gelungen ist, kann zusätzlich das endoskopische Sondenverfahren von innen eingesetzt werden. In Vollnarkose wird ein Endoskop, also Sichtrohr, durch Harnröhre und Blase in den Harnleiter vorgeschoben. Der Stein wird dann mit einer hauchdünnen Lasersonde von innen zertrümmert. Bleiben noch Reste, die nicht von selbst abgehen, werden sie durch das Endoskop mit einer Minizange herausgezogen.

Mit der Kombination von Stoßwelle von außen und innen ist der Erfolg 99,9 Prozent. Eine klassische Operation ist deshalb heute fast gar nicht mehr nötig. Ausnahme können die großen so genannten Ausgusssteine sein, die das gesamte Nierenhohlraumsystem ausfüllen.

Im Anschluss an die Behandlung ist das wichtigste zu verhindern, dass sich neue Steine bilden. Ohne Vorbeugung liegt die Rückfallquote bei über 50 Prozent. Sie lässt sich deutlich reduzieren, wenn Sie das beherzigen, was ich am Anfang geschrieben habe.
Sind aber Steine vorhanden oder wiedergekommen, müssen sie immer entfernt werden – zu groß ist die Gefahr, dass sie durch den ständigen Reiz die Niere schädigen. Und noch größer ist die Gefahr für die Niere durch immer wieder auftretende Entzündungen und Infekte, die von den Steinen als Nährboden für Bakterien ausgehen. Schließlich können Steine den Harnabfluss behindern und dadurch die Niere schädigen.

Die Nieren sind sehr empfindlich. Nicht umsonst heißt es »das geht mir an die Nieren«. Sie sind nicht nur bei Steinen gefährdet, sondern auch bei Diabetes, Bluthochdruck, Arteriosklerose – immer haben wir Sorge um die Niere. Ganz besonders übel nimmt sie ein Zuviel an bestimmten Schmerzmitteln. Schützen wir also die »empfindlichen zwei«, schützen wir unsere Gesundheit.

Männer-krankheiten

Prostatavergrößerung – das heimliche Problem

Ab dem vierzigsten Lebensjahr fängt die Prostata an, sich zu vergrößern. Mit fünfzig hat bereits jeder zweite Mann eine Prostatavergrößerung, mit sechzig haben siebzig Prozent der Männer sie, und im höheren Alter muss fast jeder mit einer Prostatavergrößerung rechnen. Das bedeutet aber nicht, dass alle Betroffenen behandelt werden müssen. Nur bei etwa dreißig Prozent der Männer ist das erforderlich. Die Behandlung richtet sich nach den Beschwerden, die in den allermeisten Fällen abhängig von der Größe der Prostata sind. Es kann aber auch sein, dass bereits am Anfang Beschwerden auf Grund einer Reizsituation entstehen. Dabei wird besonders über häufigen Harndrang, vor allem auch nachts, geklagt. Tagsüber muss oft schnell und dringend die Toilette aufgesucht werden, obwohl die Blase gar nicht voll ist, also kaum entleert werden muss. In diesen Fällen der Reizsymptomatik können so genannte Alpha-1-Blocker, also Medikamente, die zunächst nicht für die Prostata entwickelt wurden, helfen. Man hat entdeckt, dass diese Medikamente, die eigentlich für bestimmte Gefäßregulationen verantwortlich sind, sehr hilfreich sein können.

Der weitaus größere Teil der Männer leidet aber unter den Beschwerden, die die Größenzunahme der Prostata verursacht. In erster Linie geht es dabei um die Einengung der Harnröhre. Es ist eine mechanische Behinderung des Harnabflusses und bedeutet, dass das Wasserlassen erschwert wird. Zunächst lässt die Kraft des Harnstrahls nach. Dann wird die Blase nicht vollständig entleert. Es kommt oft zum Nachtröpfeln. Der in der Blase verbleibende Restharn stellt eine Gefahr für Infektionen dar, die nicht lokal beschränkt bleiben müssen, sondern zur Niere aufsteigen können. Je weniger die Blase in der Lage ist, durch Zunahme der Muskelkontraktionen den Harn zu entleeren, umso größer wird diese Gefahr. In der ersten Zeit helfen noch Medikamente, die die Muskelkontraktion fördern können. Pflanzliche Mittel, ob Kürbiskerne oder Ähnliches, dienen entweder der Förderung des Harnflusses oder sie verbessern ganz zu Beginn auch noch etwas die Aktivität der Blasenmuskulatur. Auf Dauer können sie nicht helfen.

Eine gutartige Prostatavergrößerung muss behandelt werden, wenn sie Beschwerden verursacht. Das ist nur bei 30 Prozent der betroffenen Männer der Fall.

Schließlich erschlafft die Blasenmuskulatur, es entsteht die so genannte »Überlaufblase« und es besteht nicht mehr nur die Gefahr aufsteigender Infektionen, sondern es kommt

Häufigkeit des Prostataadenoms

- Jeder Zweite mit 50 Jahren
- 70 Prozent mit 60 Jahren
- Fast jeder im höheren Alter

zum Harnrückstau mit der Gefahr sehr ernster Nierenschädigung.

Mit neuen Medikamenten, die die Umwandlung von Testosteron in das Dehydrotestosteron, das für die Größenzunahme verantwortlich ist, blockieren, kann leider nicht, wie erhofft, die Vergrößerung im Anfangsstadium verhindert werden. Erst bei einer bereits beträchtlichen Größenzunahme auf ein Volumen von etwa vierzig Milliliter greifen diese Medikamente. Sie können dann bei einem Teil der Männer das Wachstum blockieren und auch teilweise reduzieren. Das heißt aber nicht, dass diese Männer vor einer notwendigen Operation auf Dauer verschont bleiben. Dennoch muss jeder, bei dem die Medikation wirksam ist, ein Leben lang diese Tabletten einnehmen. Es ist also genau mit dem behandelnden Urologen zu klären, wer für einen solchen Therapieversuch in Betracht kommt. Die überwiegende Mehrzahl der betroffenen Männer wird sich wie bisher rechtzeitig der Operation unterziehen müssen.

Die häufigste Operation ist die so genannte transurethrale Prostataresektion, also das Abtragen bzw. Abhobeln des Prostatagewebes durch die Harnröhre mit einer elektrischen Schlinge oder einem Elektromesser.

Bei der moderneren Laseroperation wird ebenfalls von der Harnröhre aus die Lasersonde mit einem kleinen Einstich in das Prostatagewebe platziert. Das Laserlicht verkocht dann das vergrößerte Prostatagewebe (Adenomgewebe). Nachteil dieser eleganten Methode ist, dass das Gewebe nicht mehr untersucht werden kann. Allerdings treten Komplikationen wie Blutungen, Verletzungen, Infektionen, Zeugungsunfähigkeit und Impotenz seltener auf.

Das ist auch bei der Thermotherapie der Fall, der Zerstörung von Gewebe mit hohen Temperaturen, anders als bei der so genannten Hyperthermie. Dabei werden geringere Temperaturen angewendet, etwa 43 Grad. Sie können zwar vorübergehend Symptome lindern, das Adenomwachstum wird aber nicht eingedämmt.

Bei der Prostatavergrößerung wächst in der Prostata eine gutartige Gewebsvermehrung, das so genannte Adenom, heran. Es verdrängt das eigentliche Prostatagewebe immer mehr an den Rand. Dieses bildet schließlich nur noch eine Art Kapsel um das Adenomgewebe herum. Nach Entfernung des Adenoms bei der Prostataoperation bleibt diese Kapsel erhalten. Es ist allerdings genau das Gewebe, in dem sich der Prostatakrebs entwickeln kann. Deshalb ist es unbedingt notwendig, auch nach der so genannten Prostataoperation, also der Entfernung des Adenoms, weiterhin zur Früherkennungsuntersuchung zu gehen. Die Operation soll den ungehinderten Harnabfluss wiederherstellen und damit die geschilderten Risiken abwenden. Sie ist kein Schutz vor dem Krebs.

Ein häufiges Leiden ist die Prostataentzündung, die mit Antibiotika behandelt werden kann. Das »männliche Gegenstück« zur Blasenentzündung der Frau entsteht ebenfalls durch Bakterien, die über die Harnröhre aufsteigen.

Prostataoperation und die Angst vor den Folgen

Darüber zu sprechen, fällt den meisten Männern schwer. Es ist schließlich der Intimbereich, und solange es noch geht, werden die Beschwerden verdrängt. Außerdem gilt das Prostataleiden als Alterskrankheit. Auch deshalb möchte „Mann" nicht zugeben, davon betroffen zu sein. Die Gelegenheit, ab vierzig regelmäßig zur Früherkennungsuntersuchung zu gehen, wird nur von zwölf Prozent der Männer wahrgenommen. „Mann" will sich damit nicht belasten, es könnte ja nicht nur die gutartige Prostatavergrößerung erkannt werden, sondern auch Krebs. Die große Chance, dass Krebs früh erkannt Heilung bedeuten kann, wird allzu oft vertan.

Und schließlich ist da die große Sorge, was wird mit der Potenz. Ist die Operation an der Prostata gleichbedeutend mit Potenzverlust? Einer der alten erfahrenen Urologen, Professor Mauermeier aus München, hat immer gesagt: Es ist wie bei einer brennenden Kerze. Brennt die Flamme hell und kräftig, wird sie genauso weiterbrennen. Ist es nur noch ein flackerndes Flämmchen, dann kann sie auch jeder Windhauch auspusten, nicht nur die Operation.
Es soll damit nichts verharmlost, aber eine realistische Einschätzung ermöglicht werden. Einzustellen haben sich die Männer allerdings alle auf die so genannte retrograde Ejakulation. Der Samen ergießt sich in die Blase und wird deshalb nicht sichtbar. Man nennt das auch den trockenen Orgasmus.

Größere Potenzschwierigkeiten kann es geben, wenn nicht durch die Harnröhre operiert wurde, sondern über einen Bauchschnitt, ob herkömmlich oder mit Hilfe eines Lasers. Das ist notwendig, wenn die Vergrößerung der Prostata schon zu weit fortgeschritten ist. Bei diesem offenen Eingriff besteht die Gefahr, häufiger Nerven zu verletzen, die für die Potenz wichtig sind. Allerdings kommt es bei fortgeschrittenen Krankheitsbildern in aller Regel auch schon vor der Operation zu Potenzschwierigkeiten.

Patienten, die wegen Krebs operiert werden, müssen ebenfalls mit Einschränkungen rechnen. Es handelt sich dabei um eine große Operation, auch mit dem Zugang über einen Bauchschnitt. Wenn rechtzeitig operiert alles gut überstanden werden konnte, braucht es noch geraume Zeit, bis das Vertrauen in die Heilung und Gesundung gewachsen ist.
Je mehr sich das Leben normalisiert, umso nahe liegender ist bei Patienten nach überstandener Krebsoperation der Wunsch, auch wie-

Welche Operationsmethode gewählt wird, hängt ab von der Größe der Prostata, ob Blasensteine, -infektionen oder -divertikel vorliegen, von der Nierenfunktion und vom Allgemeinzustand des Patienten.

der ein erfülltes Sexualleben zu führen. Ob und wann dabei mit Neuerungen, etwa Mitteln wie Viagra, medikamentös nachgeholfen werden kann, muss im Einzelfall mit dem behandelnden Arzt geklärt werden, und selbstverständlich auch mit der Partnerin. Das gilt ebenfalls für die Patienten, bei denen eine Potenzschwäche bei gutartiger Prostatavergrößerung vorliegt, ob mit oder ohne Operation.

Auf keinen Fall darf Viagra genommen werden, wenn jemand an einer Herzerkrankung leidet, und ganz besonders nicht bei gleichzeitiger Einnahme von Nitropräparaten zur Erweiterung der Herzkranzgefäße. Diese Kombination kann tödlich sein.

Nach einer Studie von Goldstein und Mitarbeitern, die im *New England Journal of Medicine* veröffentlicht wurde, half Viagra bei dreiundvierzig Prozent der Männer, die eine Impotenz mit mangelnder Erektion nach einer Prostataoperation hatten und Viagra nehmen durften.

Prostatakrebs – die gefährlichste Krankheit der Vorsteherdrüse

Gutartige Prostatavergrößerung und Prostatakrebs sind zwei grundverschiedene Erkrankungen. Der Prostatakrebs entsteht im Prostatagewebe bzw. in der so genannten Prostatakapsel. Es ist das Prostatagewebe, das das gutartige Adenom durch sein Wachstum im Inneren der Prostata an den Rand drückt. Diese Kapsel ist zum Teil sehr fest mit den Nachbarorganen verbacken und muss bei der Operation sorgfältig entfernt werden. Dazu ist ein ausgedehnter Eingriff erforderlich, mit dem Zugang über einen Bauchschnitt. Die Operation ist nicht

Einen neuen Weg hat auch Professor Chaussy aus München eingeschlagen. Er behandelt Prostatakrebspatienten mit einer hoch intensivierten Ultraschallwellentherapie. Das ist die aktuellste Weiterentwicklung der bekannten Stoßwellentherapie gegen Nieren- und Gallensteine, nur werden in der Prostata keine Steine zertrümmert, sondern Krebswucherungen mit gebündelten Ultraschallwellen beschossen. Die Studie ist auf vier Jahre angelegt. Die ersten Ergebnisse sind viel versprechend, aber eine abschließende, wissenschaftlich fundierte Beurteilung steht noch aus. Vor allem ist noch fraglich, ob die Methode den Krebs heilen oder nur lindern kann, also ob sie kurativ oder palliativ wirkt. Sollte sich die Ultraschallbehandlung bewähren, wäre sie schonender als eine Operation. Sie scheint auch die Potenz zu erhalten.

durch die Harnröhre möglich wie bei der Abtragung eines nicht zu großen gutartigen Adenoms. Es werden große Anstrengungen unternommen, um diesen Eingriff durch schonendere Methoden zu ersetzen. Die Richtungen sind viel versprechend, aber noch nicht so weit fortgeschritten, dass die große Operation überflüssig geworden wäre.

Fortschritte hat Professor Hofstetter in München mit dem Einsatz des Lasers inzwischen auch bei der Krebsbehandlung erzielt. Die Methode wird aber noch weiterentwickelt. Die Implantation von radioaktiven Seeds, einer Art Körnchen, die in das Gewebe eingepflanzt, den Krebs von innen bestrahlen, hat bestechende Argumente. Eine Reihe von Nachteilen haben in Deutschland im Gegensatz zu den USA dazu geführt, dass die Methode noch kaum angewendet wird und nur wenige Ärzte schon Erfahrung damit haben.

So sehr wir alle auf weitere Fortschritte in der Behandlung hoffen, bereits heute könnten wir in den meisten Fällen den Krebs heilen, wenn der Krebs frühzeitig entdeckt wird. Dazu bedarf es keiner Hightech-Medizin. Die einfache Abtastung der Prostata mit den Fingern im Rahmen einer Früherkennungsuntersuchung und die Bestimmung des so genannten PSA-Wertes, eines prostataspezifischen Markers, können zusammen bereits eine Menge aussagen. Der Arzt kann daraus ersehen, ob ein unverdächtiger Befund vorliegt. Dann muss bis zur nächsten Früherkennungsuntersuchung nichts weiter getan werden. Ist der Befund verdächtig oder zumindest unklar, wird der Urologe gezielt weitere Untersuchungen vornehmen.

Ein tödlicher Irrtum wäre es, sich darauf zu verlassen, dass nichts sein kann, solange man keine Beschwerden hat. Im Gegensatz zur gutartigen Vergrößerung, die auffällt, sobald sie die Harnröhre einengt und damit Abflussstörungen hervorruft, wächst der Krebs im Verborgenen. Er macht weder Schmerzen noch andere Beschwerden, solange er klein ist, solange wir also rechtzeitig behandeln könnten. Treten Beschwerden auf, dann ist es beim Krebs meist schon zu spät, und die Aussichten auf Heilung sind beschränkt.

> Über 25 000 Männer (meist über sechzig) erkranken jedes Jahr neu an Prostatakrebs.

Potenz

Das Partnerschaftsproblem Nummer 1: die Impotenz

Wenn die Potenz nachläßt, glauben die meisten Männer, dies sei entweder ein Zeichen für das Altwerden oder für eine organische Erkrankung. Altwerden heißt aber durchaus nicht, dass die Potenz gestört sein muss. Sie wird zwar anders, wie vieles mit dem Älterwerden etwas langsamer geht und nicht mehr so stürmisch ist. Es gibt aber genügend Beispiele dafür, dass Männer bis ins hohe Lebensalter Kinder zeugen können und durchaus liebesfähig bleiben, nur etwas ruhiger als mit zwanzig.

Wenn es also nicht am Alter liegt, wenn eine Erkrankung die Potenz beeinträchtigt, warum gehen die Männer dann so selten zum Arzt und lassen sich beraten? Der Grund liegt auch heute noch trotz aller Aufklärung in mystischen Vorstellungen von der Bedeutung der Potenz. Sie wird gleichgesetzt mit Kraft, Stärke, Männlichkeit, Leistungsfähigkeit und Lebenskraft. Sollte es uns wundern, dass das Nachlassen der Manneskraft oft wie eine Niederlage, eine Kränkung, empfunden wird, über die der Betroffene nur schwer sprechen kann?

Es ist aber ganz wichtig, Rat zu suchen. Denn auch wenn es heißt, dass ein gesunder Mann bis ins hohe Alter potent bleibt, so bedeutet nachlassende Potenz durchaus nicht in erster Linie organische Erkrankung. Sehr viel häufiger sind seelische Belastungen schuld an nachlassender Potenz. Jemand, der berufliche Sorgen hat, dem der Kopf schwirrt vor Problemen, der in Geldsorgen steckt, Konflikte in der Partnerschaft hat, verspürt kaum ein Bedürfnis nach Sexualität. Die erotische Reizbarkeit ist herabgesetzt und auch die Potenz im eigentlichen Sinn, also die Fähigkeit zur Erektion mit ausreichender Gliedsteife. Diese Veränderungen sind in solchen Situationen vollkommen normal. Trotzdem geschieht es häufig, dass ein Mann, der feststellt, dass einmal eine Erektion im gewünschten Moment nicht so ausfällt, wie er es gewöhnt ist, sehr irritiert reagiert. Wenn dann auch noch ein ungeschicktes Verhalten der Partnerin dazukommt, kann aus dieser ersten negativen Erfahrung eine negative Erwartungshaltung werden. Das bedeutet, er hat Angst vor dem nächsten Zusammensein, Versagensangst, und damit ist dann eine Potenzstörung vorprogrammiert.

Um aus einem solchen Teufelskreis wieder herauszufinden, sind ein klärendes Gespräch mit dem Arzt und die Beruhigung darüber, dass es sich hier um völlig normale Vorgänge handelt, bereits die beste Therapie und erübrigen oft weitere Maßnahmen oder das Einnehmen von Mitteln.

Bei einem Teil der Männer handelt es sich, wenn solche seelischen Gründe ausgeschlossen sind, aber tatsächlich um organische Störungen. Ganz im Vordergrund stehen Durchblutungsstörungen. Alles, was wir als Risikofaktoren, zum Beispiel auch für einen Herzinfarkt, kennen, kann sich ebenso negativ auf die Potenz auswirken. Die wichtigsten Risikofaktoren sind Rauchen, Bluthochdruck, Übergewicht, Stoffwechselstörungen, wie der Diabetes, oder Fettstoffwechselstörungen.

Ein ganz wichtiger Risikofaktor ist der zu hohe Alkoholkonsum. Mit zunehmender Leberschädigung baut der Mann die auch bei ihm immer in gewissem Maß vorhandenen weiblichen Hormone nicht mehr genügend ab und bekommt daher Potenzstörungen.

Erstaunlich: Jeder zehnte deutsche Mann ist impotent. Gelegentliche Erektionsschwächen kennen aber viel mehr.

50 bis 60 Prozent der Fälle haben organische Ursachen, der Rest ist psychisch/seelisch bedingt.

Die Erfolgsquote bei der Behandlung der Impotenz liegt weit über 90 Prozent.

Allerdings kann sich ein Mangel an weiblichen Hormonen auch negativ auswirken. Dazu mehr im Kapitel über das männliche Klimakterium. Auch zu den übrigen Hormonen dort mehr. Zum Testosteron hier nur so viel: Wenn es tatsächlich erniedrigt ist, hilft eine Substitution, um das Defizit auszugleichen. Hormone können nur dann helfen, wenn wirklich ein Mangel vorliegt.

Andere Medikamente, die die Potenz steigern sollen, halten selten, was sie versprechen. Deshalb wurde Viagra (Sildenafil) von vielen mit so großem Enthusiasmus aufgenommen. Mancher empfindet die Wirkung in der Tat als zu groß. Die Steife kann länger als wünschenswert anhalten und unangenehm sein. Außerdem müssen die Partnerinnen einverstanden sein, und die Lust darf für sie nicht zur Qual werden. Das allerwichtigste: Wer Herzprobleme hat, und besonders wer Mittel zur Erweiterung der Herzkranzgefäße einnimmt, darf auf keinen Fall Viagra schlucken; dann besteht Lebensgefahr.

Vor der Viagra-Ära war vor allem die Rede davon, dass Männer sich selbst Mittel zur Durchblutungssteigerung mit nachfolgender Erektion in die Schwellkörper einspritzten. Zu häufige oder unsachgemäße Anwendung, Erektionen, die über zu lange Zeit anhalten, können zu einem dauerhaften Schaden der Schwellkörper mit vollständiger Impotenz führen. Besonders bei jüngeren Männern ist das leider mehrfach beobachtet worden.

Bei einigen organisch bedingten Durchblutungsstörungen gibt es die Möglichkeit, mit Hilfe einer Gefäßoperation die Blutversorgung der Schwellkörper so wiederherzustellen, dass die Potenzstörung behoben ist.

Schließlich gibt es noch die so genannte Penisprothese. Hier werden zwei Kunststoffzylinder in den Penis eingepflanzt. Ein Pumpsystem wird im Hoden untergebracht. Bei Bedarf kann über diese Pumpe dann durch Füllung der Kunststoffzylinder eine Erektion erzeugt werden. Dieses Hilfsmittel kommt zum Beispiel in Betracht, wenn die Impotenz durch einen Unfall entstanden ist, bei dem Nerven verletzt wurden. Oft helfen dabei auch die erwähnten Spritzen. Ob eine Versorgung mit einer Prothese, der gezielte Einsatz bestimmter Injektionen, Medikamente oder eine Gefäßoperation in Betracht kommen, hängt nicht vom Alter des Mannes ab, sondern von der Durchführbarkeit dieser Maßnahmen und der Frage, wie aktiv und sonst körperlich gesund der Mann geblieben ist. Selbstverständlich sollte die Partnerin in die Entscheidung einbezogen werden.

Midlifecrisis oder Klimakterium auch beim Mann?

Gibt es das Klimakterium auch beim Mann, oder gibt es das nicht, oder nur in ganz wenigen Ausnahmefällen?

Was die Tatsache an sich betrifft, so ist die Antwort eindeutig: Auch bei Männern gibt es ein Klimakterium. Was die Frage nach der Anzahl der Betroffenen angeht, ist die Einigkeit nicht so groß. Von wenigen Prozenten Betroffener bis zu fünfzig Prozent aller Männer reichen die Angaben. Die Wahrheit wird wohl irgendwo dazwischen liegen.

Und sind die Beschwerden auch ähnlich denen der Frau? Sie können sehr ähnlich sein, müssen es aber nicht. Genauso wenig, wie jede Frau unter Hitzewallungen leidet, ist das beim Mann der Fall. Natürlich ist es auch insgesamt ein sehr viel selteneres Symptom, aber es kommt vor. Erstaunlicherweise hat es dieselbe Ursache wie bei der Frau, nämlich einen Östrogenmangel. Und alle anderen Beschwerden, die wir auf einen Östrogenmangel beziehen können, kommen beim Mann genauso vor. Ob es sich um Nervosität handelt, Schlafstörungen, Stimmungsschwankungen, Leistungsabfall, das sich ausgebrannt und schlapp und einfach nicht mehr so wie früher Fühlen.

Die Erklärung: Auch Männer haben weibliche Hormone, insbesondere die Östrogene, und die können bei Männern auch abfallen. Bisher wurde immer nur auf das Testosteron, das eigentlich männliche Hormon, geachtet. Auch dieses Hormon muss nicht bei allen Männern abfallen. Wir wissen ja, dass Männer bis ins hohe Alter zeugungsfähig bleiben können. Es kann aber abfallen und damit eine ganze Reihe von Beschwerden machen. Dabei geht es nicht in erster Linie um die Impotenz im Sinne einer Erektionsschwäche oder -unfähigkeit. Auch die Libido, das Verlangen nach Sexualität, ist beeinträchtigt, und das Äußere des Mannes verändert sich. Die Haut wird schlaff, die Muskulatur lässt an Spannung nach, er fühlt sich einfach nicht mehr so gut.

Genau wie bei Frauen sind in der Zeit dieser Hormonveränderungen gleichzeitig gar nicht selten Schilddrüsenstörungen vorhanden. Auch darauf sollte immer geachtet werden. Einige Fachleute messen jeweils den DHEA-

Spiegel und sind der Meinung, dass ein zu niedriger Spiegel ebenfalls das Wohlbefinden deutlich mindern könnte. Hier gehen die Meinungen allerdings auseinander. Das gilt auch für die Aussagen derer, die eine Substitution machen oder gemacht haben. Die einen sind ganz begeistert, die anderen sagen, sie hätten überhaupt keine Wirkung gespürt, obwohl im Laborwert bei beiden ein Mangel festgestellt worden war. Auf alle Fälle besteht bezüglich dieses Dehydroepiandrostendions (DHEA) noch Forschungsbedarf, und es ist sicher notwendig, erst einmal eine längere Beobachtungszeit abzuwarten.

Selbstverständlich ist die Frage, ob man sich in der Mitte des Lebens wohl fühlt oder nicht, nicht ausschließlich eine Frage, ob die Hormone ausgeglichen sind oder nicht. Genau wie bei der Frau spielen die Lebensumstände ebenfalls eine wesentliche Rolle. Klimakterium wird ja abgeleitet von Klimax, also dem Höhepunkt. Man ist auf dem Höhepunkt seiner Lebenslaufbahn. Die Frage heißt, ob der Höhepunkt wirklich erreicht werden konnte, wie viele Wünsche, Träume, Ziele unerfüllt geblieben sind, ob die Partnerschaft, die Familienverhältnisse harmonisch sind, ob es Freunde gibt.

Wer all das negativ beantworten muss, wer enttäuscht von dem ist, was er erreichen konnte, wer in schwierigen familiären Verhältnissen lebt und beruflich keine Aussicht mehr sieht, seine Wünsche zu realisieren, der hat mit oder ohne Hormone seine so genannte Midlifecrisis. Es ist also entscheidend, auch danach zu fragen und gemeinsam mit dem Betroffenen nach Wegen zu suchen. So wichtig der Ausgleich von Hormondefiziten sein kann, was für den Einzelnen richtig ist, muss individuell und mit Fingerspitzengefühl mit dem Betroffenen entschieden werden.

Und wenn dann alles nicht schnell genug und befriedigend hilft, sich dann den verführerischen Meldungen aus den USA hingeben und einfach Wachstumshormone injizieren? Die Fachleute sind sich zumindest in unseren Breiten einig darüber, dass man sich Jugendlichkeit und etwas mehr Wohlfühlen zu teuer erkaufen würde. Nicht nur, weil die Anwendung sehr aufwändig ist mit dem ständigen Spritzen, sondern vor allem, weil die große Gefahr, dass ein explosives Krebswachstum die Folge sein könnte, ein nicht zu tragendes Risiko darstellt.

Was die übrigen Hormone angeht, so ist bei nachgewiesenem Mangel davon auszugehen, dass mit einer Hormongabe Männern genauso wie Frauen ein ganz erhebliches Stück Lebensqualität zurückgegeben werden kann. Selbstverständlich sind auch dabei Kontrollen notwendig, insbesondere eine regelmäßige Kontrolle der Prostata, um verdächtige Befunde frühestmöglich zu erkennen.

Handelt es sich vorwiegend um Potenzprobleme im Sinne einer unzureichenden Erektion, muss abgesehen von dem Hormonspiegel auch an andere organische und seelische Ursachen gedacht weden. Von den organischen Ursachen sind es insbesondere Durchblutungsstörungen, die verhindern, dass der Schwellkörper richtig gefüllt weden kann. Im Zusammenhang mit Stoffwechselstörungen wie Diabetes, Hochdruckkrankheiten und anderen Erkrankungen, die zu Gefäßveränderungen führen, ist das nicht selten. Hilfsmöglichkeiten, die insbesondere die Urologen anwenden, sind im Kapitel Impotenz beschrieben.

Geht es vor allem um seelische Hintergründe, dann ist die Hilfe besonders schwierig. Wen das Gefühl beschleicht, der Zug sei endgültig abgefahren, es sei kein berufliches Fortkommen mehr zu erwarten, der wird insgesamt unzufrieden. Selbstvorwürfe, Grübeleien und Schuldgefühle machen mürbe. Gar nicht selten gibt manch einer, oft auch unbewusst, seiner Partnerin zumindest einen Teil der Schuld an den unerfüllten Träumen. Mancher sucht die Lösung einfach darin auszubrechen.

Nicht nur Frauen leiden darunter, wenn in dem Alter, in dem das Klimakterium eintritt, die Kinder flügge werden. Das so genannte »Leere-Nest-Syndrom«, die Tatsache also, dass die Kinder aus dem Hause gehen, belastet nicht nur die Frauen und Mütter, sondern auch Väter können viel mehr leiden, als es im Allgemeinen bekannt ist. Sie tun sich schwer, darüber zu sprechen, und fressen häufig den ganzen Kummer in sich hinein.

Die Hormontherapie beim Mann ist immer noch umstritten. Die meisten Fachleute erachten sie nur bei nachgewiesenem Mangel als sinnvoll.

In all diesen Situationen ist das intensive Gespräch mit dem Betroffenen der wichtigste Schritt zur Hilfe. Ob dann der Hausarzt, der Urologe oder ein Arzt für Psychotherapie am besten helfen kann, wird gemeinsam mit dem Betroffenen zu klären sein. Das ist aber viel einfacher gesagt als getan. Der Mann muss zunächst einmal einen Arzt aufsuchen. Das macht er meist erst, wenn zusätzlich körperliche Probleme auftauchen. Es sind häufig die schon erwähnten vegetativen Zeichen, also die nervösen Begleiterscheinungen, ob das den Kreislauf, den Darm oder den Magen betrifft, oder ob es Schmerzzustände sind. Die behandelnden Ärzte sind aufgerufen, hellhörig zu sein und nicht nur auf die geäußerten Symptome zu achten. Sie sind oft nur die Spitze des Eisbergs und weisen auf die Krisensituation in der Lebensmitte hin.

Oft sind die Ehefrauen oder Partnerinnen sehr viel verständnisvoller, als viele annehmen, und helfen entscheidend mit, dass die Krise überwunden wird – gar nicht selten der Beginn eines geglückten Neuanfangs. Manchmal nehmen die Frauen ihren Mann zum Gynäkologen mit, mit der Frage, ob er nicht auch dem Mann helfen könne. Wie Sie vorhin gelesen haben, ist das durchaus möglich, gerade wenn die Symptomatik doch etwas mit mangelnden Hormonen, in diesem Fall dem weiblichen Anteil der Hormone, zu tun hat.

Hat es sich doch eher um seelische Konflikte gehandelt, dann erledigt sich das Potenzproblem meist von selbst, wenn das seelische Gleichgewicht wieder gefunden werden kann. Sollte die Frage nach Viagra (Sildenafil) auftauchen, so muss auch darüber ernsthaft mit dem Betroffenen, vor allem aber auch gleichzeitig mit seiner Partnerin gesprochen werden. Es ist unbedingt notwendig, dass auch sie mit dem Einsatz dieses Präparats einverstanden ist. Außerdem darf es nicht zu einer tödlichen Gefahr werden. Man weiß, dass Herzkranke, insbesondere, wenn sie gefäßerweiternde Mittel nehmen, ob als Spray oder Tabletten, Viagra nicht verwenden dürfen; es besteht in dieser Kombination Lebensgefahr.

Auch für alle anderen hat das neue Potenzmittel nicht nur positive Eigenschaften. Die Tatsache, dass die Gliedsteife länger anhalten kann, als mancher Mann es selbst für wünschenswert hält, kann doch recht lästig sein. Nach wie vor kann einigen sehr gut damit geholfen werden, aber die große Euphorie bei der Vielzahl der Männer hat sich wohl schon gelegt. Die meisten halten es für viel wünschenswerter, sich insgesamt wieder gut zu fühlen. Dazu können die erwähnten Hormone beitragen, auch wenn sie nicht kritiklos als so genannte »Lifestyle-Drogen« konsumiert werden können.

Etwas, das sicher auch von den USA her immer mehr bei uns zum Einsatz kommt, ist die Möglichkeit, mit Vitaminen und Mineralstoffen nachzuhelfen. Darüber habe ich in den entsprechenden Kapiteln geschrieben, und letztlich ist es natürlich vor allem eine Frage dessen, was man selbst tut, um körperlich und geistig beweglich und aktiv zu bleiben.

Brustkrebs

Erfolge im Kampf gegen den Brustkrebs

Die meisten Knoten in der Brust werden nicht von den Ärzten, sondern von den Frauen selbst erkannt. Das ist erfreulich und bedauerlich zugleich. Erfreulich für die Frauen, deren Knoten nicht gutartig, sondern Krebs waren, und trotzdem noch rechtzeitig mit Aussicht auf Heilung behandelt werden konnten. Bedauerlich, weil das Abtasten der Brust nicht zufällig, sondern regelmäßig geschehen sollte. Damit könnte es gelingen, Knoten viel früher zu entdecken und damit bei einer viel größeren Zahl der Frauen eine Chance auf Heilung zu haben. Einmal im Monat, am besten nach der Regel, sollten wir diese Abtastung durchführen. Man kann damit nicht früh genug beginnen. Am besten, wenn die Brust voll entwickelt ist.

Ab dem dreißigsten Lebensjahr gehört die jährliche Untersuchung beim Arzt unverzichtbar dazu. Die frühesten Stadien von Brustkrebs sind winzig kleine Verkalkungsherde. Diese lassen sich noch nicht tasten, aber sie können mit Hilfe der Mammographie entdeckt werden. Es wird heute empfohlen, zwischen dem dreißigsten und vierzigsten Lebensjahr eine so genannte Basismammographie machen zu lassen. Sie dient als Vergleichsgrundlage für spätere Aufnahmen. Veränderungen sind dadurch leichter und sicherer zu erkennen. Ab dem vierzigsten Lebensjahr wird empfohlen, dass alle Frauen alle zwei Jahre zusätzlich zur jährlichen Früherkennungsuntersuchung eine Mammographie durchführen lassen. Die Diskussion, ob dadurch eine zu hohe Strahlenbelastung für die Frau besteht, wird von Fachleuten mit der Risikoabwägung beantwortet: Das Risiko, ohne Mammographie einen sich entwickelnden Krebs zu übersehen, ist unvergleichlich höher, als durch die Mammographie ein gering erhöhtes Krebsrisiko einzugehen.

In besonderen Fällen, bei Risikopatientinnen, kann die Mammographie auch häufiger nötig werden.

Brustkrebs

Weitere Maßnahmen zur Brustkrebserkennung kommen nur in Betracht, wenn sich durch die Selbstabtastung oder die Früherkennungsuntersuchung und die Mammographie ein Verdacht ergeben hat.

Der Eingriff bei nachgewiesenem Brustkrebs richtet sich nach der Größe des Tumors. In aller Regel wird heute die brusterhaltende Operation angestrebt. Sollte aber doch zu viel Brustgewebe geopfert werden müssen, stellt sich die Frage, ob und wann man die Brust wieder aufbauen kann. Häufig wird empfohlen, den Aufbau nicht in einer Sitzung mit dem Ersteingriff machen zu lassen. Nach etwa sechs Monaten hat sich die Frau erholt, die Nachwirkungen der Operation und der Bestrahlung und eventuell die Frage einer nötigen Chemotherapie sind geklärt. Die Patientinnen überstehen dann die erneute Operation oft besser, denn der Wiederaufbau ist ein großer Eingriff, der einige Stunden dauern kann. Es gibt aber durchaus Frauen, für die ein sofortiger Aufbau in Frage kommt. Entscheidend ist dafür nicht nur das Ausmaß des Tumors, sondern auch die psychische Situation der Frau. Manche ertragen die gesamte Situation bei einer sofortigen Wiederherstellung deutlich besser. Die Erfahrung zeigt allerdings, dass weniger Frauen einen Wiederaufbau wünschen, als man annehmen würde. Es sind nur sechzehn Prozent aller betroffenen Frauen.

Ob nach der Operation und Bestrahlung weitere Maßnahmen ergriffen werden müssen, ob Chemotherapie, antihormonelle Therapie, welche Kombinationen, welche Präparate – das alles wird die Frau gemeinsam mit den behandelnden Ärzten durchsprechen. Das Gespräch, das Einbeziehen der Betroffenen in die Überlegungen zur Therapie, haben einen ganz besonders hohen Stellenwert. Die Betroffenen und auch ihre Angehörigen müssen ermutigt werden zu fragen und die Planung des Vorgehens eingehend mit den Ärzten zu besprechen. Solange es geht, sollen sie die aktiv Handelnden bleiben oder zumindest durch ihre Fragen ihre individuelle Therapie mitgestalten.

45 000 Frauen erkranken in Deutschland jedes Jahr neu an Brustkrebs, 18 500 sterben.

Chemotherapie und Hormone können in bestimmten Fällen schon vor einer Brustkrebsoperation eingesetzt werden, um den Tumor zu verkleinern und das OP-Ergebnis zu verbessern.

Neue »Wunder-medikamente« gegen Brustkrebs

Monoklonale Antikörper wie Herceptin oder Antihormone (Aromatasehemmer für Patientinnen nach den Wechseljahren) machen Schlagzeilen. Tatsache ist aber: Diese neuen Substanzen werden nur Brustkrebspatientinnen mit Metastasen zusätzlich zur Chemotherapie verordnet. Sie können zwar nicht heilen, sie können aber die Überlebenszeit verlängern und die Lebensqualität verbessern. Vorerst handelt es sich noch um Therapieversuche, die nicht für alle Frauen geeignet sind.

Im Rahmen der Nachsorge in den folgenden Monaten und Jahren kommt es ebenfalls viel mehr auf das gute Miteinander an als auf einen hohen technischen Aufwand. Das Wiederauftreten von Krebs als Rezidiv oder als Neuerkrankung muss genauso frühzeitig erkannt werden wie die erste Erkrankung. Wir haben auch beim zweiten Mal die erneute Chance auf Heilung. Bei Absiedlungen oder Metastasen können wir zwar noch nicht heilen, aber oft noch viele Jahre eines lebenswerten Lebens erhalten.

Wechseljahre

So kommen Frauen gut durch die Wechseljahre

Hitzewallungen sind in den Wechseljahren weder bei jeder Frau vorhanden, noch sind sie die hauptsächlichen Beschwerden. Oft sind vegetative Störungen viel belastender. Insbesondere Schlafstörungen, Herzrasen, Nervosität, Unruhe, seelische Unausgeglichenheit, Reizbarkeit oder auch depressive Verstimmung, das Gefühl, nicht mehr so zu sein wie früher, abzubauen, alt zu werden. Dazu kommen äußere Zeichen. Die Haut wird schlaffer, ist weniger mit Flüssigkeit gefüllt, dadurch werden die Falten deutlicher. Auch an den Schleimhäuten wirkt sich die Austrocknung aus. Sie werden anfälliger für Infekte und andere Entzündungen. Das betrifft nicht nur die Blase und die ableitenden Harnwege, sondern auch die Scheide. Die trockene Scheide läßt den Verkehr schmerzhaft werden. Darüber sprechen die wenigsten Frauen, nicht mit ihrem Gynäkologen und oft auch nicht mit ihrem Mann. Sie ziehen sich zurück und belasten damit die Partnerschaft, obwohl sie gerade jetzt das Verständnis so sehr brauchen würden.

Bei Hormonmangel steigt auch bei der Frau die Häufigkeit von Herzinfarkten. Die Ursache liegt in dem Wegfallen der schützenden Wirkung der weiblichen Hormone auf die Gefäße. Besonders nachteilig ist der Hormonmangel für die Knochen. Jede dritte Frau bekommt eine Osteoporose, also eine Knochenentkalkung. Das bedeutet nicht nur Schmerzen, sondern auch die Gefahr von Knochenbrüchen. Vor allem der Oberschenkelhalsbruch mit all den möglichen Komplikationen ist gefürchtet. Auch Wirbel können brechen und nicht nur den so genannten „Witwenbuckel" verursachen, sondern Schmerzen und immer wieder Schmerzen.

Zu Beginn der hormonellen Umstellung kann die Regel noch ganz normal sein. Empfindliche Frauen können trotzdem schon Beschwerden haben. Wenn vorwiegend die vegetativen Symptome im Vordergrund stehen, wird ein Zusammenhang sehr oft nicht erkannt und auch gar nicht daran gedacht. Es gibt ja auch wirklich so viele Gründe, warum man einfach nicht mehr schlafen kann. Und dass man dann nervös ist, ist auch kein Wunder. Hellhörig sollte es aber auf jeden Fall machen, wenn Frauen sagen, »ich bin gar nicht mehr ich selbst«. Selbstverständlich müssen immer auch Erkrankungen, zum Beispiel der Schilddrüse, ausgeschlossen werden, und es muss an seelische Belastungen und Erkrankungen, wie etwa eine Depression, gedacht werden. Die Hormonumstellung wird aber zu oft als Ursache nicht beachtet, obwohl wir gerade dabei gut behandeln und von den Beschwerden befreien könnten.

Wenn die Symptome weniger deutlich sind, wird es noch schwerer. Sich nicht mehr richtig konzentrieren können, keine rechte Lust haben, auch sexuell, Kopfschmerzen und Herzrasen, meistens heißt es einfach: »Das ist Stress.«

Hat man erkannt, dass es sich doch um die Vorzeichen des Klimakteriums handelt, entscheidet die Frau darüber, ob sie mit Hormonen behandelt werden möchte oder nicht. Zuvor heißt es aber für alle, sich erst einmal wieder auf sich selbst zu besinnen, sich wieder mehr Zeit für sich zu nehmen, Zeit für Gespräche, für Sport, für die innere und äußere Schönheit.

Wenn es um Medikamente geht, möchten viele nicht gleich mit Hormonen beginnen. Sie vertrauen am Anfang lieber auf pflanzliche Wirkstoffe, ob aus Wanzenkraut (*Cimicifuga*) oder Mönchspfeffer (*Agnus castus*), auf Kälbermilzextrakte oder die bevorzugte Verwendung von Sojaprodukten.

Das alles hilft eine Zeit lang und kann die Symptome lindern. Pflanzliche Stoffe und auch Milzextrakte sind aber kein Ersatz, wenn tatsächlich Hormone gebraucht werden.

Ist das der Fall, genügen am Anfang häufig Gestagene allein. Anschließend werden Östrogene und Gestagene in Kombination gegeben. Sowohl die Dosis als auch die Art der beiden Hormone müssen ganz individuell verordnet werden, und auch die Anwendungsform, ob Tabletten oder Pflaster. Spritzen kommen heute nur noch in besonderen Fällen zur Anwendung. Je nachdem, ob die Regel auch weiterhin auftreten soll oder mit zunehmendem Alter nicht mehr erwünscht ist, werden wieder Änderungen vorgenommen.

Es kommt darauf an, für jede Frau die für sie geeignete Zusammensetzung herauszufinden. Das muss nicht auf Anhieb gelingen. Es kann durchaus sein, dass in den ersten Monaten verschiedenes ausprobiert werden muss. Hormontherapie ist also ein Spezialgebiet, das in die Hände erfahrener Ärzte/Ärztinnen gehört.

Die internationalen Fachgesellschaften der Gynäkologen empfehlen jeder Frau die Einnahme von Hormonen bis ins hohe Alter. Dafür sprechen verschiedene Argumente: Östrogene können vor Herzinfarkt schützen oder sind zumindest ein wichtiger Schutzfaktor. Das gilt auch für die Alzheimersche Erkrankung.

Hormonpräparate helfen nicht nur gegen Wechseljahrssymptome wie Hitzewallungen, Herzjagen oder Schlafstörungen, sondern schützen auch vor Gefäßverkalkung, Herzinfarkt, Knochenschwund und wahrscheinlich sogar vor Alzheimer.

Darmkrebs tritt bei Fauen mit Hormontherapie seltener auf.

Östrogene und Gestagene schützen die Knochen vor Osteoporose. Das Gewebe bleibt straffer, ein wichtiger Schutz gegen Inkontinenz, besonders die so genannte Blasenschwäche. Die Schleimhäute werden besser durchsaftet. Infekte gehen weniger an. Auch die Scheide bleibt feucht, wichtig, damit der Verkehr nicht schmerzhaft wird. Wie oft Partnerschaften belastet sind, weil über dieses Problem nicht gesprochen wird, können wir nur erahnen.

Es kann aber noch einen weiteren Grund dafür geben, dass eine Frau keine Lust hat, wenn es nicht ohnehin an Konflikten mit dem Partner liegt. Dabei geht es nicht um Schmerz, sondern um fehlendes Verlangen (Libido). Verantwortlich dafür kann ein Mangel an Testosteron sein. Genauso wie Männer auch weibliches Hormon haben, verfügen Frauen über einen gewissen Anteil an männlichem Hormon; es ist besonders für die Lust, die Libido, verantwortlich. Unter anderem ist auch die Straffheit der Muskulatur und besonders auch der Haut testosteronabhängig.

Ob ein Mangel vorliegt oder nicht, kann im Blut gemessen werden. Eine Substitution ist dann möglich mit einem Gel, das über die Haut sofort in den Körper aufgenommen wird, und anderen Präparaten. Überdosierungen müssen durch Kontrollmessungen verhindert werden. Es könnte sonst zu einer Vermehrung der Körperhaare kommen, auch im Gesicht, aber leider nicht am Kopf. Die Stimme kann tiefer werden. Es ist also genau zu überlegen, ob die Behandlung gewünscht wird.

Bei der Ergänzung der weiblichen Hormone fällt die Entscheidung trotz aller positiven Argumente vielen Frauen schwer.

Die Sorge vor einer Gewichtszunahme durch Hormone hält viele davon ab, sich damit helfen zu lassen. Zwei bis drei Kilogramm sind am Anfang oft wirklich mehr auf der Waage. Das ist die Flüssigkeit, die jetzt wieder im Gewebe bleibt und uns Frauen glatter und frischer aussehen lässt. Mehr Kilos gehen selten allein auf das Konto der Hormone. Vielen Frauen gelingt es unter der Therapie sogar leichter, wieder abzunehmen als vorher, weil sie ausgeglichener sind, Essen nicht mehr so oft als Spannungslöser benutzen und mehr Kraft zur Disziplin haben.

Und was ist mit der Angst vor Krebs? Die Gebärmutter wird sogar um das Drei- bis Fünffache vor Krebs geschützt, vor allem durch die so genannten Gestagene. An der Brust könnte dieser Hormonanteil eine geringe Erhöhung des Krebsrisikos mit sich bringen. Dies gilt es gemeinsam mit dem Arzt zu besprechen und Vorteile und Nachteile abzuwägen.

Was die Thrombosegefahr betrifft, so galt sie lange Zeit als vernachlässigbar. Es ist aber sicher sinnvoll, dass heute genauer erfragt und untersucht wird, ob bei der einzelnen Frau ein erhöhtes Risiko zu Thrombosen besteht.

Bevor eine Hormontherapie begonnen wird, muss jede Frau von ihrem/ihrer Gynäkologen/Gynäkologin untersucht werden. Das dient sowohl der Früherkennungsuntersuchung von Krebs als auch einer genaueren Einschätzung des Ausmaßes eines Hormonmangels. Dazu bedarf es keiner aufwändigen Verfahren. Der einfache Vaginalabstrich und die Beurteilung der Zellen unter dem Mikroskop geben die wichtigsten Auskünfte.

Sicher sind Lebensprobleme und Konflikte nicht mit Hormonen zu lösen. Wenn wir aber Wechseljahrsbeschwerden durch die Hormongabe lindern können, dann werden wir auch mit manch anderen Problemen, die sich uns in dieser Zeit stellen, besser fertig.

Nur ein Drittel aller Frauen hat starke Wechseljahrsbeschwerden, ein weiteres Drittel nur leichte und ein Drittel überhaupt keine.

Öfter mal ein gutes Wort – Balsam für die Seele

Wenn Sie mich fragen, was wohl die sanfteste Medizin ist, würde ich antworten: ein gutes Wort. Und das betrifft nicht nur uns Frauen. Dennoch, die häufigste Klage, die ich von Frauen höre, wenn es um Konflikte geht, ist, dass zu wenig miteinander gesprochen wird.

Selbstverständlich gehört dazu auch das anteilnehmende Zuhören. Gerade die Frauen, die auf eigene Berufstätigkeit verzichten, die sich den Kindern und der Familie widmen und die oft so undankbare Arbeit zu Hause leisten, haben genauso Anspruch darauf, dass ihre Arbeit geschätzt und als wichtig anerkannt wird, auch mit den richtigen Worten. Für uns alle gilt: Das Sich-füreinander-Interessieren und nicht Aneinander-vorbei-Leben wäre die beste und sanfteste Medizin.

Ich denke, es ist falsch anzunehmen, dass die Tatsache, dass Frauen häufiger zum Arzt gehen, allein in solchen seelischen Konflikten begründet liegt oder darin, dass Frauen einfach psychisch anfälliger sind.

Im Gegenteil, was haben Frauen im Lauf der Geschichte nicht alles »schlucken« müssen und haben es doch geschafft, sich durchzusetzen – auch wenn noch nicht alle Benachteiligungen abgeschafft sind. Zu Beginn unserer Geschichte haben Frauen nicht nur die Familie zusammengehalten und geführt, sondern auch die größeren Gemeinschaften – die Männer waren ja auf der Jagd oder im Krieg. So sind Frauen eigentlich die geborenen Politikerinnen, was uns dann in Friedenszeiten regelmäßig wieder abgesprochen wurde – und wird.

Die häufigeren Arztbesuche haben für mich eine einfache Erklärung. Sie liegen in den organischen Voraussetzungen des Frauseins. Die monatliche Regelblutung bedeutet für viele Frauen nicht nur Unpässlichkeiten, oft sind damit behandlungsbedürftige Probleme verbunden. Das betrifft nicht nur die Stärke der Regelblutung, eine Rolle spielen anatomische Veränderungen, die zu Schmerzen führen können, genauso andere Unterleibserkrankungen, Erkrankungen der Brust und Hormonstörungen.

Im Klimakterium kommt die gesamte Problematik der Hormonumstellung hinzu. Wir alle wissen, dass sie in eine schwierige Lebensphase fällt, wenn die Kinder das Haus verlassen, die ersten Anzeichen des Älterwerdens sichtbar werden, Beschwerden auftauchen, die man früher gar nicht kannte. Aus diesem Grund ist es notwendig, immer wieder daran zu denken, dass Frauen in dieser Zeit besondere Zuwendung brauchen, aber auch, dass Behandlungen notwendig sein können. Dabei erachte ich eine Ergänzung der fehlenden Hormone als eine natürliche und sanfte Methode. Das mag für manche unverständlich klingen. Aber warum soll etwas, das fünfzig Jahre zu mir gehörte und mir nicht schadete, in den zweiten fünfzig Jahren Gift sein? Wir wissen, dass Hormone einen wesentlichen Einfluss auf unser seelisches Gleichgewicht und auf eine ausgewogene Spannungslage im vegetativen Nervensystem haben. Die Diskussion, ob eventuell ein ganz geringer Prozentsatz eines erhöhten Brustkrebsrisikos mit einer Hormongabe im Klimakterium verbunden ist, muss sicher bei gefährdeten Frauen bedacht werden. Auf der anderen Seite ist seelisches Wohlbefinden ein wichtiger Schutz gegen Krankheiten. Hormone tragen dazu bei.

Und was ist mit all dem, woran man als erstes bei dem Stichwort »sanfte Medizin« denkt?

Die natürlichen Heilmittel, ob Pflanzen, Mineralstoffe, Licht, Luft oder Wasser, tragen selbstverständlich dazu bei, ob bei Mann oder Frau, gesund zu bleiben und geringere Beeinträchtigungen der Gesundheit zu behandeln.

Das gilt auch und besonders für die gesunde Ernährung. »Deine Nahrung sei deine Medizin.« Dieser Satz gilt heute mehr denn je. Es kommt genau wie bei Medikamenten auf die richtige Dosis und Zusammensetzung an – und auch auf den Zeitpunkt der Einnahme. Mahlzeiten soll man pflegen, das bringt nicht nur Ordnung in den Tagesablauf, sondern auch in unser Leben. Im richtigen Rhythmus sein heißt, wir fühlen uns wohl, wir sind in uns selbst zu Hause. Der Theologe Romano Guardini sagt: »Nur wer zu Hause ist, kann Gäste empfangen.« Das bedeutet, wer mit sich eins ist, kann sich auch anderen öffnen. Dann werden wir auch das gute Wort finden, von dem ich am Anfang gesprochen habe.

»Schläft ein Lied in allen Dingen,
die da träumen fort und fort.
Und die Welt hebt an zu singen,
triffst du nur das Zauberwort.«

Joseph von Eichendorff

Osteoporose: Für die Behandlung ist es nie zu spät

In den USA werden jährlich zehn Milliarden Dollar für die Behandlung von Patienten mit Osteoporose aufgewandt. Es wird geschätzt, dass sich diese Summe in den nächsten dreißig Jahren noch einmal verdreifacht, also auf dreißig Milliarden Dollar erhöhen wird. In Deutschland sind die Verhältnisse nicht anders. Körperliches und seelisches Leid lässt sich nicht messen oder in Zahlen ausdrücken. Das Ausmaß und die Tragweite des Problems lassen sich aber doch sehr viel eindrucksvoller und nachdrücklicher anhand solcher Zahlen darstellen.

Wachsen nur die Behandlungskosten, oder erkranken noch mehr Menschen als bisher – und weshalb sollte das so sein? Der Grund dafür ist schnell gefunden. Wir alle werden immer älter. Die Osteoporose ist bevorzugt eine Erkrankung des älteren Menschen. Sie ist das Brüchigwerden der Knochen durch schlechte Mineralisierung, vor allem durch den abnehmenden Kalziumgehalt. Die Gefahr sind Knochen- und Wirbelbrüche, schon bei sonst harmlosen Verletzungen und manchmal auch ganz ohne äußere Einwirkung. Es geht aber nicht nur um die Brüche – die besondere Belastung sind die schlimmen Schmerzen, die die Osteoporose verursachen kann. Es sind weniger Schmerzen, die der betroffene Knochen macht, als viel häufiger die starken Muskelverspannungen, die durch den erkrankten Knochen ausgelöst werden. Das alles kommt zwar auch bei Männern vor, in erster Linie sind aber Frauen im Klimakterium betroffen. Man schätzt, dass jede dritte Frau gefährdet ist.

Werden die weiblichen Hormone wieder zugeführt, lässt sich die Gefahr deutlich verringern. In der Regel werden dazu sowohl Östrogene als auch Gestagene gegeben. Obwohl die Knochendichte in den ersten vier bis fünf Jahren nach Aufhören der Regel am deutlichsten an Substanz verliert, kann eine Hormontherapie auch noch im späteren Lebensalter begonnen werden und helfen. Leider wird die Diagnose nicht selten zu spät gestellt, häufig erst wenn es bereits zu einem Wirbelbruch oder einem Schenkelhalsbruch gekommen ist. Durch gezieltes Befragen der Frauen nach Osteoporose in der Familie, nach eigenen Risikofaktoren und durch gründliche Untersuchungen, besonders beim Gynäkologen in der Zeit um die letzte Regel herum, sollte es gelingen, früher zu erkennen, ob eine Frau gefährdet ist, um entsprechend vorzubeugen.

In Deutschland leiden fünf Millionen Frauen und zwei Millionen Männer unter Osteoporose.

Neben den Hormonen kommt es wie bei der Vorbeugung so auch bei der Therapie darauf an, für eine genügend hohe Kalziumzufuhr zu sorgen, und das von Kindesbeinen an. Ausreichend Kalzium ist in Milchprodukten enthalten. Ein halber Liter Milch pro Tag und Käse, vor allem Hartkäse, liefern in etwa die empfohlene Menge von tausend Milligramm Kalzium pro Tag. Das Fett spielt für den Kalziumgehalt keine Rolle, deshalb sind fettarme Produkte zu bevorzugen. Deutlich weniger Kalzium enthält Quark, da Kalzium zum Teil in der Molke bleibt. Deshalb sind Sauermilch oder Joghurt sehr viel reicher an Kalzium.

Sind bereits Komplikationen eingetreten, kann es sein, dass man vorübergehend höhere Dosen braucht und entsprechend Kalziumpräparate einsetzt. Das ist auch der Fall, wenn die gewünschte Menge nicht allein mit der Ernährung erreicht wird. Gerade bei älteren Menschen ist es manchmal schwierig, die Ernährungsgewohnheiten so zu beeinflussen, dass genügend Kalzium enthalten ist. Meist werden die Präparate kombiniert mit Vitamin D und Fluorid. Die Wirkung des Vitamin D auf die Knochenfestigkeit ist unumstritten. Gerade beim älteren Menschen sind häufig Vitamin-D-Mangelzustände nachzuweisen. In jüngster Zeit gab es unterschiedliche Meinungen zur Fluoridgabe. Auch hier herrscht jetzt wissenschaftliche Einigkeit darüber, dass bei schweren Fällen von Osteoporose mit drohenden Wirbelbrüchen eine niedrig dosierte Fluoridtherapie nicht nur sinnvoll, sondern notwendig ist.

Mit steigendem Lebensalter sind auch die Männer zunehmend betroffen. Das liegt sowohl an der kalzium- und vitaminarmen Ernährung als auch vor allem an der Immobilität im Alter. Die Tatsache, dass sich viele ältere Menschen immer weniger bewegen und hauptsächlich sitzen, macht den Knochen durch die fehlende Belastung noch brüchiger. Auch bei Männern gibt es Hormonmangelzustände, allerdings sehr viel seltener als bei Frauen im Klimakterium. Ist ein solcher Mangel nachgewiesen, kann auch beim Mann mit seinem Hormon, dem Testosteron, sinnvoll behandelt werden. Bezüglich Kalzium, Vitamin D und Fluorid gelten dieselben Richtlinien wie bei der Frau.

Das Hormon der Nebenschilddrüse, Kalzitonin, hat ebenfalls einen wichtigen Einfluss auf den Knochenstoffwechsel. In sehr schweren Fällen wird es gespritzt, um die Bruchgefahr zu reduzieren und hartnäckige Schmerzen doch noch zu lindern, die auf keine anderen Maßnahmen angesprochen haben. In solchen Fällen sind die Kassen bereit, die hohen Kosten zu übernehmen.

Zur Vorbeugung genauso wichtig wie zur Behandlung ist Bewegung und nochmals Bewegung. Für die Patienten bedeutet das, dass sie sich trotz Schmerzen bewegen müssen, sowohl um die Muskulatur immer wieder zu durchbluten, als auch um Verspannungen zu lösen, zu trainieren und den Knochen zu stabilisieren. Oft ist das nur möglich bei gleichzeitiger Gabe von Schmerzmitteln. Man muss stets unerwünschte Nebenwirkungen gegen die Notwendigkeit, die Schmerzen erträglich zu machen, abwägen.

So groß das Problem der Osteoporose auch ist, wir haben viele Möglichkeiten, uns zu schützen. Dazu gehört auch, Stolpersteine aus dem Weg zu räumen, also Unfallgefahren zu verhindern. Und wir können auch noch im höheren Alter mit einer sinnvollen Behandlung beginnen.

Bei Rückenschmerzen immer auch an Osteoporose denken. Die Messung der Knochendichte bei einem Osteoporosespezialisten oder Röntgenfacharzt zeigt den Mineralgehalt der Knochen an.

Sport für Senioren

Regelmäßig trainieren – und Sie fühlen sich zwanzig Jahre jünger

Ältere Menschen haben oft Angst, sich sportlich zu betätigen. Sie befürchten Gelenkprobleme oder Rückenschmerzen. Andererseits gilt Sport als Jungbrunnen für Herz und Kreislauf.
Was also tun?

Sport nützt auf jeden Fall. Schaden kann er nur dann, wenn jemand tatsächlich eine besondere Erkrankung hat und sich auf Weisung seines Arztes nun wirklich nicht bewegen darf. Aber glücklicherweise ist ja die große Mehrzahl auch der älteren Menschen nicht in diesem Sinne krank, und bei bestimmten körperlichen Einschränkungen kann Sport sogar helfen.

Aber ich will erst einmal damit beginnen, was Sport positiv bewirken soll. Ich sage: Er erhöht die Lebensqualität, und zwar rundum. Und genau damit möchte ich jeden zum Sport motivieren. Denn Sport ist nicht nur gesund, er macht fit, man fühlt sich jünger, und Spaß macht er auch.

Wo liegt nun der Unterschied zwischen Sport und alltäglicher Bewegung?

Tatsächlich muss man Sport immer wieder neu definieren. Junge Leute sehen sicherlich den Wettkampf im Vordergrund. Für Ältere sollte die Freude, sich im eigenen Körper wohl zu fühlen, den Vorrang haben. Da geht es auch nicht immer nur darum, dass man einen Herzinfarkt verhindern will. Das Spielerische, das Miteinander, auch der gesellschaftliche und gesellige, also soziale Aspekt, spielen eine große Rolle. Das ist viel wichtiger als genormte Leistung. Der Unterschied zur alltäglichen Bewegung wie Einkaufengehen oder Treppensteigen ist, dass Sport auch in höherem Alter die Körperfunktion doch ein Stück mehr in Schwung bringt. Aber eben nicht mit Joggen oder einer anderen Leistungssportart, die anstrengt, sondern idealerweise zum Beispiel mit Walking, also dem etwas schnelleren Gehen.

Unter den positiven Wirkungen des Sports auf den Menschen steht das psychische Wohlbefinden ganz vorn. Das sagen ja auch die meisten aus eigener Erfahrung: Der Mensch ist einfach fröhlicher, wenn er sich mal ein bisschen verausgabt hat. Das kann man heute medizinisch nachvollziehen; denn in unserem Körper werden dann bestimmte Wirkstoffe freigesetzt, die in der Tat eine Wirkung auf die Psyche haben. Darüber hinaus weiß man, dass von mäßigem Sport auch die Infektabwehr profitiert. Sport scheint also durchaus einen Einfluss auf unser Abwehrsystem zu haben.

Mit der Fröhlichkeit im Zusammenhang steht der Stressabbau. Wir wissen, dass körperliche Bewegung eine so genannte vegetative Umschaltung macht. Dominiert vorher der Anspannungsnerv, so schaltet der Körper nach der sportlichen Bewegung auf den Entspannungsnerv um. Wissenschaftler konnten nachweisen, dass dann die Herzfrequenz sinkt, der Mensch etwas ausgeglichener reagiert, die Muskulatur sich lockert. Darüber hinaus »schmiert« körperliches Training auch direkt die Gelenke, fördert also die Beweglichkeit. Wie wir wissen, gibt es bei Osteoporose nichts Besseres als Bewegung.

Und dann komme ich jetzt zu dem, was sonst immer an erster Stelle genannt wird, also zum Herz-Kreislauf-System. Da geht es auch wiederum darum, dass zum Beispiel der Blutdruck gesenkt werden kann. Das gesamte Herz-Kreislauf-System arbeitet durch sportliches Training ökonomischer, das Herz schlägt langsamer, aber auch kräftiger. Also wird es entspannt, entlastet. Der Stoffwechsel von Diabetikern funktioniert mit Sport besser, Fette und sogar die Harnsäure (Achtung Gichtpatienten!) können schneller abgebaut werden.

Menschen, die keinen Sport treiben, tragen ein hohes Risiko mit sich. Sie bleiben länger sitzen, bewegen sich also nicht, haben mehr Gelenkprobleme, neigen schneller zu Übergewicht. Übergewicht begünstigt wieder Bluthochdruck, verschlechtert den Zuckerspiegel im Blut, es kommt zu den typischen Zivilisationskrankheiten.

Wie viel Sport reicht aus, um sich jung zu halten? Den negativen Folgen des Alterns könnte man schon mit einmal Sport in der Woche entgegensteuern. Viele fangen ja gar nicht erst an mit einer Sportart, weil sie glauben, sie müssten sich jeden Tag schinden. Dabei reicht bei älteren Menschen schon ein Abend in der Woche. Und wenn man sich dafür einem Sportverein anschließt, einer Gymnastikgruppe oder einem Angebot der Volkshochschule, dann macht das Ganze auch noch Spaß und fördert die Kontakte. Selbst vor Fitnesscentern müssen ältere Menschen keine Angst haben, wenn sie dort ihre Übungen unter Anleitung machen können.

Wenn man es nicht übertreibt, schadet Sport auch nicht den Bandscheiben oder Gelenken. Der Nutzen für die Gesundheit überwiegt. Sport verbessert die Geschicklichkeit, die Koordination, zumindest, wenn man eine geeignete Sportart aussucht. Dadurch wäre mancher Sturz und Knochenbruch vermeidbar – ganz besonders wichtig für Frauen, die zu Osteoporose neigen. Sport kräftigt die Knochen, und bessere Geschicklichkeit schützt vor Unfällen. Dafür sind Gymnastikgruppen ideal.

Selbstverständlich: Ältere Menschen, die neu mit einer Sportart anfangen, sollten sich vorher mit einem Arzt beraten. Und ebenso klar: Nichts im Hauruckverfahren beginnen. Professor Hollmann von der Sporthochschule in Köln hat schon vor längerer Zeit eine Studie mit über Sechzigjährigen gemacht, die viele, viele Jahre keinen Sport mehr betrieben hatten. Nach einem regelmäßigen Trainingsprogramm hat er nachweisen können, dass die Teilnehmer wieder einen Zustand erlangen konnten, der eigentlich einem zwanzig Jahre jüngeren entspricht.

Es ist nie zu spät, mit Sport zu beginnen.

2,1 Millionen Senioren über sechzig sind in Sportvereinen organisiert.

Selbst Achtzigjährige können durch vorsichtiges regelmäßiges Training Kraft, Koordination, Geschicklichkeit und Ausdauer wieder deutlich steigern – in den Kniegelenken um sechs Prozent pro Tag! (Professor Liesen).

Welche Sportarten sind für ältere Menschen besonders zu empfehlen? Auf alle Fälle Wandern, möglichst in der Gruppe oder wenigstens zu zweit. Das Walking, also schnelles

Gehen, ist auch in der Gruppe viel lustiger, eignet sich aber auch zum Training allein. Dann das Radfahren; natürlich muss man dafür verkehrssicher sein. Schwimmen und Wassergymnastik machen Spaß, trainieren den Körper durch den Wasserwiderstand besonders, entlasten aber gleichzeitig die Gelenke durch den Auftrieb. Skilanglauf empfehle ich für alle, die Spaß daran haben und es sich noch zutrauen. Bei allen Sportarten kommt es darauf an, die Anstrengung selbst nach dem eigenen Können zu dosieren. Mit Tennis würde ich im Alter nicht mehr beginnen, aber weitermachen, wenn man geübt ist. Das gilt auch für Golf. Es kann ins Kreuz gehen, insbesondere, wenn man den Schwung noch nicht so gut kann, fördert aber andererseits die Ausdauer durch die langen Wege, zum Teil in hügeligem Gelände. Vom Joggen würde ich abraten.

Der gesundheitliche Erfolg ist schon nach kurzer Zeit spürbar. Studien haben ergeben, dass sich schon nach vier Wochen regelmäßiger sportlicher Betätigung viele Menschen wohler fühlen. Spätestens nach zehn Wochen steigt die Leistungsfähigkeit, sie können beispielsweise die Treppen besser steigen, die Pulsfrequenz sinkt.

Sport kann sogar Medikamente einsparen, und das ist ja das Ziel, natürlich immer in Zusammenarbeit mit dem Arzt, nicht selbstständig. Wenn die Werte zum Beispiel des Blutdrucks besser werden, braucht man weniger Medikamente. Dieses Ziel läßt sich erreichen.

Gehirn-Nerven-Seele

Wenn man alles vergisst: Alzheimer

Der Alzheimer beginnt schleichend. Was ist nur mit mir los, fragen sich die Betroffenen. Schon wieder etwas vergessen. Man will sich etwas merken und kann es nicht. Nichts Neues will im Gehirn bleiben. Und die Angehörigen wundern sich, warum jemand immer wieder dasselbe erzählt. Oder warum läuft meine Mutter, mein Vater immer hinter mir her? Warum ruft sie/er mich dauernd? Es sind viele Kleinigkeiten, die zunächst eher stören, als den Verdacht nahe legen, hier könnte eine Krankheit vorliegen.

Wir alle erleben, wenn wir älter werden, dass uns einfach mal etwas nicht einfällt, dass wir uns schwerer tun, uns etwas Neues zu merken, oder dass wir öfter einmal etwas vergessen.

Der Unterschied zur Alzheimerschen Erkrankung ist, dass es sich dabei nicht nur um Gedächtnisprobleme handelt. Es kommen andere Leistungsstörungen des Gehirns dazu, wie die Unfähigkeit, Dinge miteinander zu verknüpfen, Zusammenhänge zu erkennen. Das Wiedererkennen von Dingen, Orten und Menschen wird schwierig. Wie häufig verlaufen sich die Betroffenen. Schließlich verlöscht die Erinnerung, nicht nur an die Ereignisse des Lebens, sondern an das Leben selbst, die eigene Person.

Der Anfang unterscheidet sich auch dadurch von den allgemeinen Alterserscheinungen, dass Störungen der Sprache dazu kommen. Alltagsverrichtungen können immer größere

Schwierigkeiten bereiten. Manchmal merken die Angehörigen, dass jemand, der immer ordentlich und sauber war, plötzlich nichts mehr aufräumt. Man wundert sich, wie jemand von Chaos umgeben sein kann, ohne sich daran zu stören.

All das führt nicht selten zu Spannungen. Die Angehörigen müssen darüber aufgeklärt werden, dass der/die Betroffene nichts dafür kann. Es ist nicht böser Wille, es ist Unvermögen. Viele Angehörige wollen noch fördern, logisch diskutieren und denken, der/die Betroffene müsste doch lernen können, wenigstens etwas Ordnung zu halten. Es geht nicht!

Der Erkrankte spürt es, er merkt die zunehmenden Defizite, möchte sie so gerne verbergen. Aus Sorge, sich nichts merken zu können, fragt er immer wieder dasselbe – eine große Belastung für sich selbst und die Angehörigen. In ihrer Not werden viele Betroffene depressiv, der Wunsch, nicht mehr leben zu wollen, ist nicht selten.

Die Alzheimersche Erkrankung ist die häufigste Form der Demenz, also der nachlassenden geistigen Fähigkeiten im Alter. Mit zunehmendem Alter sind immer mehr Menschen betroffen.

Der geringste Prozentsatz der Alzheimererkrankung hat eine eindeutig genetische Anlage und kommt deshalb familiär gehäuft vor. Der überwiegende Teil, über neunzig Prozent aller Alzheimer-Patienten, hat diese eindeutige Genveränderung nicht, aber so genannte Risikogene. Bei diesen Patienten spielen also Zusatzfaktoren eine Rolle, wie zum Beispiel ein hoher Cholesterinspiegel, insbesondere bei Frauen ein Östrogenmangel.

Bereits in zehn Jahren könnte es möglich sein, Alzheimer effektiv zu behandeln.

Die moderne PET-Untersuchung des Gehirns (Positronen-Emissions-Tomographie) kann Alzheimer diagnostizieren und gegen andere Gehirnerkrankungen abgrenzen.

Gerade diese beiden letztgenannten Risiken sind zur Zeit Gegenstand intensiver Forschung. Man will zum Beispiel herausfinden, ob spezielle Medikamente, die die Ansammlung von Cholesterin im Gehirn herabsetzen, möglicherweise nicht nur den Verlauf vorübergehend aufhalten können, sondern vielleicht auch vorbeugend wirken. Genauso wichtig ist die Frage, ob die Gabe von Östrogenen bei Frauen in der zweiten Lebenshälfte ebenfalls zu einer

Verringerung des Auftretens von Alzheimererkrankungen führen kann. Sehr viele Fakten sprechen im Augenblick dafür. Das gilt auch für die vorbeugende Einnahme von Vitamin E.

Zur Behandlung gibt es andere neue Medikamente. Damit lässt sich zwar noch nicht heilen, aber in vielen Fällen, zumindest eine ganze Zeit lang, der Krankheitsverlauf stoppen. Wenn man dabei vorerst nur von möglicherweise einem Jahr oder etwas länger spricht, dann klingt das für Nichtbetroffene kurz. Für Betroffene und ihre Angehörigen ist es aber eine gewonnene, höchst kostbare Zeit. Wenn die Augen der Patienten aus ihrem leeren Blick wieder ins Leben zurückfinden, wenn sich die geistigen Fähigkeiten vorübergehend wieder bessern, ist es ein Aufleben nicht nur für den Patienten, sondern auch für seine Angehörigen.

Die Pflege von Alzheimerpatienten ist für die Angehörigen sehr belastend. Die meisten Patienten werden zu Hause gepflegt. Es ist notwendig, dass Angehörige sich dabei helfen lassen, dass es nicht zu Überforderungen kommt, die die Situation des Pflegenden und des zu Pflegenden stark belasten. Wo diese Hilfe zu bekommen ist, welche Pflegedienste, welche Spezialeinrichtungen, welche Fachambulanzen und vieles mehr es gibt, kann man bei der Deutschen Alzheimer Gesellschaft, (siehe Seite 348) erfahren. Besonders hilfreich sind Angehörigengruppen, die ebenfalls unter dem Dach der Alzheimergesellschaft arbeiten.

Eine rege geistige Betätigung (Gehirnjogging) ist für die Funktion des Gehirns sehr wichtig. Allerdings sollte man nicht erst im Alter, sondern schon früh damit beginnen. Leidenschaftliche Schachspieler bekommen Alzheimersymptome später. Grund: Ihre Gehirnzellen sind stärker vernetzt.

Stress – die vielleicht größte Plage des modernen Menschen

Stress in der Partnerschaft, Stress mit den Kindern, Stress im beruflichen Alltag – Menschen müssen heutzutage viele Belastungen ertragen. Fast jeder fühlt sich gestresst, sogar die Kinder in der Schule. Wer dabei an seine seelischen und körperlichen Grenzen gerät, braucht Rat und Hilfe.

Aber was ist eigentlich Stress?

Stress ist die komplexe Reaktion des Körpers auf eine Alarmsituation. Es ist eine Reaktionsweise, die wir seit Urzeiten beibehalten haben.

Ursprünglich diente der Stress dem Überleben in Gefahrensituationen, wie beispielsweise bei der Jagd. Der Blutdruck steigt, ein aktiver Kreislauf und die ganze Muskulatur stellen sich darauf ein wegzurennen oder zu kämpfen. Sekundenschnell wird eine ganze Batterie von Verteidigungsreaktionen mobilisiert. Hormone werden ausgeschüttet, Herz und Kreislauf auf Hochtouren gebracht, das Nervensystem in höchste Spannung versetzt und die Muskulatur zum Sprung vorbereitet. Früher erfolgte dieser Sprung auch, entweder als Angriff oder als Flucht. Und dann konnten sich Körper und Geist erholen, neue Kräfte schöpfen, wieder klare Gedanken fassen. Im Stress reagieren wir ja eher reflexartig. Das Denken scheint auszusetzen.

Und heute? Heute mobilisiert der Körper in Stresssituationen auch all seine Kräfte. Wir verbrauchen sie aber nicht. Wir können uns mit dem Vorgesetzten nicht prügeln, und wir können nicht einfach weglaufen. Wir können den Wagen, der gerade die letzte Parklücke besetzt hat, nicht einfach demolieren. Und der Schüler, der im Prüfungsstress nicht denken kann, darf auch nicht einfach weglaufen, obwohl er danach und ohne den Prüfungsdruck wahrscheinlich viel besser mit der Aufgabe fertig geworden wäre.

Unser Problem ist also: Wir können den Stress nicht abreagieren. Und wir haben in unserer heutigen Zeit so viele Stresssituationen durchzustehen, dass die Erholungsphasen dazwischen viel zu kurz sind. Das ist der Grund, warum Stress krank macht oder zumindest ein Risikofaktor für Erkrankungen ist, wie zum Beispiel Bluthochdruck, Herzerkrankungen, Magen- und Darmgeschwüre, Anfälligkeit für

Infektionskrankheiten, Stoffwechselstörungen, Aggressivität, Konzentrationsschwäche, sogar ein erhöhtes Krebsrisiko und nicht zuletzt Potenzstörungen.

Beim krank machenden Stress stehen Menschen vor Aufgaben, die sie überfordern, oder sie muten sich bei dem Wunsch nach beruflichem Aufstieg zu viel zu. Die Frage ist heutzutage nur: Wie kann ich denn darauf reagieren, ohne dabei krank zu werden? Früher entlud sich der Stress automatisch beim Kämpfen oder Wegrennen. Das war das Ventil. Heute führen allzu große Aufgaben schleichend zu verspanntem Nacken, Rebellion im Magen, zitternden Händen oder Schlaflosigkeit. Vielen ist dabei überhaupt nicht bewusst, was sie da hineingebracht hat. Bevor es also zur Lösung des Stresses kommen kann, muss jeder erst mal erkennen, was ihn in Alarmbereitschaft versetzt.

Was passiert im Körper bei krank machendem Stress?

Da gibt es zunächst die direkten Reaktionen des Organismus wie den Bluthochdruck. Das ist die direkte Folge des berühmten Adrenalinausstoßes. Aber es wird ja gleichzeitig auch Kortison vom Körper freigesetzt. Auch das ist ein so genanntes Stresshormon, das dem Körper in Gefahrensituationen Energie bereitstellt. Im Blut zirkulieren dann mehr Zucker und mehr Fett. Wird beides nicht genügend abgebaut, steigert das die Gefahr, an Arteriosklerose zu erkranken oder sogar einen Herzinfarkt zu erleiden. Kortison unterdrückt weiterhin das Abwehrsystem des Körpers. Stress beeinflusst also direkt unser Immunsystem. Ein Überangebot dieses Stresshormons führt damit zu erhöhter Anfälligkeit für Infektionen. Das alles zeigt schon, dass wir Menschen uns ein Ventil schaffen müssen, um die Botenstoffe des Stresses wieder loszuwerden.

Stress hat auch Auswirkungen auf die Entstehung von Krebs. Möglicherweise ist Stress ein wichtiger Kofaktor für den Brustkrebs bei einigen Frauen. Schon vor Jahren vermuteten amerikanische Wissenschaftler anhand von Studien den Zusammenhang zwischen Brustkrebs und sehr unglücklichen Lebenssituationen dieser Frauen. Echte Beweise haben sie nicht gefunden.

Persönlichkeiten, die sehr an sich nagen, sehr große Selbstzweifel haben, kommen immer wieder an die Grenze der Überforderung. Jemand, der sonnenstrahlend dasteht, weil er etwas macht, das er wirklich leisten kann, der hat keinen Stress, der ist mit sich im Einklang. Es gibt nun mal unterschiedliche Fähigkeiten. Deshalb ist einer nicht mehr oder weniger wert, sondern er kann nur etwas anderes. Wenn er aber ausgerechnet das tun will, was er gerade nicht kann, überfordert ihn das. Und wenn er immer die beneidet, die das können, was ihm selbst fehlt, dann macht ihm das Stress. Solche Differenzierungen sind aber in wissenschaftlichen Untersuchungen nicht leicht darzustellen.

Manchmal sind Krankheiten schwer zu diagnostizieren, weil Stress die gleichen Symptome hervorrufen kann, die auch einige Krankheiten oder andere Veränderungen in unserem Körper bewirken. Solche Verwechslungen sind nicht selten, und der Weg zur Diagnose ist noch zusätzlich erschwert, weil Stress auch immer gleichzeitig vorkommen kann. Frauen in den Wechseljahren zum Beispiel klagen häufig über Nervosität, Schlafstörungen, Leistungsabfall und Verstimmungen. Alles typische Stresssymptome. Diese Symptome liegen hier aber in der Verschiebung der Sexualhormone begründet.
Ein Hormonausgleich könnte in diesen Fällen oft helfen.

Eine Schilddrüsenüberfunktion ist das Paradebeispiel für eine mögliche Verwechslung mit Stress. Das Herz rast, der Betroffene schwitzt schnell, ist unruhig und nervös. Sehr häufig arbeitet auch der Darm schneller.

Was tun gegen Stress?

Wenn organische Ursachen ausgeschlossen sind – was kann man dann gegen den Stress tun? Die erste Überlegung muss lauten:
Wie komme ich aus der Überforderung wieder heraus? Viele Menschen nehmen sich selbst zu wenig wichtig. Sie haben Termine für alles und für alle, aber nicht für sich selbst. Überprüfen Sie Ihren Terminkalender. Ist dort wirklich kein Platz für Sie selbst? Für Dinge, die Sie gern tun? Haben Sie wirklich keine Freunde, oder nehmen Sie sich nur nicht die Zeit, Freundschaften zu pflegen? Selbst wer in seiner Arbeitszeit auf Grund seiner Tätigkeit nicht über seinen Arbeitsrhythmus entscheiden kann, hat immerhin eine Mittagspause. Die sollte er zur Entspannung nutzen, eventuell gar zu einem kleinen Nickerchen.

Das habe ich selbst immer gern getan. Meine geheiligte Mittagspause, in der ich mich auch kurz hingelegt habe, war jahrelang mein Lebenselixier. Nur seit ich meine beiden Hunde habe, ist das so schwierig geworden, auch, weil ich nun lieber rechtzeitig nach Hause kommen will, um mit den beiden noch zu laufen,was ebenfalls gesund und ideal zur Entspannung ist. Ich gebe aber zu, der Mittagsschlaf ist nicht zu ersetzen. Ich habe sehr gern Stille um mich herum, wenn ich konzentriert arbeite. Ich brauche dann keine Hintergrundmusik. Wenn Musik, dann möchte ich sie auch genießen und bewusst zuhören. Viele dröhnen sich zu sehr mit einer dauernden Geräuschkulisse zu – Stress, der nicht sein muss.

Ganz besonders wichtig zum Stressabbau ist die Bewegung. Sie ist das natürliche Ventil zum »Dampfablassen« und damit zum Abbau der Stresshormone, der neuzeitliche Ersatz für Kampf und Flucht. Also »laufen Sie dem Stress davon« mit Walken, Schwimmen oder Rad fahren in der Freizeit! Oder tanzen Sie, das fördert gleichzeitig Kontakte und die Partnerschaft. Spaß an der Bewegung und nicht an der

Anstrengung steht im Vordergrund. Und für Entspannung muss ebenfalls gesorgt werden, so oft es geht. Das kann durch bewusstes Anspannen und Entspannen zum Beispiel der Faust erreicht werden oder durch andere isometrische Übungen. Durch Dehnübungen für den Nacken, sich quasi am Schopf packen und aus dem Stress ziehen. Lachen entlastet wunderbar, auch einmal herzhaft Gähnen. Vernünftige Ernährung gehört übrigens auch zur Stressbewältigung. Essen darf aber nicht als Ersatz für Entspannung missbraucht werden. Das macht dann zusätzlich auch noch dick. Das gilt natürlich genauso für das Trinken von Alkohol. Rauchen ist immer Gift!

Gestresste Menschen bekommen leichter Erkältungen oder Herpesbläschen.

Patienten fragen öfter nach Medikamenten gegen Stress. Ich warne aber dringend davor, dem Stress mit Beruhigungsmitteln abhelfen zu wollen. Daraus entsteht allzu schnell Abhängigkeit. Wenn es nicht ohne Mittel zu gehen scheint, zunächst die Heilkraft der Pflanzen nutzen, ob als Tee oder in Tablettenform, zum Beispiel Baldrian und Melisse zur Beruhigung oder Johanniskraut zur Stimmungsaufhellung.

Bei Herzrasen und anderen vegetativen Spannungssymptomen kann Magnesium hilfreich sein, genauso wie bei verkrampften Muskeln. Sportler vermeiden Wadenkrämpfe mit einem ausgeglichenen Elektrolythaushalt.

Stress beeinflusst die Haut: Akne, Neurodermitis oder Schuppenflechte verschlimmern sich unter Stress.

Neben dem, was wir gemeinhin als Stress bezeichnen, gibt es auch noch andere Stressoren für den Organismus. Von außen: Strahlen- und andere Umweltbelastungen. Von innen: giftige Stoffwechselprodukte. Für diese so genannten freien Radikale hat der Körper Entgiftungssysteme, die wir unterstützen können. Zum Beispiel mit den Vitaminen C, E, A sowie Selen, Zink und einigen anderen Elementen.

Nicht alles muss als Tablette genommen werden. Für Vitamin A ist mein Tipp: Täglich ein Glas Karottensaft mit einem Schuss Sahne, damit das fettlösliche Provitamin A aufgenommen werden kann. Frische Karotten helfen außerdem, schlank zu bleiben, wenn man dadurch weniger nascht. Zitronensaft mit Mineralwasser gemischt ergibt ein erfrischendes Getränk und ergänzt neben den Mineralstoffen Vitamin C. Dafür ist auch Ascorbinsäurepulver als konzentriertes Vitamin C geeignet.

Wichtig ist aber vor allem das, was man selbst tut, zum Beispiel Entspannungsübungen wie autogenes Training.

Obwohl ich schon vielen autogenes Training vermittelt habe, musste ich selbst gar nicht erst lernen, mich zu entspannen. Seltsamerweise habe ich diese Möglichkeit einfach mitbekommen. Ich kann mich sehr gut entspannen und gleichzeitig konzentrieren. Vor einer Sendung sitze ich ganz ruhig auf meinem Stuhl und konzentriere mich auf die Anfangsmoderation. Da können um mich herum Studiowände aufgebaut werden und wieder umfallen, das stört mich nicht. Ich kann allerdings nicht dabei einschlafen, genau wie ich im Flugzeug nicht gut schlafen kann.

Laufen Sie dem Stress davon. Körperliche Bewegung und Sport bauen Stress ab und beruhigen die Nerven.

Und ich habe Ventile. Ich bin sehr mitteilsam. Ich mache aus meinem Herzen keine Mördergrube. Ich kann gut über mich lachen. Andererseits kann ich mich auch mal zurückziehen und eine heimliche Träne vergießen. Ich kann Emotionen zulassen. Das, denke ich, ist ein Fehler der heutigen Zeit, dass jeder mit einem undurchsichtigen Pokerface herumläuft und nicht mehr zeigen will, was er fühlt. Ja, und ganz wichtig sind auch die guten Freunde. Trotz knapper Zeit versuche ich, meine Freundschaften zu pflegen und zu erhalten. Machen Sie es auch so! Bleiben Sie gesund mit mir!

Warum gibt es Stress? Das wunderbare Beispiel vom Bären

Jetzt möchte ich Ihnen mein geliebtes Bären-Beispiel erzählen. Meine Patienten und ich mögen es deshalb so gern, weil es so plastisch darstellt, was Stress ursprünglich bedeutet hat, warum Stress lebensnotwendig war und teilweise noch ist, warum er uns heute aber so oft krank macht.

Stellen Sie sich vor, Sie leben noch in der Steinzeit. Den ganzen Tag waren Sie auf der Jagd.

Sie sind durchgefroren und erschöpft. Aber nun sitzen Sie am Feuer in Ihrer mollig warmen Höhle, satt, zufrieden, müde, und Sie träumen durch die noch offene Eingangsluke in die Abendsonne hinaus. Da, plötzlich, der Eingang verdunkelt sich, und was sehen Sie? Da steht ein großer, gefährlicher Bär. Nun haben Sie zwei Möglichkeiten: Entweder Sie greifen blitzschnell zu Ihrer Lanze und erlegen den Bären – damit ist die Gefahr beseitigt. Oder aber, Sie wissen, dass Ihre Kraft dazu nicht reicht; Sie waren aber schlau und haben vorgesorgt, das heißt einen Hinterausgang gegraben. Durch den rennen Sie, so schnell Sie können, hinaus, klettern auf den nächsten Baum und bringen sich in Sicherheit.

> **Früher war es der Bär. Heute sind es der Chef, der Konkurrent, der Aktienkurs.**
>
> **Der moderne Steinzeitmensch kämpft im Fitnessstudio gegen Stress und Gewichte.**

Was läuft dabei alles ab? Sie können noch so müde gewesen sein – jetzt sind Sie in einem Bruchteil einer Sekunde hellwach, voll konzentriert, die Nerven stehen bis in die Haarspitzen unter Hochspannung. Die Muskulatur ist maximal angespannt, Sie müssen ja alle Kräfte aufbieten, um anzugreifen oder wegzulaufen. Das Herz rast, der Kreislauf darf nicht erst in Gang kommen, wenn Sie schon in vollem Sprint den rettenden Baum erreicht haben sollen. Sie sind kreidebleich, vielleicht haben Sie auch noch vor Schreck in die Hose gemacht, aber dafür haben Sie Ihr Leben gerettet. Das alles, die Möglichkeit, sekundenschnell eine ganze Batterie von Verteidigungsreaktionen zu mobilisieren, heißt Stress. Es ist die sinnvolle Reaktion von Körper und Geist auf eine lebensbedrohliche Situation.

Und was passiert heute? Auch heute hat jeder seinen Bären. Nur, beim einen heißt er Vorgesetzter, Kollege oder Konkurrent, beim anderen Freund, Ehepartner oder Schwiegermutter, beim dritten Lehrer oder Prüfer, oder der Bär zieht sich einen neuen Pelz an, und manchmal steckt er auch in einem selbst.
Der Unterschied zu früher ist, dass wir unseren Bären nicht einfach erlegen oder wenigstens auf ihn einschlagen dürfen, und wir können auch nicht jedes Mal, wenn wir ihn sehen, weglaufen. Da sitzen wir nun mit unserer geballten Ladung Kraft und werden sie nicht los. Wir ballen zwar noch die Faust in der Tasche, aber wir können die Spannung nicht lösen. Jetzt wird Stress zum krank machenden Stress, dem so genannten Disstress. Was zunächst sinnvoll war, ist für unsere jetzige Situation nicht mehr geeignet. Wir reagieren wie zur Steinzeit und können damit nichts

anfangen. Nach einer gewissen Zeit »entkoppeln« die Vorgänge, sie laufen dann auch ohne ersichtlichen Grund ab. Und dann wundern wir uns, warum Kopfschmerzen, Nacken- oder Kreuzschmerzen auftreten, uns dauernd etwas im Nacken sitzt, wir nicht schlafen können, ständig reizbar und aggressiv sind und uns immer schlechter konzentrieren können.

Niemand kann ständig in Hochspannung leben. Deshalb gilt es als erstes herauszufinden, in welchem Fell sich unser Bär versteckt. Je besser ich ihn kenne, umso eher werde ich auch heute Mittel und Wege finden, um mit ihm fertig zu werden. Zusätzlich muss ich mich um Möglichkeiten bemühen, die aufgestaute Spannung zu lösen. Dazu bietet sich zum einen körperliches Training an, um das Bedürfnis nach Angriff oder Flucht in friedliche Bahnen zu lenken und abzureagieren. Zum anderen ist das autogene Training eine ideale Möglichkeit, um Seele, Geist und Körper wieder in harmonischen Einklang zu bringen. Und schließlich ist all das, was Freude, Zerstreuung, Heiterkeit bringt, was losgelöst ist von Erfolgsstreben und Zweckdenken, Balsam für unser strapaziertes Nervenkostüm.

Lachen ist die beste Medizin – besonders gegen Stress

»Lachen ist die beste Medizin.« Das trifft nicht immer zu, aber es ist doch oft wahr. Lachen ist tatsächlich gesund. Nicht nur, weil das Zwerchfell hüpft und die gesamte Drüsentätigkeit angeregt wird, bis hin zur besseren Verdauung. Nicht nur, weil man tiefer atmet und dadurch belebt wird. Nicht nur, weil Lachen das beste Mittel gegen Stress ist – weil mit einem kleinen Lächeln alles viel leichter geht – weil die Welt heller und jedes Gesicht schöner wird – weil man Schmerzen vergisst und manche Schmerzen sogar beim Lachen vergehen. Lachen heißt auch: aufatmen, Luft und Kraft schöpfen, einmal wenigstens eine Zeit lang die Sorgen abschütteln, leben.

Zu schön, um wahr zu sein? Nein, es stimmt schon. Nur wir verhindern oft, dass das Lachen wirklich gesund sein kann. Schauen Sie einmal aus Ihrem Schneckenhaus heraus. Vielleicht sehen Sie sonst den Clown gar nicht, der Sie zum Lachen bringen möchte. Und das wäre schade.

Der englische Mediziner Thomas Sydenham sagte in diesem Zusammenhang schon vor dreihundert Jahren: »Die Ankunft eines guten Clowns übt einen segensreicheren Einfluss auf die Gesundheit einer ganzen Stadt aus als zwanzig mit Medikamenten beladene Esel.« Sydenham (1624–1689) wurde oft der »englische Hippokrates« genannt. Wir verdanken ihm übrigens die Entdeckung der Wirkung der Chinarinde gegen Malaria.

Die zehn besten Rezepte gegen Stress

- Zeit für Freunde
- Zeit für Gespräche
- Zeit für Unterhaltung
- Zeit für sich selbst
- Zeit für Entspannung
- Zeit für Bewegung
- Zeit für vernünftige Ernährung
- Zeit für ein Nickerchen
- Zeit für Emotionen
- Zeit für Lachen

Dazu ein Beispiel: Der englische Journalist Norman Cousins schilderte 1976 im *New England Journal of Medicine*, wie er die altbekannte Bedeutung des Lachens für sich neu entdeckt hat.

Er war einige Jahre zuvor von einer schweren Krankheit befallen worden. Aller Wahrscheinlichkeit nach handelte es sich um eine so genannte Kollagenose, eine Erkrankung des Bindegewebes. Starke Muskelschmerzen ließen jede Bewegung zur Qual werden, die Glieder waren schwer, die Knie weich, er konnte sich kaum noch bewegen. Überall waren Knoten unter der Haut tastbar. Man nimmt an, dass die Ursache derartiger Erkrankungen im Zusammenhang mit einer fehlgesteuerten Abwehr steht, die sogar das körpereigene Gewebe angreift. Cousins überlegte, wie es wohl zu der Krankheit gekommen sein konnte. Er erinnerte sich an die Veröffentlichung von Selye über die Vorgänge beim Stress. Er hatte gelesen, wie Frustration oder unterdrückte Wut zur Erschöpfung der Organe führen kann, die in solchen Situationen immer wieder bestimmte Hormone ausschütten müssen. Und er hatte auch gelesen, dass dabei zum Beispiel die Salzsäure im Magen zunimmt, dass es zu einer Veränderung wieder anderer Hormone kommt – und vieles mehr.

Vor Ausbruch seiner Krankheit war Cousins vollkommen überfordert gewesen, absolut gestresst. Lag hier nicht eine plausible Erklärung dafür, dass bei ihm einiges aus dem Gleichgewicht geraten, dass er erschöpft war?
Und nun fragte er sich, was wohl wäre, wenn man die negativen Emotionen, die das alles bedingt, durch positive ersetzte. War es möglich, dass Liebe, Hoffen, Glauben, Vertrauen,

Lachen und der Wille zu leben therapeutischen Wert hatten?

Wenn negative Emotionen negative chemische Veränderungen in unserem Körper hervorrufen, können dann positive Emotionen nicht vielleicht positive Veränderungen bewirken? Cousins machte die Probe aufs Exempel. Er setzte alle hoch wirksamen Medikamente ab und bestellte statt dessen lustige Filme aus der Reihe Allen Funt: »Candid Camera«, ähnlich der »Versteckten Kamera«. Über die Reaktionen verblüffter Zeitgenossen können wir ja alle herzlich lachen. Darauf kam es an: Lachen und der unbedingte Wille, gesund zu werden. Zusätzlich nahm Cousins noch große Mengen Vitamin C ein – und es gelang ihm tatsächlich, seine Krankheit »lachend« zu besiegen.

Bitte verstehen Sie diese Geschichte nicht als Aufforderung, nun alle verordneten Medikamente wegzuwerfen. Vielleicht wäre Mr. Cousins auch ohne jede Therapie wieder gesund geworden. Vielleicht hätten Scheinmedikamente dieselbe Wirkung gehabt. Wir wissen ja, dass die so genannten »Placebos« sehr oft helfen, wenn man nur fest daran glaubt. Mit dieser Geschichte will ich nur zeigen, dass es durchaus plausible Erklärungen dafür gibt, warum Lachen so gesund ist. Es muss ja nicht immer lautstark gelacht werden. Mit einem kleinen Lächeln geht schon alles besser.

Viele meinen, es gebe heute nichts mehr zu lachen. Es ist in der Tat oft schwer, die Probleme auch nur für kurze Zeit abzuschütteln. Aber man sagt auch: Die Welt ist der Spiegel des eigenen Gesichts. Wer lächelt, wann immer ihm danach zumute ist, wird auch wieder dem Lachen begegnen. Und das ist – zumindest gegen den Stress – immer noch die beste Medizin.

Lernen – im Schlaf?

Stimmt es eigentlich, dass man im Schlaf lernen kann? Als Kinder haben wir daran geglaubt. Besonders dann, wenn das Spielen verlockender war als Hausaufgaben zu machen. Wir vertrauten dann der »Magie«, die uns das Wissen aus dem Buch unter dem Kopfkissen zuerst in die Träume und dann ins Gedächtnis zaubern sollte.

Ganz so unsinnig ist das mit dem »Im-Schlaf-Lernen« vielleicht doch nicht. Wissenschaftler haben herausgefunden, dass der Lernvorgang, vereinfacht dargestellt, zwei Etappen durchlaufen muss. Zuerst werden die Informationen – die Vokabeln, die Rechenformeln, Geschichtsdaten oder das Gedicht – in das Kurzzeitgedächtnis aufgenommen. Was gelernt, also behalten werden soll, muss nun in das Langzeitgedächtnis übertragen werden. Während dieser Vorgang läuft, sollen sich möglichst keine Fehler einschleichen. Deshalb wird die Information geschützt. Wenn man sie abrufen will, ist es, als habe man sie beinahe vergessen. Erst wenn sie gespeichert ist, ist sie wieder abrufbereit.

Es könnte schon stimmen, dass das, was man vor dem Zubettgehen gelernt hat, in Ruhe in das Langzeitgedächtnis aufgenommen werden kann und deshalb besonders gut sitzt. Vom gründlichen Lernen befreit uns das aber nicht. Von selbst kommt der Inhalt des Buches nicht unter dem Kopfkissen hervor. Trotzdem können wir eine Reihe praktischer Schlussfolgerungen ziehen.

Wenn die Stofffülle groß ist, dann ist es besser, immer nur einen begrenzten Teil zu erlernen. Das Einprägen geht umso besser, wenn man die Lerninhalte mehrfach kurz hintereinander wiederholt. Dann wieder eine Pause einlegen, damit sich das Gelernte in Ruhe festsetzen kann. Also lieber dreimal eine halbe Stunde konzentriert Hausaufgaben machen als eineinhalb Stunden ohne Unterbrechung. Wenn Vokabeln, Geschichtsdaten, Formeln und Ähnliches gelernt werden, gilt auch zunächst das kurzfristige Wiederholen. Mit dem Abfragen sollte man nicht gleich nach dem Zuklappen des Buches beginnen. Zwanzig Minuten sollten mindestens vergangen sein. Dann aber ist es sinnvoll, das Gelernte abzurufen und damit zu wiederholen. Es sitzt dann umso besser.

Beim Lernen sollte man sich nicht noch zusätzlich einer Reizüberflutung aussetzen. Auch wenn ich mich bei manchen jungen Leuten unbeliebt mache: Recorder, Radio oder Fernsehen stören das Lernen auch des größten Musikfans. Hinterher zum Entspannen, okay! Ein heißer Rhythmus wird nicht aus dem Kopf schütteln, was wirklich einmal gesessen hat.

So lernt sich's leichter

Das Kurzzeitgedächtnis behält Informationen etwa drei Sekunden lang. Erst wenn sie mehrmals »bestätigt« werden, gelangen sie ins Langzeitgedächtnis. Sonst würde der Mensch verrückt. Eine soeben gehörte Telefonnummer ist also nach drei Sekunden weg, wenn man sie sich nicht sofort mehrmals ins Gedächtnis zurückruft und einprägt.

> So erstaunlich es klingt, nicht nur lernen, auch vergessen ist manchmal sinnvoll; das Vergessen von Unangenehmem sowieso. Hier geht es aber um eine besondere Leistung unseres Gehirns. Bei einer zu großen Informationsflut hilft es uns, durch Vergessen von Nebensächlichem das Wichtige herauszufiltern.

Und schließlich, wer gut lernen will, muss auch bereit sein zu lernen, das heißt: wach und neugierig auf das, was kommt. Unsere Kinder müssen in der Schule ausgeschlafen sein. Der Magen darf nicht knurren und auch nicht voll sein. Sie müssen Freude am Lernen haben.

Deshalb: nicht zu lange fernsehen. In Ruhe frühstücken. Für schmackhaftes, abwechslungsreiches Pausenbrot sorgen, ohne überflüssige Kalorien, die nur dick machen. Auch beim Trinken Vorsicht mit Kalorienbomben, vor allem Colagetränken und Limonaden. Nicht nur Semmeln mitgeben, sondern immer wieder eine andere Brotsorte wählen, den Belag häufig variieren, Obst nicht vergessen. Das klingt zwar banal, aber man weiß, dass täglich 100 000 (hunderttausend) Schulbrote weggeworfen werden, weil die Kinder das ständig gleiche Graubrot mit Leberwurst »satt haben«. Da sitzen sie lieber mit knurrendem Magen im Unterricht, und damit lernt es sich schlecht.

Freude am Lernen erhalten wir unseren Kindern, wenn sie ohne Angst in die Schule gehen können. Ohne den Druck: »Du musst gute Noten nach Hause bringen!« Verständnis, viel Lob und nicht allzu viel elterlicher Ehrgeiz sind dabei die wichtigsten Voraussetzungen.

Seele in Not – ein Fall für die Psychotherapie

Wenn wir krank sind, ist immer der ganze Mensch betroffen. Im Vordergrund kann zwar ein bestimmtes Organ stehen, die Seele leidet aber zumindest mit. Es kann auch umgekehrt sein. Hauptsächlich leidet die Seele, vielleicht ist sie sogar krank, viele spüren dabei aber in erster Linie körperliche Beschwerden. Wir sprechen von psychosomatischen Erkrankungen. Die Behandlung der Seele ist notwendig, um auch die körperlichen Beschwerden zu lindern.

Es sind sehr viele, die solche Hilfe benötigen, aber nicht jedem steht ein Fachmann zur Verfügung. Darüber hinaus werden immer wieder einmal Zweifel an der Wirksamkeit psychotherapeutischer Behandlungsverfahren laut. Es heißt zum Beispiel, dass Patienten manchmal jahrelang behandelt werden, Stunden und Aberstunden in der Praxis ihres Therapeuten verbringen und letztlich zwar klarer wissen, woher ihre Probleme kommen, sie aber doch nicht lösen können. Darüber hinaus ist der Psychotherapie der Vorwurf gemacht worden, sie könne den Einzelnen sehr oft doch nicht aus seinen Konflikten befreien, sondern letzten Endes nur den gesellschaftlichen Gegebenheiten besser anpassen. Schwere Vorwürfe, denen sich die Fachleute durchaus nicht verschließen. So hat in den vergangenen Jahren eine kritische Bewertung der vielen verschiedenen Therapieverfahren stattgefunden. Man hat sich auf wenige anerkannte Methoden geeinigt, die bei Erkrankungen genauso wie notwendige Medikamente von den Kassen bezahlt werden. Die anderen Verfahren wurden davon ausgenommen.

Das wichtigste für uns alle ist allerdings, die Gefährdung unserer seelischen Gesundheit zu erkennen, bevor sie zur ernsten Krankheit wird. Wir wissen heute, dass eine anhaltende Überlastung, der »berühmte« Dauerstress, seelisch und körperlich krank macht. Man kennt inzwischen die Botenstoffe im Gehirn, die zunächst notwendig sind, um auf kurzfristigen Stress richtig zu reagieren. Wenn sie aber über längere Zeit nicht abgebaut werden, sondern sich immer weiter anhäufen, können sie zu Depressionen führen und vielen körperlichen Beschwerden. Dies ist allerdings nur einer von einer Reihe verschiedener Faktoren, die zur Entwicklung einer Depression beitragen.

Es gilt, alles daran zu setzen zu verhindern, dass man in den Teufelskreis der Überforderung kommt, aus dem man sich aus eigener Kraft nur noch schwer befreien kann. Viel zu sehr wird in unserer mehr als »kopflastigen« Zeit auch dort ausschließlich an den Verstand, das Einsehen, appelliert, wo Emotionen und Gefühle ganz im Vordergrund stehen. Selbstverständlich lassen sich Geist und Seele, Gefühle und Verstand genauso wenig trennen wie Körper, Geist und Seele. Der Mensch ist eine Einheit. Es geht darum, einen Weg zu einem harmonischen Gleichgewicht zwischen unseren Wünschen und Möglichkeiten zu finden. Den Weg muss jeder selbst beschreiten. Es gilt, bewusst zu machen, dass der Körper nicht nur eine Verpackung ist, sondern der lebende Ausdruck der Persönlichkeit. Dass der Körper sein Recht auf Pflege und Beanspruchung, auf Schonung und Aktivität genauso fordert wie unsere Seele. Dass wir unserer Seele nicht ständig Fesseln anlegen dürfen, dass sie Kummer und Schmerz genauso hinausrufen muss wie Freude und Glück. Dass sie Stille zur Einkehr genauso braucht wie das Ausgehen, das Aus-sich-Herausgehen, um Feste zu feiern, um sich anderen zu öffnen. Hier sehe ich die größte Schwierigkeit und eine der wesentlichsten Ursachen psychosomatischer Erkrankungen, also Erkrankungen von Seele und Soma, also Körper. So viele leben allein inmitten von vielen. Echte Freunde sind in der überlauten Fröhlichkeit selten geworden. Die Angst ist zu groß, Nachteile zu haben, wenn man wirklich einmal die Seele schwingen lässt, sich jemandem anvertraut. Deshalb wird so viel geredet und so wenig miteinander gesprochen. Weil es so wenige Freunde gibt, brauchen wir so viele Psychotherapeuten.

Die Kosten für anerkannte psychotherapeutische Behandlungen werden von den Krankenkassen übernommen.

Und wir brauchen sie tatsächlich. Ich kann nur dazu aufrufen, diese Therapeuten auch wirklich in Anspruch zu nehmen. Das ist kein Armutszeugnis, sondern ein verantwortungsvoller Schritt, der uns in großer seelischer Not davor bewahrt, ernsthaft krank zu werden. Und es ist eine der notwendigen Maßnahmen zur Therapie, wenn wir schon krank sind. Der Psychotherapeut sollte sowohl anteilnehmender Gesprächspartner sein als auch dort, wo es notwendig ist, »Seelenarzt«.

An der Zunahme der seelischen Erkrankungen in unserer Zeit wird sich aber wohl erst dann wirklich etwas ändern, wenn wir wieder lernen, nicht nur auf uns selbst zu sehen, sondern die Menschen um uns herum anteilnehmend in unser Leben einzubeziehen.

Wenn die Seele Schmerzen macht

Psychosomatische Erkankung heißt, dass noch intensiver als sonst Körper und Seele verbunden sind und sich im Krankheitsgeschehen gegenseitig beeinflussen. Besonders häufig sind Schmerzen, die so sehr quälen, dass der Betroffene von Arzt zu Arzt geht, aber immer wieder die Auskunft erhält: »Organisch können wir nichts finden.« Es geht so weit, dass sich mancher eher die schlimmste Diagnose wünscht als dieses ständige Nichtwissen. Die Tatsache, dass der Auslöser in einem seelischen Problem liegt, ist zwar oft angesprochen worden, wird von den meisten zunächst aber weit von sich gewiesen. Wie soll man auch verstehen können, dass da etwas bohrt, sticht, schneidet, quält – und die Ursache soll in einem Konflikt liegen, der mir gar nicht bewusst ist. Genau darum geht es: annehmen zu lernen, dass die Seele glaubhafte und schwere Schmerzen verursachen kann. Annehmen zu lernen, dass Hilfe bei diesen Beschwerden genauso dringend erforderlich ist wie bei schweren Organerkrankungen. Dass es aber eine andere Hilfe sein muss.

Die Psychotherapeuten sind die Fachleute auf diesem Gebiet. Es gibt die psychotherapeutische Medizin. Ärzte haben sich auf die seelischen Erkrankungen spezialisiert. Und es gibt die psychotherapeutischen Psychologen, bei denen der Psychologe die Betreuung übernimmt. Psychiater sind Ärzte, die sich mit seelischen Erkrankungen, meist schwererer Natur und auf Grund bestimmter Anlagen, beschäftigen, wie zum Beispiel einer Schizophrenie, einer schweren Depression und anderem. Psychotherapeuten befassen sich mehr mit den Erkrankungen, die durch Konflikte und Überforderungen der Seele ausgelöst werden und letztlich eine Art erlerntes Fehlverhalten darstellen.

Wie soll man das verstehen? Früher sprach man von einer Organsprache. Und man meinte damit, wenn jemandem das Herz bricht, hat er Herzbeschwerden, wenn jemandem etwas auf den Magen schlägt, hat er Bauchschmerzen, wenn man sich den Kopf zerbricht, hat man Kopfschmerzen. So einfach kann man das aber nicht sehen. Es kann zwar im Einzelfall zutreffen, dass das Herz weh tut, weil das Herz bricht, erklärbar ist aber die Art, wie der Einzelne reagiert, aus seiner individuellen Lebensgeschichte. Hat er zum Beispiel als Kind in der Familie schwere Herzerkrankungen miterlebt, kann es sein, dass er bei Konflikten das Herz in den Vordergrund stellt, unbewusst natürlich. Es kann aber genauso sein, dass er mit dauernden Kopfschmerzen reagiert, weil andere lebensgeschichtliche Erlebnisse eher den Kopf in den Mittelpunkt stellen. Genauso ist es mit Bauchschmerzen, Schwindelgefühlen, dem Gefühl, den Boden unter den Füßen zu verlieren, Nackenproblemen und vielem mehr. Der Volksmund hat für all das zutreffende Redewendungen: ein schwaches Kreuz haben, Nackenschläge bekommen, es im Kopf nicht aushalten können, mitten ins Herz getroffen sein, jemandem die Luft zum Atmen nehmen und so fort.

Erlerntes Fehlverhalten heißt dabei, dass zunächst große Belastungen nötig sind, um mit entsprechenden Beschwerden zu reagieren. Möglicherweise war die unbewusste Reaktion mit Schmerzen oder anderen Beschwerden vorübergehend eine Entlastung vom eigentlichen Problem. Möglicherweise sind körperliche Beschwerden auch manchmal eine Chance, die Ruhe erzwingt und zur Besinnung auffordert. Leider verstehen wir diese Signale und diese Chance meist nicht oder lange nicht. Schließlich werden die Beschwerden schon bei immer geringeren Anlässen ausgelöst und bleiben immer länger bestehen.

Um diesen Teufelskreis zu durchbrechen, brauchen viele zumindest am Anfang fachkundige Hilfe. Nur in weniger ausgeprägten Fällen können auch gute Freunde oder eine Selbsthilfegruppe helfen. Die Selbsthilfegruppen sind auch in der Begleitung, vor allem nach einer erfolgreichen Therapie, ganz besonders hilfreich. Adressen sind über die Nakos in Berlin zu bekommen (siehe Seite 348).

Gerade wenn jemand bereit ist, sich in seinen Nöten helfen zu lassen, fällt es vielen oft schwer, den richtigen Therapeuten zu finden. Wer noch selbst in der Lage ist zu suchen, erfährt Adressen über die Koordinationsstelle Psychotherapie bei der Kassenärztlichen Vereinigung, die überall im Telefonbuch steht. Wer so schwer erkrankt, dass er sich selbst nicht weiterhelfen kann, sollte zunächst stationär aufgenommen werden. Selbstverständlich ist die zentrale Anlaufstelle immer wieder der Hausarzt, der koordiniert und weiterleitet, wenn er merkt, dass er selbst die Behandlung nicht mehr weiterführen kann.

Obwohl es sich nicht um psychiatrische Erkrankungen handelt, sind auch bei den erwähnten Krankheitsbildern am Anfang meist Medikamente notwendig, um aus der sehr schweren Phase herauszukommen. Und immer sind es Gespräche, verhaltenstherapeutische Maßnahmen und teilweise auch tiefenpsychologische Verfahren, die weiterhelfen. Das Entscheidende aber ist, dass der Betroffene Vertrauen zu seinem Therapeuten fassen kann. Das ist nicht in jedem Fall gegeben. Deshalb wird allgemein geraten, nach einem ersten Kennenlerngespräch zu überlegen, ob man zusammenpasst. Entweder sucht man dann einen anderen Therapeuten oder vereinbart mit dem, bei dem man sich in guten Händen fühlt, die nächsten Termine.

Gerade wenn es um Schmerzerkrankungen ohne organischen Anhalt geht, die somatoformen Schmerzstörungen, aber auch um Angstzustände, psychogenen Schwindel, psychogene Atemnot und andere somatoforme Störungen, sollte mit einer fachkundigen Behandlung möglichst rasch begonnen werden. Umso eher ist zu helfen und zu verhindern, dass sich die Fehlreaktion immer stärker einprogrammiert. Die psychosomatischen Erkrankungen nehmen nicht zuletzt deshalb so sehr zu, weil viele Menschen sich überfordern, dem krank machenden Stress nicht mehr gewachsen sind und dann in die Krankheit abgleiten. Stress kann im Beruf, vor allem aber auch im Privatleben stattfinden. Der Seele die Sprache zurückzugeben, damit sie nicht mehr indirekt durch Signale auf sich aufmerksam machen muss, ob durch Schmerzen oder andere Beschwerden, ist das Ziel.

Depressionen – und wie die Seele wieder glücklich wird

Depression, bereits eine Volkskrankheit, die Krankheit unserer Zeit? Neue Studien sprechen dafür. Innerhalb eines Jahres durchläuft einer von zehn Erwachsenen eine depressive Phase. Jeder fünfte macht zumindest einmal im Leben eine schwere Depression durch.

Depression, weil wir an der Zeit kranken oder weil wir Zeit dafür haben, es uns leisten können? Bedeutet »Null Bock«-Gesellschaft, dass wir uns gehen lassen können, uns nicht aufraffen müssen? Wissenschaftler sehen das anders. Viele, die zur Depression neigen, scheinen in der Tat an der Zeit zu kranken, die Bedrohung sensibel zu spüren und sich nicht wie die meisten anderen mit der Haltung »das geht mich nichts an« schützen zu können. Einige erkranken, weil sie meinen, sich Zeit nicht leisten zu können, gerade das Gegenteil von »Null Bock«. Es sind oft besonders ehrgeizige Menschen, bei denen Arbeit und Disziplin Vorrang haben und die sich mit zu großen Aufgaben überfordern.

Eine überraschende Erkenntnis dazu hat Ursula Nuber in ihrem Buch über Depressionen mitgeteilt. Es handelt sich um eine Studie der Universität Pennsylvania. Dabei wurde herausgefunden, dass die Sensibilität von Menschen, die zu Depressionen neigen, mit einer erstaunlich realistischen Kritikfähigkeit auch und vor allem sich selbst und der eigenen Leistung gegenüber gepaart ist. Wer seine Unzulänglichkeiten so deutlich erkennt, kann sich nicht darüber hinwegmogeln und leidet. Die so genannten Gesunden sind in der Lage, sich etwas vorzumachen, sich idealer zu sehen, ihre eigene Leistung höher einzuschätzen, als sie wirklich ist.

Ob es unter diesen verschiedenen Voraussetzungen nur zu Verstimmungen oder auch zu Depressionen mit Krankheitswert kommt, hängt von einer Reihe von Faktoren ab. Bei den leichteren und mittelschweren Depressionsformen steht der persönliche Lebensweg mit den individuellen Belastungen im Vordergrund. Es spielen nicht nur aktuelle Lebenskrisen eine Rolle, sondern die vielen großen und kleinen belastenden Ereignisse der gesamten Lebensgeschichte. Häufig sind es die nicht mehr zu bewältigenden Konflikte des Alltags, die das Maß an Belastung überschreiten. Die Betroffenen sind dann nicht mehr in der Lage, einfach mit Wut, Protest, Trauer oder anderen Formen der Verarbeitung oder Gegenwehr zu reagieren. Sie ziehen sich in sich selbst zurück, werden immer niedergedrückter.

Bei den schweren Depressionen vermutet man eine anlagebedingte Störung im Hirnstoffwechsel, die akut ohne Vorwarnung auftreten kann. Konflikte und Krisen können aber ebenfalls erschwerend oder auslösend eine wichtige Rolle spielen.

Die ausgeprägte Krankheit wird vom Patienten als etwas ganz Furchtbares erlebt. Er fühlt sich wie in einem schwarzen Loch gefangen, unfähig zu einer seelischen Regung. Es ist wie eine Lähmung, die vom ganzen Menschen Besitz ergreift. Er ist nicht in der Lage zu weinen, sich zu freuen oder irgendwelche Entscheidungen zu treffen. Jegliche Aktivität ist nur unter Aufwand größter Mühen möglich, wenn überhaupt. Er spürt das alles und kann dennoch nichts dagegen tun. »Nicht wollen können«, so wird dieser Zustand umschrieben.

Aus diesem Grund hat es keinerlei Sinn, den Betroffenen mit wohl gemeinten Ratschlägen aus seinem Loch herausreißen zu wollen. Sätze wie: »Komm, gib dir einen Stoß«, »Mach doch ein bisschen mit«, »Schau, wie schön das ist«, all das verschlimmert die Situation noch. Der Betroffene würde nur zu gern der Aufforderung nachkommen, aber auch unter größter Anstrengung ist es ihm nicht möglich.

In solchen Fällen kann in aller Regel auf eine medikamentöse Hilfe nicht verzichtet werden. Mit den heutigen Antidepressiva wird versucht, den Zustand so aufzuhellen, dass der Patient wieder erreichbar ist. Dann können auch Gespräche ankommen und weitere Formen der Psychotherapie eingesetzt werden.

> **Bei Depressionen ist der Stoffwechsel im Gehirn gestört. Medikamente können die Chemie zwischen den Nervenzellen wieder normaliseren.**
>
> **Psychotherapie und Medikamente werden je nach Art und Schwere der Depressionen sinnvoll kombiniert.**

Glücklicherweise ist der überwiegende Teil der Erkrankungen nicht so schwer. In neunzig Prozent handelt es sich um mittelschwere bis leichte Störungen. Ist dabei fachliche Hilfe nötig, gibt es heute psychotherapeutische Verfahren, die schon in kurzer Zeit erfolgreich sind und nicht, wie oft befürchtet, Jahre dauern müssen.

Viel Leid könnte verhindert werden, wenn die Anzeichen einer depressiven Verstimmung rechtzeitig erkannt und nicht einfach übergangen würden. Wer sich über einen Erfolg nicht mehr freuen kann, über Dinge, die ihn früher auf jeden Fall gefreut hätten, muss genauso hellhörig sein wie der, der das, was ihm wichtig war, als nichtig oder sinnlos erachtet, der um jede Entscheidung kämpfen, sich quälen muss, die ihm früher leicht von der Hand ging. Körperliche Symptome wie Schlafstörungen, Nervosität, Herzklopfen, fahle Haut, Appetitprobleme werden häufig als Zeichen für Stress abgetan. Es können aber wichtige Warnsymptome sein oder bereits Zeichen der Depression, die der Therapie bedarf.

So weit muss es nicht kommen. Viele könnten am Anfang noch verhindern, dass die Verstimmung zur Depression wird. Jeder muss seinen ganz persönlichen Weg finden, um wieder ins Lot zu kommen und neue Kraft zu tanken. Freunde, mit denen man sich aussprechen kann, würden echte Freundschaftsdienste leisten. Es muss aber nicht immer ein persönlicher Freund sein, es kann auch ein Tagebuch sein, dem man Nöte und Konflikte anvertraut, in dem man sich etwas von der Seele schreibt. Sich einmal ausklinken, öfter einmal einen Termin für sich selbst einplanen, den Körper in Bewegung setzen, damit die Seele ausruhen kann.

Die selteneren, sehr schweren Depressionen lassen sich dadurch nicht verhindern, aber doch viele der weniger ausgeprägten, jedoch immer noch schwer genug zu ertragenden depressiven Verstimmungen.

Winterdepression: Lichtflut gegen trübe Gedanken

Beneidenswert, wer dem tristen November entfliehen kann. Jetzt Licht und Sonne tanken ist die beste Stimmungspille, für manche sogar Medizin, und zwar für diejenigen, die nicht nur etwas missgestimmt und müde in den grauen Himmel sehen, sondern wirklich leiden, depressiv werden, am liebsten nur noch schlafen und dabei immer dicker werden, weil sie dauernd Hunger auf Süßes haben. Die Rede ist von der typischen Winterdepression. Wir wissen zwar nicht, warum einige Menschen so deutlich mehr leiden als andere. Wir wissen aber schon ziemlich genau, was abläuft. Dunkelheit bedeutet das Signal für die Zirbeldrüse, ihr Hormon, das Melatonin, auszuschütten. Und das bedeutet Müdigkeit und schlafen können. Sobald es wieder hell wird, wird die Melatoninproduktion gedrosselt, und wir sind wieder viel wacher. In der dunklen Jahreszeit wird wegen der länger anhaltenden Dunkelheit über längere Zeit mehr Melatonin ausgeschüttet. Empfindliche reagieren darauf mit depressiver Verstimmung.

Zusätzlich kommt eine Störung im Gleichgewicht zwischen Melatonin und Serotoninhaushalt zum Tragen. Serotonin, ein weiterer Botenstoff im Hirn, beeinflusst sowohl unsere Stimmungslage als auch unseren Appetit. Ein zu geringer Serotoninspiegel verursacht den Kohlehydrathunger, deshalb der Drang zum Naschen.

Zusammengefasst kann man sagen, das Typische für die Winterdepression ist: bin dauernd müde, kann immer essen und schlafen. Das ist der Unterschied zu einer Depression, die unabhängig vom Lichteinfluss entsteht. Die betrof-

Die Speziallampen ohne UV-Anteile sind fünfmal so hell wie die normale Raumbeleuchtung.

Während der Lichttherapie können die Patienten lesen oder andere Tätigkeiten verrichten.

fenen Patienten leiden gerade unter der Schlafstörung, also Schlaflosigkeit, und haben einen Appetitmangel.

Die Kenntnis der Zusammenhänge bedeutet, dass man heute helfen kann. Wer nun nicht in der Lage ist, der Dunkelheit zu entfliehen und seinen Urlaub in diese Jahreszeit zu legen, kann sich das Licht auch nach Hause holen. Zunächst sollte ein Psychiater die Diagnose abklären und mit der Therapie beginnen. Anschließend kann der Patient mit entsprechenden Geräten zu Hause weitermachen. Zum Einsatz kommen Lichtwände mit einer Lichtstärke von 2500 Lux. Besonders die morgendliche Behandlung scheint effektiv zu sein. Zwei bis drei Stunden wird die Lichtbehandlung bei Tagesanbruch gemacht und, wenn möglich, auch wieder am Abend. Auf diese Weise werden die Zeit der Helligkeit und die Lichtintensität um einige Stunden verlängert. Dabei bedarf es des Lichteinfalls in das Auge, weil die Zäpfchen der Netzhaut die Signale direkt an die Zirbeldrüse weiterleiten. Die Melatoninproduktion wird gedrosselt.

Es reicht also nicht irgendeine Bestrahlung des Körpers. Die Lampen sind so konstruiert, dass es ohne Schaden für das Auge möglich ist, einmal pro Minute für einige Sekunden auf die Lichtfläche zu sehen. Die Behandlung muss, wenn sie nicht nur vorübergehend wirksam sein soll, bis zum Frühjahr fortgesetzt werden.

Für die Betroffenen ist diese Art der Therapie eine große Hilfe, um auch in den Wintermonaten aktiv und leistungsfähig zu bleiben und sich nicht schwermütig in die Ecke zu verkriechen und sich mit Süßigkeiten Pfunde anzufuttern.

Zu viel Melatonin drückt die Stimmung. Zu wenig Serotonin verstärkt den Hunger auf Süßes.

Kummerspeck und Winterdepression – die ungleichen Geschwister.

Naturheilkunde

Die Natur ist oft der beste Arzt

»Die Natur ist der Arzt«, dieser Satz stammt von Theophrastus von Hohenstein, genannt Paracelsus, und gilt auch heute noch unumschränkt, wenn es darum geht, Krankheiten zu verhindern – die vornehmste ärztliche Aufgabe und unser aller Ziel. Denn was bedeutet Natur? Dieser Satz bezieht sich ganz sicher nicht ausschließlich auf Heilmittel aus der Natur wie Mittel aus Pflanzen, Kräutern, Mineralstoffen, Vitaminen, Sauerstoff oder bestimmten Wässern. Er bezieht sich auf die Natur als äußeren und inneren Arzt. Von außen kann man mit natürlichen Mitteln nachhelfen, es muss aber auch die innere Hygiene stimmen. So hat schon Hildegard von Bingen im Mittelalter Gesundheit als das Gleichgewicht von innen und außen bezeichnet. Gesund ist der Mensch, der mit sich im Einklang steht, aber auch im Einklang mit der Natur und mit Gott. Eine Störung dieses Gleichgewichts bedeutet Krankheit. Gesundheit hat sie mit dem lateinischen Wort *viridans* bezeichnet: das Grünende. Sie hat es verglichen mit der Pflanze, die die Kraft hat, den Boden zu durchbrechen, zu wachsen und zu gedeihen, sich in frischem Grün zu entfalten. Sie bedarf der Erde, des Wassers, der Luft, der Sonne, der Natur, sie ist genauso ein Teil des Ganzen wie wir Menschen auch. Wenn unsere Lebenskraft *viridans* – das Grünende – schwach wird, dann sah sie das nicht nur als schicksalhaft an, sondern fragte, wie wir uns auch heute alle fragen sollen: Haben wir uns möglicherweise selbst aus unserer Harmonie, aus unserem Gleichgewicht gebracht? Dieser Gedanke hat deshalb etwas so Tröstliches, weil wir dann nicht dem Schicksal ausgeliefert sind, sondern selbst das meiste dazu beitragen können, wieder in unser Gleichgewicht zu kommen, gesund zu werden. Und das ist damit gemeint, wenn es heißt, die Natur ist der Arzt.

Die Möglichkeiten zu heilen, also bei Krankheit zu behandeln, wurden von Asklepios von Thessalien so ausgedrückt: »Zuerst das Wort – dann die Pflanze – zuletzt das Messer.« Gemeint ist damit als erstes »die Kunst zu leben«, nicht alles in sich hineinzufressen, sich mitzuteilen, seinem Leben Ordnung zu geben.

Es geht also hier um den inneren Arzt. Es geht aber auch darum, einen verständnisvollen Gesprächspartner, also Arzt, zu haben. Erst der zweite Schritt ist dann die Anwendung pflanzlicher Heilmittel, und ganz zum Schluss kommen die Chirurgie oder das Messer. Das sollte heute noch genauso sein. Es sind lediglich die wirksamen Medikamente dazugekommen, vor denen so viele Angst haben, die als Chemie abgestempelt werden. Bei schweren Erkrankungen sind sie aber oft unverzichtbar und ein wichtiger Fortschritt. Wenn es allerdings um die Behandlung leichterer Gesundheitsstörungen geht, dann haben pflanzliche Heilmittel durchaus nach wie vor ihre Berechtigung. Das gilt zum Beispiel bei Verstimmungen im Magen-Darm-Trakt, zur Anregung der Verdauung, zur leichten Anregung des Kreislaufs, bei einer gewissen Unterstützung des Altersherzens. Besonders häufig ist der Einsatz bei Nervosität und Schlafstörungen, aber auch bei grippalen Erscheinungen, als Hustenmittel, schleimlösende Mittel und auch allgemein zur Stärkung. Wenn die große Akzeptanz von Naturheilmitteln dazu führen könnte, dass wir uns alle zurückbesinnen auf die Grundzüge des gesunden Lebens, darauf, mit der Natur und nicht gegen sie zu leben, dann kann man diesen Trend nur unterstützen.

Die gesetzlichen Krankenkassen zahlten im Jahr 1998 allein für pflanzliche Arzneimittel rund 1,6 Milliarden Mark.

Wie gut heilt Naturmedizin wirklich?

Wenn Sie behandelt werden müssten, würden Sie dann Naturheilmittel oder Naturheilverfahren vorziehen oder klassische Behandlungsmethoden?

Neunzig Prozent aller, die so gefragt wurden, gaben an, sie würden Naturheilmittel und -verfahren bevorzugen.

Woher kommt diese positive Einschätzung?

Zum Teil ist sie Ausdruck einer Wunschvorstellung, die da heißt: Naturheilmittel sind schonend, ungefährlich, haben keine Nebenwirkungen und helfen, ohne zu schaden. Sie sind oft lange in Gebrauch, aus der Volksmedizin vertraut. Was sich Jahrhunderte bewährt hat, muss doch richtig sein.

Leider stimmt das nicht immer. Pflanzen sind durchaus wirksam, sie können aber auch schaden. Denken wir nur an die besonders ausgeprägten Allergien oder auch Möglichkeiten der Darmreizung und anderer Unverträglichkeiten. Genau wie bei klassischen Medikamenten gibt es auch bei pflanzlichen Heilmitteln erwünschte und unerwünschte Nebenwirkungen.

Digitalis aus dem Fingerhut ist ein Gift.
In kleinsten Mengen ist es aber eines der bekanntesten und hilfreichsten Herzmedikamente.
Aloe ist eines der wirksamsten Abführmittel.
Etwas zu hoch dosiert, reizt es den Darm bis zur Schädigung. Die Kunst liegt darin zu erkennen, wie lange wir uns selbst, die wir leider heute so oft den Bezug zum Natürlichen, zu den Vorgängen in uns und um uns herum, verloren haben, behandeln können.

Chemie kann in der Tat unerwünschte Nebenwirkungen haben. Bei notwendigem Einsatz sind die angestrebten Wirkungen aber mehr als erwünscht, manchmal lebensrettend. In beiden Bereichen gilt der Satz von Paracelsus: »Die Dosis macht, ob ein Ding ein Gift sei.«

Dennoch, es hieße die Augen vor den Schätzen der Natur verschließen, wollten wir nicht Naturheilmittel und Naturheilverfahren als ein wesentliches Element, um Menschen zu helfen, in unser medizinisches Repertoire einbeziehen.

Allerdings gilt immer der Grundsatz: gewusst wann was. Zu welchem Zeitpunkt und bei welchen gesundheitlichen Störungen lassen sich natürliche Heilmittel einsetzen, wann allerdings ist doch moderne Medizin überlegen?

Zur Vorbeugung sind Naturheilmittel oft besonders geeignet. Obwohl man heute so viel über das geschwächte Immunsystem spricht, haben wir noch keine klassischen Medikamente, die tatsächlich das Immunsystem stärken oder, besser, sinnvoll regulieren können.

Von einer Reihe pflanzlicher Mittel ist aber bekannt, dass sie günstig wirken, um Infekten vorzubeugen und die körpereigene Abwehr zu stärken. Dies gilt nicht etwa nur für Echinacin aus dem Sonnenhut, Mistelpräparate, Thuja, Kamille und andere, dies gilt auch für bestimmte Vitamin- und Mineralstoffkombinationen.

Es müssen nicht immer Tabletten sein. Viel ist durch eine gesunde Kost mit Vitaminen, Mineral- und Ballaststoffen zu erreichen. Und das beste Heilmittel heißt »natürlich leben«. Es ist eine Lebensweise, die einen gesunden Rhythmus erlaubt, der Körper, Geist und Seele harmonisch schwingen lässt.

Dennoch: Denken wir an die Stressbelastung des modernen Menschen. Daran, dass so viele hoch angespannt und nervös sind, deshalb Schwierigkeiten haben, sich zu konzentrieren oder in den Schlaf zu finden. Wie schnell greift da manch einer zum Beruhigungsmittel, das er doch immer wieder zu bekommen weiß, auch wenn Ärzte – glücklicherweise – zurückhaltend geworden sind in der Verschreibung. Statt dessen den Baldriantee ans Bett stellen, Hopfenextrakte, Melissentees, Wirkstoffe aus der Kava-Kava-Nuss oder andere pflanzliche Zubereitungen nehmen, bedeutet eine Hilfe, ohne zu schaden.

Allein die Beschäftigung mit der Zubereitung des Schlaftees kann schon beruhigen, genauso wie bestimmte Anwendungen anderer natürlicher Hilfsmöglichkeiten.

Dazu gehören besonders Maßnahmen der physikalischen Therapie, zum Beispiel bei kalten Füßen ein ansteigendes warmes Fußbad oder zur Entspannung ein Vollbad mit ätherischen Ölen. Und schließlich dann im Bett zum Einschlafen Entspannungsübungen.

Auf natürliche Weise helfen oder zumindest mithelfen, das gilt besonders bei chronischen Krankheiten und Schmerzzuständen, deren Ursache selbstverständlich geklärt sein muss.

Alte Hausmittel sind noch immer wirksam. Das kann der heiße Kartoffelsack im Nacken bei Nackenschmerzen sein oder der Eisbeutel auf dem Kopf, aber auch die Neuraltherapie. Man könnte dazu sagen, sie ist die westliche Form der Akupunktur – die Akupunktur mit der Spritze.

Bei Nackenbeschwerden, Rückenschmerzen, Ischialgien oder Tennisellbogen werden Infiltrationen mit einem Lokalanästhetikum gesetzt oder auch das so genannte Quaddeln durchgeführt, eine der wirksamsten Möglichkeiten, aus dem Teufelskreis Verspannung, Schmerz, neue Verspannung, neuer Schmerz herauszukommen.

Die Homöopathie gehört im strengeren Sinn nicht zu den Naturheilverfahren, sondern nimmt einen eigenständigen Platz ein.

Natürliche Heilweisen haben ihren Platz auch und gerade in der modernen Medizin. Wenn man seine Therapie ganz nach den individuellen Bedürfnissen des Patienten ausrichtet, dann sind sie eine wertvolle Ergänzung und nicht eine Konkurrenz zu klassischen Heilverfahren.

Selbstverständlich gibt es dort Grenzen, wo akute Krankheiten klassischer Verfahren bedürfen, zum Beispiel Infektionskrankheiten, bei denen ab einem bestimmten Zeitpunkt Antibiotika unverzichtbar sind.

Das gilt für akute Notfälle und Erkrankungen, die Operationen erfordern oder den Einsatz moderner medizinischer Technik und Therapie.

Gerade auf dem Sektor der Vorbeugung, Gesunderhaltung und Behandlung von Unpässlichkeiten, so genannter Bagatellerkrankungen, und auch bei chronischen Beschwerden haben natürliche Heilmittel ihren ganz besonderen Stellenwert.

Das neue Lexikon der wichtigsten Heilpflanzen

Eine Expertenkommission des Bundesverbandes der Pharmazeutischen Industrie (BPI) und der Barmer Ersatzkasse veröffentlichte Anfang des Jahres 2000 diese Liste mit Naturheilpflanzen bzw. Wirkstoffen mit konkret nachgewiesenem gesundheitlichem Nutzen.

Werden pflanzliche Mittel in alkoholischer Lösung verwendet (Tropfen), sind sie bei Alkoholproblemen unbedingt zu meiden.

In Deutschland sind über viertausend verschiedene pflanzliche Arzneimittel auf dem Markt.

Präparate aus	helfen am ehesten bei	Nicht geeignet bei
Artischockenblättern	Verdauungsbeschwerden	Gallensteinleiden
Baldrianwurzeln	Unruhe, Schlafstörungen	Einnahme weiterer Schlafmittel
Birkenblättern	Harnwegsinfekten, Harnsteinen	–
Brennnesselwurzeln	Prostatabeschwerden	empfindlichem Magen
Cimicifugawurzel	Wechseljahrsbeschwerden	empfindlichem Magen
Echinacea	Erkältung, Harnwegsinfekten	labilem Immunsystem

Präparate aus	helfen am ehesten bei	Nicht geeignet bei
Efeublättern	Atemwegsentzündung	–
Eukalyptusöl	Erkältung, Schleimbildung	Säuglingen
Fenchelöl	Erkältung, Schleimbildung	Säuglingen
Ginkgo biloba	Förderung der Hirndurchblutung	Einnahme von Warfarin
Goldrutenkraut	Harnwegsinfekten, Harnsteinen	–
Isländisch Moos	Atemwegsentzündung	
Johanniskraut	Depression, Angst, Unruhe	Sonnenbestrahlung (macht Flecken)
Kava-Kava-Wurzel	Angst, Unruhe, Nervosität	–
Keuschlammfrüchten	Regelbeschwerden, PMS	–
Mariendistel	Leberschäden	schwerer Nierenstörung
Mistel	unterstützend bei Krebs	–
Nachtkerzenöl	Juckreiz, Hautekzemen, Harnwegsinfekten, Harnsteinen	–
Pfefferminzöl	Reizdarm, Blähung, Durchfall	empfindlichem Magen
Rosskastaniensamen	Venenleiden, Wadenkrämpfen	empfindlichem Magen
Sabalfrüchten	Prostatabeschwerden	empfindlichem Magen
Salbeiblättern	Mund-Rachenentzündung	–
Teufelskralle	Gelenkschmerzen, Arthrose	Magengeschwür
Thymiankraut	Atemwegsentzündung	–
Tormentillwurzel	akutem Durchfall	–
Weidenrinde	Kopfschmerzen, Fieber	empfindlichem Magen
Weißdorn	Herzschwäche	–

Homöopathie

Verstärken durch Verdünnen

Viele sagen, dass sie, wenn möglich, lieber mit Homöopathie behandelt werden möchten. Und viele meinen damit, dass sie Naturheilverfahren und natürliche Heilmittel, zum Beispiel aus Pflanzen, bevorzugen. Und die meisten sind dann sehr erstaunt, wenn sie hören, dass Homöopathie gar nicht zu den Naturheilverfahren zählt und auch nichts mit Pflanzenheilkunde zu tun hat.

Homöopathie ist ein eigenständiges Behandlungskonzept, dessen Kernsatz heißt: »Similia similibus curentur«, Ähnliches möge durch Ähnliches geheilt werden. Diese Idee, die zwar schon früher immer mal aufgetaucht war, aber keine besondere Beachtung fand, baute der deutsche Arzt Samuel Hahnemann Ende des 18., Anfang des 19. Jahrhunderts zu einem eigenen Konzept aus. Noch waren viele uns heute bekannte Krankheitsursachen nicht entdeckt. Bakterien oder Viren waren noch unbekannt, und die Epidemien wurden als Gottesurteile gesehen oder so genannten »Miasmen« zugeschrieben, über deren Natur nur vage Vorstellungen herrschten. So verwundert es nicht, dass Hahnemann zwar die Auslöser einer Erkrankung, aber nicht so sehr die eigentlichen Ursachen wichtig erschienen. Heute geht es in der klassischen Medizin ja vorrangig darum, die Ursachen von Krankheiten zu erkennen, weil ihre Beseitigung häufig mit Heilung gleichzusetzen ist. Außerdem spielt diese Kenntnis die entscheidende Rolle bei der Vorbeugung.

Hahnemann richtete sein Augenmerk auf individuelle Auslöser und ganz besonders auf die Symptome, also Beschwerden, und ihre so genannte Modalität. Damit sind die Umstände von Verbesserung oder Verschlimmerung eines Zeichens gemeint. Für die Behandlung erachtete Hahnemann allerdings nicht die Symptome als wichtig, die für bestimmte Krankheitsbilder typisch sind. Er suchte nach »auffallenden, sonderlichen, ungewöhnlichen und eigentlichen« Symptomen. Individuelle Merkmale haben im Gegensatz zur klassischen Medizin Priorität vor krankheitstypischen Merkmalen.

Die Behandlung erfolgt dann mit homöopathischen Mitteln. Verwendet werden dazu alle nur denkbaren Stoffe aus dem Pflanzen- und Tierreich, bis hin zu Schlangengiften, Mineralstoffen und ihren Verbindungen, von Kochsalz bis zum giftigen Phosphor. Selbstverständlich aber nicht in giftigen, sondern in den bekannten homöopathischen Dosen. Man spricht von Potenzen, wenn nach festgelegtem Ritual, durch Verdünnen und Schütteln oder Reiben, immer weniger bis gar nichts von der Ausgangssubstanz in einem Tropfen oder Kügelchen enthalten ist. Die Hypothese lautet, dass der Ursprungsstoff seine nichtstoffliche Information immer intensiver an das Medium abgibt.

Die Auswahl der Mittel erfolgt nach der Ähnlichkeitsregel. Nach Hahnemann soll das geeignete Mittel am Gesunden ähnliche Symptome hervorrufen, wie sie der Kranke hat. Beim Kranken sollen sie verschwinden. Man könnte meinen, es wäre nun ganz einfach nachzuweisen, wie die Mittel wirken. Man müsse nur an genügend vielen gesunden Menschen die ähnlichen Reaktionen beobachten. Das ist auch versucht worden. Es konnte aber nichts beobachtet werden, was zur Hypothese von Hahnemann gepasst hätte. Homöopathische Ärzte sagen, so ginge das auch nicht, weil jedes Individuum anders reagiere – aber dennoch stimme die Regel.

Die Frage ist, ob möglicherweise auch bei der Homöopathie andere, ebenfalls lindernde oder heilende Effekte zum eigentlichen Mittel dazukommen, die wir aber mit unserem naturwissenschaftlichen Denken noch nicht erfasst haben. Selbstverständlich ist in vielen Fällen schon die intensive Befragung, das Eingehen auf den Patienten ein entscheidendes Hilfsmittel, ohne daraus gleich den Schluss zu ziehen, es handle sich bei der Homöopathie ausschließlich um Gesprächstherapie.

Das Prinzip der Homöopathie: Verdünnte Substanzen sollen ähnliche Symptome heilen, welche sie beim Gesunden hervorrufen. Beispiel: Chinarinde löst beim Gesunden Schüttelfrost aus, beim Kranken soll sie Fieber lindern.

Die Wirkstoffe von Arnika über Tollkirsche bis Platin werden so stark verdünnt, dass zum Schluss oft kein Molekül des Ausgangsstoffs mehr enthalten ist.

Medikamente

Wann darf ich Medikamente selbst nehmen, wann muss ich zum Arzt?

Selbstmedikation ist nicht neu und auch keine Erfindung unserer Zeit. In früheren Jahrhunderten war der Arztbesuch die Ausnahme, die Selbstbehandlung die Regel. Im Zug des Fortschritts, nicht nur der Möglichkeiten in der Medizin, sondern auch der immer spezifischeren, aber damit nebenwirkungsbeladeneren Medikamente, wurde der Patient immer unmündiger und immer mehr auf eine fachliche Beratung angewiesen. Wir wollen sicher den Fortschritt nicht zurückdrehen, und kein Laie sollte mit hoch differenzierten Präparaten ohne Anweisung durch den Arzt umgehen. Es geht aber darum, dass wir uns wieder selbst besser kennenlernen, selbst besser in der Lage sind zu beurteilen, ob es wirklich der letzten Finessen der Medizin bedarf oder ob man sich selbst helfen kann. Das bedeutet, dass es sich nicht um akute, schwerwiegende Erkrankungen handeln darf, sondern um Beschwerden, die vertraut sind. Man weiß eine harmlose Erkältung von der schweren Grippe zu unterscheiden, einen verdorbenen Magen von einem akuten Magen-Darm-Infekt, einen Kopfschmerz, den man öfter einmal haben kann, von etwas Außergewöhnlichem, Unbekanntem. Das Prinzip ist immer das gleiche: Ich muss sicher in der Einordnung der Beschwerden sein, dann kann ich mir vorübergehend selbst helfen. Bei unbekannten Beschwerden, bei Unsicherheiten, muss der Arzt aufgesucht werden. Darüber hinaus muss man zum Arzt gehen, wenn zum Beispiel eine Heiserkeit nach einer Erkältung längere Zeit bestehen bleibt, wenn der Husten nicht verschwinden will, wenn also ungewöhnliche Entwicklungen auftreten. Genauso gilt das für Beschwerden, die man zwar kennt, zum Beispiel Zahnschmerzen, die aber nicht einfach mit Mitteln weggedrückt werden dürfen, sondern bei denen zuerst einmal der Zahnarzt aufgesucht werden muss.

Und was kann man dann selbst machen? Zur Selbstmedikation gehören alle Hausmittel, die schon immer in der Familie verwendet wurden und mit denen man sich auskennt. Das sind im wesentlichen pflanzliche Mittel: Tees, Säfte, Umschläge und alles, was in den Bereich der natürlichen Heilmethoden fällt. Dazu gehören auch Wickel, zum Beispiel zur Fiebersenkung Wadenwickel, oder Halswickel gegen Heiserkeit und Halsschmerzen, aber auch alle anderen Wasseranwendungen, Auflagen und Einreibungen.

Wenn es darum geht, Medikamente einzunehmen, dann heißt es auch hier, man muss ihre Wirkung genau kennen und vor allen Dingen, wie man selbst, also individuell, darauf reagiert. Acetylsalicylsäure wie Aspirin wird zum Beispiel nicht nur eingesetzt, um Herzinfarkt und Schlaganfall durch geringere Zähflüssigkeit des Blutes vorzubeugen. Es ist primär als Schmerzmittel im Einsatz, wirkt entzündungshemmend und fiebersenkend. Aber nicht jeder verträgt diese Substanz. Bei Magenproblemen, Blutungsneigung oder anderen Unverträglichkeiten kann etwas anderes besser geeignet sein, zum Beispiel Paracetamol. Besonders häufig wird es als Zäpfchen bei Kindern zur Fiebersenkung eingesetzt. Eine weitere Alternative: Ibuprofen. Es wird von vielen Patienten vor allem bei Gelenkbeschwerden bevorzugt.

> Zurückhaltung bei Medikamenten und Bevorzugung natürlicher Hilfsmittel ist das Grundprinzip in der Selbstmedikation.

Sollten Sie demnächst zur Vorsorgeuntersuchung gehen, ist es sinnvoll, bei einer solchen Gelegenheit auch mit ihrem Arzt über die Medikamente zu sprechen, die sie selber einsetzen. Sie sollten fragen, ob diese für Sie geeignet sind. Jeder muss über seine individuellen Unverträglichkeiten und Allergien Bescheid wissen. Ob man Medikamente als Tabletten nimmt, als Saft, Tropfen oder in Zäpfchenform, hat ebenfalls zum Teil mit individuellen Verträglichkeiten zu tun. Bei empfindlichem Magen gibt man sehr gerne die Medikamente als Zäpfchen. Jemand, der schlecht Tabletten schlucken kann, nimmt häufig lieber Tropfen ein. Soll ein Medikament möglichst noch nicht

Bewahren Sie Arzneimittel immer gut verschlossen, trocken, kühl und sicher vor Kindern auf. Heben Sie Packungsbeilagen auf, und ändern Sie vom Arzt vorgeschriebene Dosierungen nicht eigenmächtig. Beachten Sie das Verfallsdatum.

im Magen zerfallen, gibt es entsprechende Zubereitungen, so dass die Auflösung erst im Dünndarm erfolgt. Auch das sind individuelle Fragen, die Sie mit Ihrem Arzt besprechen sollten und selbstverständlich auch mit Ihrem Apotheker, der ja besonders über die Eigenschaften der Medikamente informiert ist.

Eine Ausnahme von der Regel, dass man Beschwerden, die man kennt, durchaus mit Präparaten, die man einschätzen kann, behandeln kann, stellen die Regelschmerzen dar. Wenn man alle vier Wochen Schmerzmittel braucht, ist das einfach zu viel. Es muss unbedingt mit dem Gynäkologen geklärt werden, ob hinter den Regelschmerzen nicht doch Erkrankungen stecken können, die man behandeln muss, zum Beispiel eine so genannte Endometriose. Und vor allem muss geklärt werden, ob man bei ausschließlich krampfartigen Beschwerden nicht besser mit natürlichen Mitteln Linderung und Entspannung erreicht, als immer wieder Schmerzmittel zu schlucken. Dasselbe gilt für Kopfschmerzen. Je häufiger man Schmerzmittel schluckt, auch wenn es sich um diese verträglicheren Präparate handelt, desto wahrscheinlicher ist es, dass ein Dauerkopfschmerz entsteht, allein durch das zu viele Einnehmen.

Schmerzen

Moderne Schmerztherapie – das Ende der Qualen?

Schmerzen erleiden, wer möchte das schon? Und trotzdem, so weh sie auch tun, im Grunde sind Schmerzen sinnvoll, insbesondere wenn es sich um akute Schmerzen handelt. Sie sind Warnzeichen und Alarmsignale, wir sollen aufmerksam werden, die Ursachen erkennen und nach Möglichkeit beseitigen, bevor größerer Schaden entsteht. Wir sollen uns richtig verhalten. Ein entzündetes Gelenk will geschont sein. Der Schmerz soll uns abhalten, es zu belasten. Eine Wunde muss versorgt und vor Infektionen geschützt werden. Organe signalisieren mit ihren Schmerzen: »Hör auf, mich weiter zu schädigen.«

Was aber, wenn wir den Sinn von Schmerzen nicht erkennen können, wenn sich Ursachen nicht finden oder nicht abstellen lassen? Warum hinterlässt eine Gürtelrose nicht selten Nervenschmerzen, die Jahre bestehen bleiben und erheblich quälen können? Welchen Sinn haben Schmerzen im Stumpf eines amputierten Beins oder im Fuß, der gar nicht mehr da ist? Was tun bei Tumorschmerzen? Was, wenn jeder Schritt wehtut, jede Bewegung schmerzt, man aber wie zum Beispiel bei einer fortgeschrittenen Osteoporose die Knochen nicht mehr reparieren kann?

Bei diesen chronischen Schmerzen gilt es, alles zu tun, um sie zu lindern. Die Betroffenen müssen gemeinsam mit ihrem Arzt die bestmögliche Strategie im Umgang mit den Schmerzen entwickeln, sie müssen Experten in eigener Sache werden, lernen, damit zu leben.

Wenn auch keine Schmerzfreiheit oder sogar Heilung möglich ist, so können wir doch sehr viel tun, um denjenigen zu helfen, denen durch Schmerzen das Leben zur Qual wird. Über sieben Millionen Menschen leiden bei uns an chronischen Schmerzen, über sechshunderttausend so sehr, dass sie es kaum ertragen. Zwei- bis dreitausend Menschen nehmen sich jedes Jahr wegen ihrer unerträglichen Schmerzen das Leben. Vieles könnte verhindert werden, wenn man den Schmerzpatienten von Anfang an mit der gebotenen Aufmerksamkeit und Intensität behandeln würde. Selbstverständlich muß genau geklärt sein, dass keine Krankheit übersehen wurde, die ursächlich zu behandeln ist. Dann steht ein ganz ausführliches Gespräch, das genaue Befragen nach der Art der Schmerzen und dem Ausmaß des Leidens, im Vordergrund. Es schließen sich weitere umfangreiche, aber notwendige Untersuchungen an, die die verschiedenen medizinischen Fachdisziplinen einbeziehen. Es gibt heute Fachleute, die sich ausschließlich mit der Diagnostik und Behandlung solcher Schmerzen befassen. Sie heißen Algesiologen. Außerdem gibt es spezielle Schmerzzentren. Viele engagierte Hausärzte sind ebenfalls in der Lage, ihre Schmerzpatienten nach den modernen Therapierichtlinien qualifiziert zu betreuen.

Elf Millionen Deutsche leiden unter chronischen Schmerzen. Doch nur acht Millionen sind in ärztlicher Behandlung, drei Millionen haben bereits resigniert.

Es kommt darauf an, dass der Patient nicht immer in der Angst vor dem Wiederauftreten oder Schlimmerwerden der Schmerzen, also vor dem nächsten Schub, leben muss. Um das zu verhindern, sollen nach einem individuellen Plan bestimmte Medikamente in der richtigen Dosierung und zur richtigen Zeit eingenommen werden, also bereits bevor die Schmerzen wieder stärker werden. Auf eigene Faust, ohne genaue Absprache mit dem Arzt, darf das allerdings nicht geschehen. Wir wissen, dass ein falsches und zu häufiges Einnehmen von Medikamenten auch Beschwerden verursachen kann. Ganz besonders ist das der Fall bei bestimmten Kopfschmerzarten. Hier liegt die Kunst darin, zunächst einmal alle Mittel zu entziehen. Oft ist der Patient anschließend beschwerdefrei, oder er bedarf einer anderen Therapie mit anderen Medikamenten. Das kann zum Beispiel anstelle eines Schmerzmittels ein Mittel sein, das gegen Depressionen eingesetzt wird.

Nicht selten müssen Nebenwirkungen von Medikamenten in Kauf genommen und ebenfalls behandelt werden. Medikamente, die den Magen belasten, werden mit einem Schutz für den Magen kombiniert. Bei der Neigung zu Durchfällen kann genauso eine Begleitmedikation notwendig sein wie bei der durch Medikamente verursachten Verstopfung. Mittel gegen Übelkeit müssen möglicherweise verschrieben werden.

Der Einsatz von so genannten Opioiden, also Morphium und morphiumähnlichen Schmerzmitteln, hat sich in den vergangenen Jahren geändert. Die Angst, dass der Patient, der schwere Schmerzen leidet, von diesen Mitteln abhängig wird, ist nicht begründet. Sein Ziel ist einzig die Schmerzlinderung. Bei der Abhängigkeit ist das Ziel hingegen, bestimmte Stimmungen zu erzeugen. Der Schmerzpatient, so sagen alle Experten, ist deshalb nicht in dieser Gefahr, weil die Schmerzbefreiung oder deutliche Schmerzlinderung für ihn eine so große Wohltat ist, dass er keine darüber hinaus gehenden Effekte anstrebt. Voraussetzung für das Funktionieren dieser Therapie ist, dass auch die Opiate nach einem genauen Zeitplan eingesetzt werden und in genauer Dosierung, dass nicht auf die Schmerzen gewartet wird. Je exakter die Vorgaben eingehalten werden, umso weniger hoch ist die Wahrscheinlichkeit, dass unnötig große Mengen gebraucht werden. Nebenwirkungen müssen unter Kontrolle gehalten werden und ebenso der Einsatz nötiger Begleitmedikamente.

Neben dem gezielten Medikamenteneinsatz gibt es eine ganze Reihe weiterer Methoden, um Schmerzen zu lindern. Das sind klassische medizinische Verfahren wie der Einsatz von Mitteln zur örtlichen Betäubung, die Blockade bestimmter Nervenknoten, der Einsatz von Apparaten, die der Patient zum Teil bei Bedarf selbst bedienen kann, bis hin zu ergänzenden Maßnahmen aus dem Gebiet der Naturheilverfahren. Operationen kommen nur sehr selten in Betracht. Die Erfahrung lehrt, dass in der Vergangenheit viel zu häufig operiert wurde, mit anschließender Verschlimmerung oder neuen Beschwerden. Zu den seltenen, sinnvollen Operationen gehören Freilegung eingeklemmter oder gereizter oder Schutz von Nerven, zum Beispiel vor dem Pulsieren eines Gefäßes, wie wir das nicht selten bei der Trigeminusneuralgie finden.

Neue Therapien

Schmerzleitende Nevenfasern können mit Hitze- oder Kältesonden oder sogar mit Kochsalz unterbrochen werden.

Das wichtigste bei allen Menschen mit chronischen schweren Schmerzen ist aber, dass wir sie nicht sich selbst überlassen, dass wir ihnen helfen, vor allem auch dabei, Strategien zu entwickeln, mit denen sie immer wieder Entspannung finden und lernen können, wie sie mit ihrem Schmerz umgehen.

Neue Theorie

Das Gehirn hat ein Schmerzgedächtnis, merkt sich jeden Schmerz. Manchmal wird der Schmerz dadurch zum Dauerzustand. Entscheidend ist, diesen Schmerz wieder aus dem Datenspeicher im Gehirn zu löschen, eventuell durch eine Hemmung von Enzymen. Daran arbeiten die Schmerzforscher fieberhaft.

Kopf

Neue Wege gegen chronische Kopfschmerzen

Jemand, der jahrelang von Kopfschmerzen geplagt wird, fragt sich, wozu das bloß gut sein soll. Zugegeben, wir wissen, dass Schmerzen Alarmsignale sind, die uns aufmerksam machen sollen. Aber wenn alles untersucht worden ist, wenn weder der Hals-Nasen-Ohren-Arzt noch der Augenarzt, noch der Orthopäde oder der Zahnarzt etwas gefunden hat, wenn der Neurologe vielleicht sogar ein Computertomogramm gemacht hat, wenn alles bedacht wurde bis hin zum Tumor – der ohnehin viel seltener ist, als die meisten glauben –, was kann man dann noch tun? Wenn es sich weder um Migräne handelt noch um einen anderen Gefäßkopfschmerz, auch nicht um eine Neuralgie oder eine andere Organerkrankung, was dann? Auch dann gibt es Hilfe.

Der Betroffene kann lernen, die Beschwerden so zu verarbeiten, dass nicht der Schmerz ihn im Griff hat, sondern er seine Schmerzen, dass er damit umgehen kann. Zugegeben, das ist einfacher gesagt als getan, aber es ist erlernbar. Wichtig ist, dass man auch an die Bedeutung dessen denkt, was uns Kopfschmerzen bereiten kann. Nicht umsonst gibt es Ausdrücke wie: »Das macht mir Kopfzerbrechen«, »Da habe ich eine harte Nuss zu knacken«, »Man kriegt dauernd was auf den Schädel«, »Das hält man ja im Kopf nicht aus«. Es gibt in vielen Fällen doch eine Ursache dieser hartnäckigen Beschwerden, und sie kann darin liegen, dass Probleme ungelöst an uns nagen. Es gibt zwar nur selten schnelle Lösungen, mit denen es gelingt, Konflikte aus der Welt zu schaffen, man kann aber lernen, anders mit Konflikten umzugehen, sie nicht immer so anwachsen zu lassen, dass sie uns Kopfschmerzen machen.

> **Im Schmerztagebuch notieren Patienten, wann und in welcher Situation Schmerzen auftreten. Dabei beobachten sie sich intensiv und entwickeln oft selbst wirkungsvolle Schmerzvermeidungsstrategien.**

Es sind aber nicht nur seelische Nöte, auch seelische Erkrankungen können mit Kopfschmerzen verbunden sein. Bei Depressionen ist die traurige, niedergeschlagene Verstimmung oft gar nicht so offensichtlich. Im Vordergrund stehen körperliche Symptome, insbesondere Kopfschmerzen. Erst bei genauer Befragung des Patienten und genauer Analyse des Krankheitsbildes kann man diesen Zusammenhang aufdecken. Die gezielte Behandlung der Depression ist dann auch gleichzeitig Behandlung der Kopfschmerzen.

Erstaunlicherweise helfen antidepressive Medikamente häufig auch Menschen, bei denen wir weder eine fassbare organische noch eine deutliche seelische Ursache hinter dem chronischen Kopfschmerz finden können. Es ist, als würden Antidepressiva einen gestörten Regelkreis wieder ins Gleichgewicht bringen. Bei dieser Form von Spannungskopfschmerzen werden selbstverständlich viele weitere Möglichkeiten der Therapie genutzt, zum Beispiel physikalische Maßnahmen. Wenn der Nacken verkrampft, wenn er wehtut oder bretthart ist, weil man so viel im Nacken sitzen hat, helfen gezielte Dehnübungen. Massagen können sehr wohltuend sein. Dazu kommen ärztliche Maßnahmen wie Neuraltherapie, manchmal auch Spritzen und anderes. Allerdings ist bei diesen Beschwerden genauso wichtig, all das zu tun, was uns auch von der inneren Anspannung her Erleichterung bringt und Ablenkung.

Das Stichwort Ablenkung wird bei chronischen Kopfschmerzen auch in der Therapie wichtig genommen. Es gibt Behandlungsverfahren, die die Ablenkung wie ein Therapeutikum einsetzen. Die Möglichkeit, sich statt auf die Kopfschmerzen auf Anspannung und Entspannung der Muskulatur von Armen und Beinen zu konzentrieren. Eine Faust anspannen und sie wieder lösen. Dabei zu erleben, wie wohltuend es ist, wenn Spannung abfällt, kann verhindern, dass man sich voll und ganz vom Kopfschmerz gefangen nehmen lässt. Es gibt gerade in der gezielten psychotherapeutischen Behandlung eine ganze Reihe verschiedener Formen, die über unterschiedliche Entspannungsmethoden versuchen, den Teufelskreis Schmerz – Verspannung – weiterer Schmerz – weitere Verspannung zu durchbrechen. Selbstverständlich gehören dazu auch Gespräche, das Aufdecken von Zusammenhängen zwischen Stressbelastung und Beschwerden, aber auch die genaue Analyse des Medikamentenverbrauchs.

Intensive Antistress-programme mit asiatischen Entspannungstechniken oder Muskelrelaxation nach Jacobson können chronische Kopfschmerzen lindern.

Immer noch ist viel zu wenig bekannt, dass regelmäßiger Schmerzmittelgebrauch häufig Ursache für Kopfschmerzen ist, die hartnäckig bestehen bleiben. Es ist verständlich, dass jemand, der so von Schmerzen geplagt ist, oft schon vorsorglich Medikamente einnimmt. Es kann aber durchaus sein, dass die Schmerzen nur deshalb kommen, weil die Medikamente eingenommen werden. Aus diesem Grund müssen sie unter ärztlicher Anleitung abgesetzt werden. Ob geeignetere Mittel nötig sind oder ob es ganz ohne geht, muss man herausfinden. Häufig ist es günstig, die Behandlung stationär, also in einer Fachklinik, durchzuführen.

Nicht immer gelingt eine völlige Schmerzbefreiung, dennoch kann der Betroffene lernen, anders mit den Beschwerden umzugehen, sie in den Griff zu bekommen. Warum einige Menschen so sehr von Kopfschmerzen geplagt sind und einige nicht, scheint an einer niedrigeren Schmerzschwelle der Betroffenen zu liegen.

Migräne – das Schmerzgewitter im Kopf

Oft beginnt Migräne mit einem leichten Pochen. Mal an der Schläfe, dann wieder am Hinterkopf. Manchen wird schlecht, andere haben Sehstörungen. Doch plötzlich dröhnt und hämmert es im Schädel. Der Schmerz kommt in Wellen: Als Stechen, Brennen, Bohren. Zehn Prozent der Erwachsenen leiden darunter. Manchmal dauern die Qualen nur Stunden, manchmal aber auch zwei bis drei Tage.

Auch die Intensität der Beschwerden ist sehr unterschiedlich. Es können ausschließlich schwere Kopfschmerzen sein, die sich über den ganzen Kopf ausdehnen, vor allem aber im Stirn-Schläfen-Bereich sitzen und häufig einseitig auftreten.

Neue Wege in der Migräneforschung

Eine Hirnstrommessung mit herkömmlichen EEG-Geräten zeigte bei Migräne bisher keine Veränderungen.
Eine neue Technik mit einem Spezial-EEG kann nicht nur Hirnströme, sondern auch ihre Frequenzen messen, und das auch im schmerzfreien Intervall, also zwischen den Anfällen. Ein Computer verarbeitet die Werte und erstellt daraus eine farbige Landkarte des Gehirns.
Sie soll helfen, Migräne von anderen Kopfschmerztypen zu unterscheiden.

Viele Menschen sind lichtempfindlich. Sie ziehen sich in ein verdunkeltes Zimmer zurück und können es oft nur aushalten, wenn sie sich so wenig wie möglich bewegen, weil auch die leiseste Kopfneigung eine weitere Schmerzintensivierung hervorruft. Übelkeit und Erbrechen belasten zusätzlich sehr.

Auch die Häufigkeit der Anfälle ist sehr verschieden. Bei manchen sind es nur wenige Attacken einige Male im Jahr, andere haben ihre Attacken mehrmals im Monat.

Auch Kinder können schon betroffen sein. Das Verhältnis Buben zu Mädchen ist eins zu eins. Im Erwachsenenalter ist die Migräne bei Frauen häufiger. Im Verhältnis Frauen zu Männer drei zu eins. Nach dem Klimakterium sind Frauen dann nur noch doppelt so häufig betroffen wie Männer.

Die Zunahme der Häufigkeit bei Frauen im Erwachsenenalter hängt mit dem Hormonhaushalt zusammen. Gerade zur Zeit der Periode häufen sich Migräneattacken. Man kennt auch eine ganze Reihe anderer Auslöser, Trigger, für einen Migräneanfall. Bestimmte Nahrungsmittel werden schlecht vertragen, insbesondere Rotwein, manche Käsesorten, Schokolade. Schlafmangel und Stress sind häufige Trigger, auch Föhn. Die Empfindlichkeit der Augen ist nicht selten Auslöser für einen Migräneanfall. Alles, was zu sehr flimmert, ob glitzernde Wasseroberflächen, schlecht eingestellte Bildschirme oder bei Fahrten im Zug oder Auto zu langes Sehen auf vorbeigleitende Lattenzäune oder Ähnliches können Auslöser sein.

Manchmal hilft auch Akupunktur gegen Migräne. Der Erfolg ist aber oft nur vorübergehend.

Gerade Kinder haben häufig vor einem Migräneanfall Vorboten. Auch bei Erwachsenen kann das der Fall sein, ob es um Geruchsempfindungen oder Stimmungsschwankungen geht, Farbeindrücke, Lichtblitze oder andere Eigentümlichkeiten. Viele werden aber auch von ihrem Migräneanfall mehr oder weniger überrascht.

Es gibt eine erbliche Veranlagung zur Migräne. Die Ursache sucht man heute in einer Stoffwechselstörung im Gehirn. Ein Übermaß des Botenstoffs Serotonin soll vor allem für die Entzündungsvorgänge verantwortlich sein, die die Schmerzen verursachen. Entzündung bedeutet dabei das Anschwellen der Innenauskleidung der Gefäße, insbesondere der Hirnhautgefäße. Diese Erkenntnis hat zu einer neuen Generation von Medikamenten geführt, die den Anfall besser behandeln können. Es sind die so genannten Triptane.

Nicht jeder braucht diese neuen Medikamente. Viele können sich auch mit dem altbewährten

Aspirin helfen. Die meisten Migränepatienten wollen das nicht glauben, weil sie denken,

> **Die neuen Triptane haben die Migränetherapie revolutioniert. Sie greifen gezielt in den Stoffwechsel der Überträgerstoffe im Gehirn ein, bringen ihn wieder ins Gleichgewicht. Neuere Substanzen dämpfen zusätzlich die Übelkeit. Nachteil: Sie sind sehr teuer.**

das wäre für sie viel zu wenig. Das liegt aber meist daran, dass nicht bekannt ist, wie die genaue Dosierung aussieht. Es müssen mindestens 1000 mg Aspirin auf einmal geschluckt werden. In der neuen magenschonenden Form ist das auch bei sehr viel mehr Patienten möglich als bisher.

Darüber hinaus müssen viele, bevor sie ihr Schmerzmittel einnehmen, als erstes etwas gegen die Übelkeit schlucken, damit das eigentliche Mittel dann überhaupt behalten wird. Anders als bei anderen Schmerzen, bei denen es immer heißt, man soll mit Schmerzmitteln sparsam umgehen und erst mal warten, ob man sich nicht anders helfen kann, gilt für Migränepatienten, dass sie möglichst schnell handeln sollten, damit der Anfall sich nicht erst ausbreitet. Auch andere Mittel haben heute noch ihre Berechtigung. Es kommt darauf an, was dem Einzelnen hilft, und das muss er selbst herausfinden.

Wer gehäuft Migräneanfälle hat, sollte regelmäßig eine Therapie zur Verhinderung der Anfälle durchführen. Dabei werden vor allem so genannte Betablocker eingesetzt, die wir aus der Herz-Kreislauf-Behandlung kennen. Die Wirksamkeit bei der Migräneprophylaxe wurde durch Zufall entdeckt und hat sich nun seit vielen Jahren bewährt. Es stehen auch andere Medikamente zur Verfügung, wenn Betablocker nicht vertragen werden.

Insgesamt hat sich die Situation für die Betroffenen ganz erheblich verbessert. Das gilt vor allem für die schweren Migränefälle, bei denen die neuen Triptane ein wirklicher Fortschritt sind.

Cluster-Kopfschmerz – der Bruder der Migräne

Wochen, sogar Monate hintereinander Schmerzen und dann ist – bis zur nächsten Schmerzepisode – wieder alles vorbei. Wenn die Schmerzen kommen, dann überfallen sie den Betroffenen wie eine Attacke. Am meisten sticht und bohrt es im Auge, »wie mit einer glühenden Nadel«. Manchmal sieht man das dem Auge auch an, es ist gerötet, das Lid hängt ein wenig herunter, der Augapfel scheint etwas hervorzutreten. Außerdem unerträglich bohrende Kopfschmerzen, die streng auf eine Seite konzentriert sind. Die Schmerzen halten eine halbe bis drei Stunden an, sehr selten etwas länger. Die Schmerzattacken können sich innerhalb von 24 Stunden mehrfach wiederholen.

Erstaunlich:

Sauerstoff hilft gegen die Schmerzattacken. Lassen Sie sich ein Sauerstoffgerät von ihrem Arzt verordnen.

Ist es eine Migräne? Oder was ist es?

Es handelt sich um den so genannten Cluster-Kopfschmerz, ähnlich der Migräne ein Gefäßkopfschmerz. Warum es zu den Attacken kommt, ist nicht bekannt. Häufig sind sie auf bestimmte Zeiten des Jahres konzentriert, dazwischen ist Ruhe. Es gibt aber auch Einzelfälle, bei denen diese Ruhephasen nicht eintreten und der Schmerz chronisch auftritt.

Wenn man auch die Ursache der Schmerzanfälle nicht kennt, so kann man sie heute doch recht gut behandeln. Im akuten Schmerzgeschehen hilft der überwiegenden Zahl der Patienten (etwa 80 Prozent) das Einatmen von reinem Sauerstoff, etwa 15 Minuten lang sieben bis acht Liter pro Minute. Der Arzt kann Sauerstoffinhalationsgeräte verordnen, die man mittragen kann und auch jederzeit zu Hause griffbereit hat. Als Alternative werden Mittel eingesetzt, die man aus der Migränebehandlung kennt, als intramuskuläre Spritze vom Arzt oder als Spray für die selbstständige Anwendung.

Um Anfällen vorzubeugen, werden andere Medikamente verwendet. Sie wurden ursprünglich gar nicht mit Schmerzen in Verbindung gebracht, sondern stammen aus der Behandlung von Kreislauferkrankungen, vor allem dem hohen Blutdruck. Eine der ältesten bekannten Substanzen aus der Gruppe der so genannten Kalziumantagonisten, das Verapamil, ist beim Cluster-Kopfschmerz das Mittel der Wahl. Sehr viele Patienten, die dieses Medikament regelmäßig einnehmen, haben zumindest eine deutliche Reduzierung ihrer Kopfschmerzepisoden oder sogar Befreiung. Ist dieses Medikament nicht wirksam, kommen andere Mittel zum Einsatz, die man ebenfalls aus der Migränetherapie kennt. Auch der vorübergehende Einsatz von Kortison kann einmal notwendig sein.

Genauso belastend, möglicherweise noch unerträglicher, scheinen die Beschwerden bei der Trigeminusneuralgie zu sein, die nicht selten mit dem Cluster-Kopfschmerz verwechselt wird. Bei der Trigeminusneuralgie sind die einzelnen Schmerzblitze kürzer, kommen

> Die Cluster-Attacken (60 000 Patienten in Deutschland) treten in Serie (engl. *cluster*, Häufung) auf, oft acht- bis zehnmal pro Tag, dazwischen geht's dem Patienten gut. Ursache unbekannt.

schneller hintereinander und haben bestimmte Auslöser und eine andere Verteilung des Schmerzmusters.

Auch die Abgrenzung zur Migräne ist nicht immer einfach. Doch im Gegensatz zum Migräniker, der sich ins dunkle Zimmer zurückzieht und absolute Ruhe braucht, bleibt der Cluster-Kopfschmerzpatient meist lieber in Bewegung und läuft unruhig umher.

Während sonst immer gewarnt wird, zu schnell zu einem Schmerzmittel zu greifen, besser abzuwarten und sich mit natürlichen Maßnahmen zu helfen, gilt bei Cluster-Kopfschmerz wie bei der Migräne: Bei den ersten Anzeichen handeln. Die Chance, dass sich die Schmerzattacken noch blockieren lassen, ist damit viel höher.

Unbedingt zu meiden ist Alkohol. Schon kleine Mengen können bei empfindlichen Patienten Anfälle auslösen. Das gilt häufig auch für bestimmte Käsesorten und Schokolade. Auch hier gibt es Parallelen zur Migräne, wie bei anderen typischen Auslösern für den Cluster-Kopfschmerz. Sie gehen über Augenreize: Überanstrengung der Augen, zu langes Fernsehen, spiegelnde Wasserflächen, grelles Licht.

Die meisten Patienten finden ihre persönliche Strategie heraus, mit der sie die Anfälle am besten in den Griff bekommen.

All diese schwierigen Einzelfragen sollten mit dem Arzt, der sich intensiv mit der Kopfschmerzbehandlung beschäftigt hat, besprochen und individuell auf den Betroffenen abgestimmt werden.

Trigeminusneuralgie

Wie ein Blitz aus heiterem Himmel durchbohrt der Schmerz eine Gesichtshälfte. Er ist kurz, aber die Hölle, nicht auszuhalten. Und dann ist es mit einer Attacke meist nicht getan, oft kommen gleich mehrere hintereinander. Wie Salven erschüttern sie den gepeinigten Patienten. Das Ganze kann wie gesagt aus heiterem Himmel geschehen, es gibt allerdings auch Auslöser: kleinste Berührungen, ein Lufthauch, ein Streicheln über die Wange, auch einfach nur das Kauen. Aus Angst vor diesen Auslösern gehen viele nur noch eingemummt nach draußen, den Kopf mit einem Tuch verhüllt, meiden jede Berührung, wagen kaum noch zu essen. So übertrieben das alles klingt, es ist nicht übertrieben, das ist das typische

Beschwerdebild und das typische Verhalten bei einer schweren Trigeminusneuralgie. Sie belastet die Betroffenen so sehr, dass mancher damit nicht mehr weiterleben möchte. Es besteht Suizidgefahr, die ernst genommen werden muss.

Alles ist daran zu setzen, dem Betroffenen zu helfen. Die Schwierigkeiten fangen aber bereits beim Suchen nach der richtigen Diagnose an. Nicht jeder einseitige Gesichtsschmerz, auch wenn er von den Patienten als unerträglich geschildert wird, ist eine Trigeminusneuralgie. Zunächst also muss geklärt werden, ob tatsächlich der Hirnnerv betroffen ist, der mit seinen drei Ästen das Gesicht sensibel versorgt und deshalb Tri-Geminus, also Dreiastnerv, heißt. Von einem dicken Nervenknoten, dem so genannten Ganglion, das oberhalb des Innenohrs im Schädel liegt, sehr nah dem Schädelknochen, zweigen sich die drei Äste auf. Sensible Versorgung bedeutet, dass dieser Nerv für die Empfindungen zuständig ist: Berührung, Kälte, Wärme, Druck und Schmerz. Er ist nicht zuständig für die Bewegung der Gesichtsmuskulatur, also die Mimik.

Für die Motorik ist der Gesichtsnerv, der Fazialis, zuständig. Wird er verletzt, oder erkrankt er, dann sieht man die typischen Lähmungen. Ist der Teil betroffen, der die untere Gesichtshälfte mit dem Mund versorgt, sieht man das Herabhängen des Mundwinkels. Ist hauptsächlich der obere Teil in Mitleidenschaft gezogen, dann kommt es zur Störung des Lidschlusses, zur Lähmung der Stirnmuskulatur.

Bei Trigeminuserkrankungen kommt es nicht zu sichtbaren Lähmungen, denn es ist ja nicht die Muskulatur in ihrer Funktion betroffen, sondern es sind die Empfindungen, und die kann man so überaus schmerzhaft spüren, wie es die Patienten schildern, aber nicht sehen.

Größte Anstrengungen müssen unternommen werden, um den Patienten von seinem Leiden zu befreien. Einfach ist das leider nicht immer. Zuerst werden Medikamente eingesetzt, die wir aus der Behandlung anderer zentralnervöser Störungen kennen, zum Beispiel von der Behandlung der Anfallsleiden (Carbamazepin). Diese Mittel sollen die Übererregbarkeit der Nerven dämpfen und damit zu einer Reduzierung der Attacken führen. Sie sollen die Nervenleitung, also das Einschießen der Schmerzen, hemmen oder zumindest verzögern. Leider ist die Behandlung zwar in vielen Fällen, aber nicht immer zufrieden stellend.

Eine Operation bedeutet dann für die Patienten eine weitere, oft sehr erfolgreiche Chance, um von den Beschwerden befreit zu werden. Seit einigen Jahren gibt es eine neue Technik. Sie zerstört nicht mehr wie früher einfach den Nerv, damit der Patient endlich Ruhe von seinen Beschwerden hat – was aber leider auch nicht immer gelang. Es handelt sich um eine Operationsmethode, die die Funktion erhält.

Sie beruht auf der Erkenntnis, dass häufig ein Gefäß verantwortlich für die Beschwerden ist. Es liegt ganz nah dem Ganglion, also dem Nervenknoten des Trigeminus im Schädel. Bereits kleinste Schwankungen in der Durchblutung dieses Gefäßes können zur direkten Nervenberührung und Irritation führen und lösen immer wieder die Schmerzattacken aus.

Die Operation besteht darin, dass mit Hilfe einer kleinen Kunststoffschlinge das Gefäß von der Nervenwurzel ein wenig weggezogen wird, sodass keine Reizung mehr erfolgen kann. Mit diesem so einfach klingenden – und auch durchaus in der Hand des erfahrenen Operateurs sicher durchzuführenden Eingriff – werden 98 Prozent der operierten Patienten beschwerdefrei. Die Patienten wachen aus der Narkose auf und haben keine Schmerzen mehr. Betroffene schildern dieses Erleben als das größte Glück, das ihnen je widerfahren ist, als das Gefühl, ein neues Leben geschenkt bekommen zu haben.

Welche Ursache die Trigeminusneuralgie bei Patienten hat, bei denen der Operateur sieht, dass das Gefäß nicht schuld an den Beschwerden sein kann, ist noch nicht genau geklärt. In diesen Fällen kann auf die lange bekannte Möglichkeit zurückgegriffen werden, bestimmte Anteile des Nervs zum Beispiel mit Hitze so zu schädigen, dass keine Schmerzweiterleitung mehr erfolgen kann. Einbußen in der Sensibilität, also den Empfindungen des Gesichts, etwa Taubheitsgefühle, Kribbeln und dergleichen, müssen dabei in Kauf genommen werden.

Nacken

Nackenschmerzen – Hexenschuss im Genick

Nicht nur im Kreuz gibt es einen Hexenschuss, er kann ganz ähnlich auch im Nacken sitzen. Eine falsche Bewegung, ein zu starkes Dehnen, wenn man sich beim Aufwachen reckt und streckt – und plötzlich schießt der Schmerz ein, man kann sich nicht mehr rühren.

Viele meinen, es müsste bei derart starken Schmerzen etwas ganz Gravierendes an der Halswirbelsäule passiert sein, dass ein Wirbel herausgerutscht sei oder Ähnliches.

Aber so stark die Schmerzen auch sind, oft handelt es sich nur um eine winzig kleine Verschiebung in den Wirbelgelenken, die man im Röntgenbild überhaupt nicht sehen kann. Da die Gelenke aber hoch schmerzempfindlich sind, macht sich diese kleine Fehlstellung so stark bemerkbar.

Ein echter Bandscheibenvorfall ist an der Halswirbelsäule selten. Etwas häufiger ist der vorübergehende Druck eines Teils einer Bandscheibe auf die seitlich durch das Zwischenwirbelloch austretende Nervenwurzel. Das ist eine der möglichen Ursachen für Schmerzen, die vom Nacken in den Arm bis in die Finger ausstrahlen.

Wie auch beim Rücken- und Kreuzschmerz geht der Schweregrad der Beschwerden nicht parallel einher mit den Veränderungen an der Wirbelsäule. Man kann ausgedehnte degenerative Veränderungen finden, und der Betroffene muss keine Beschwerden haben. Oder man sieht nichts oder fast nichts im Röntgenbild, und die Beschwerden sind kaum zu ertragen.

Der Grund dafür liegt zum einen darin, dass gerade am Anfang, wenn die Verschleißprozesse beginnen, am Gefüge zu rütteln und zu zerren, Reizzustände auftreten und damit Schmerzen. Dass aber später, wenn sich der Vorgang stabilisiert, wenn die degenerativen Veränderungen ausgereift sind, die Schmerzen verschwinden. So erzählen viele Patienten, dass sie in jungen Jahren zwischen dreißig und vierzig immer wieder einmal unter einem steifen Nacken, Hexenschuss oder auch Ischias gelitten haben, und das sei später ganz verschwunden. Zum anderen sind Nackenschmerzen genau wie Rücken- und Kreuzschmerzen oft weniger Ausdruck der organischen Veränderungen als vielmehr ein Spiegelbild der Seele, also abhängig von psychischen Spannungen. Das drückt sich ganz deutlich bereits in unserem Sprachgebrauch aus: Nackenschläge bekommen, die Faust im Nacken spüren, am Genick gepackt werden, jemandem das Genick brechen, halsstarrig sein. In bestimmten Situationen kann also ein Schwachpunkt unseres Körpers zum Sprachrohr für die Seele werden. Da ihr die Worte fehlen, signalisiert sie ihre Not nach außen als Schmerz. Je nach Persönlichkeit und manchmal auch nach Symbolwert können Herzschmerzen, Kopfschmerzen, Bauchschmerzen, Rückenschmerzen und anderes mehr solche Signale sein.

Gerade wenn der Schmerz nicht so plötzlich einschießt, wenn er sich zunächst leise bemerkbar macht und schließlich doch voll

Private oder berufliche Belastungen können genauso Nackenschmerzen hervorrufen wie kalte Zugluft oder falsche Bewegungen.

Chirotherapie sollte nur von speziell dafür ausgebildeten Ärzten/ Ärztinnen ausgeführt werden.

zupackt, muss man versuchen herauszufinden, was da wirklich im Nacken sitzt, warum man so unter Hochspannung steht.

Eine Muskulatur, die sich immer mehr verkrampft, tut auch ohne jede Veränderung an der Wirbelsäule sehr weh, sie hat enorme Kräfte und kann die Wirbel so aufeinanderdrücken, dass die Bandscheiben dünn ausgepresst werden und es auch dadurch zu den vorhin geschilderten Schmerzen durch Reizung der Nerven oder der empfindlichen Wirbelgelenke kommt, ein Teufelskreis.

Die dringlichste Aufgabe ist natürlich, den Patienten von seinem steifen Hals zu befreien und die Schmerzen so gut wie möglich zu lindern. Procain-Infiltrationen am Nacken und unter der Hinterhauptschuppe bringen meist spontan Erleichterung. Falls erforderlich, werden eine begrenzte Zeit muskelentspannende und schmerzlindernde Medikamente gegeben. Eine Halskrawatte wird besonders nachts von vielen Patienten als sehr wohltuend empfunden. Ein kleines Kissen sollte die Lücke zwischen Kopf und Schulter gut auspolstern. Wer zu Nackenschmerzen neigt, sollte nicht nackt schlafen oder die hauchzarten Nichts von Nachthemden mit dünnen Trägerchen tragen. Ein kleiner Seidenschal um den Hals und bedeckte Schultern nützen mehr, als viele glauben wollen.

Eine gezielte chirotherapeutische Behandlung kann entlasten. Sie darf aber nur vom Fachmann/von der Fachfrau nach vorheriger Röntgenkontrolle durchgeführt werden. Massagen, Wärmeanwendungen, zum Beispiel Fangopackungen, und Elektrotherapie gehören zum Behandlungsprogramm. Vor allem sollte man aber selbst etwas tun. Lassen Sie sich zu gezielten Dehn- und Lockerungsübungen anleiten. Bürstenmassagen tun nicht nur dem Hals, sondern dem ganzen Körper gut. Das Gleiche gilt für Wechselduschen. Und nachdem die Verkrampfung gerade bei der Nackensteifigkeit in jüngeren Jahren hauptsächlich von innen kommt, möchte ich wieder einmal raten: Lernen Sie eine Entspannungsmethode, etwa autogenes Training.

Schulter

Wenn einen die Schulter quält

Die Schulter ist das Gelenk, das nach dem Knie am zweithäufigsten verletzt wird. Dadurch allein lässt sich aber nicht erklären, warum Schulterschmerzen so häufig sind und mit zunehmendem Alter immer mehr zunehmen. Wenn der Schmerz schlimmer wird, wenn er nagt und bohrt wie ein Zahnschmerz und einen nachts nicht zur Ruhe kommen lässt, dann fragen sich natürlich die meisten, woher kommt das?

So verständlich das Erklärungsbedürfnis ist, so verständlich man nach Schuldigen sucht, in der überwiegenden Zahl der Fälle lässt sich das akute Ereignis, der Unfall, nicht rekonstruieren. Die überwiegende Zahl der Beschwerden entsteht durch kleinste Verletzungen, so genannte Mikroverletzungen, die auch bei Alltagsarbeiten unbemerkt entstehen können. Die winzig kleinen Einrisse in Sehnen und Muskeln können im Lauf der Jahre Kalkablagerungen zur Folge haben. Das reibt und zieht und kann auch Entzündungen mit ganz akuten Schmerzen verursachen.

Zahlenmäßig viel weniger häufig sind die Verletzungen, an die man sich erinnert, ob beim Sport oder durch Unfälle. Auch sie können Jahre später noch Beschwerden wegen der inzwischen eingetretenen Verschleißerscheinungen machen.

Andere Ursachen bei Schulterschmerz können auch Stoffwechselstörungen, zum Beispiel Gicht, sein, entzündliches Rheuma und seltenere Erkrankungen.

Die Schulter ist neben dem Daumengrundgelenk das Gelenk mit der größten Bewegungsfreiheit, fast 360 Grad. Damit das bei gleichzeitiger Stabilität und Belastbarkeit möglich ist, bedarf es des komplizierten Zusammenspiels von Muskeln und Sehnen (der so genannten Rotatorenmanschette), von Sehnenscheiden und Schleimbeutel, von Schulterblatt und Schlüsselbein.

Kalkablagerungen in den Schultersehnen selbst tun selten weh. Schmerzhaft ist vor allem die Entzündungsreaktion, mit der der Körper versucht, den Kalk abzubauen, aufzulösen und zu entfernen. Das gelingt nicht immer. Wenn doch, kann es Wochen dauern.

Man sollte annehmen, dass bei so vielen beteiligten Strukturen Schulterschmerzen vielfältig und bei jedem anders sind. Weit gefehlt, die meisten Patienten schildern ihre Beschwerden fast gleich. Erst bei genauem Nachfragen, ob die Schmerzen bohrend, schneidend, drückend, ziehend, brennend oder stechend sind, werden die Angaben genauer. Wichtig ist, ob die Beschwerden ganz akut aufgetreten sind oder allmählich, ob es Haltungen gibt, bei denen sie geringer werden oder verschwinden, ob sie bei bestimmten Bewegungen zunehmen, ob sie nachts den Schlaf stören. Ist ein Zusammenhang mit einer Überforderung, ob beim Sport oder anderen Tätigkeiten, zu erinnern? Wie lange bestehen die Beschwerden schon? Erst die eingehende, gezielte Untersuchung, die so genannte Funktionsdiagnostik, gibt Aufschluss darüber, welche Strukturen im Einzelnen die Probleme machen.

Die Schulterdiagnostik bedarf zwar auch apparativer Zusatzuntersuchungen wie Ultraschall oder Röntgenaufnahmen. Das Wesentliche ist aber nach wie vor die subtile Untersuchung durch den Arzt.

Die meisten Beschwerden, die auf Grund von Verschleiß vor allen Dingen durch Kalkeinlagerungen nach Mikroverletzungen zustande kommen, behandelt man in der Regel konservativ. Eine Operation wird also primär nicht angestrebt. Die wichtigste Maßnahme ist die gezielte Krankengymnastik. Unter fachlicher Anleitung werden Übungen gelernt und zu Hause ganz regelmäßig ausgeführt. Die Krankengymnasten kontrollieren in Abständen, ob die Übungen weiterhin richtig durchgeführt werden, und erweitern gegebenenfalls das Programm. Begleitend zu diesen Maßnahmen kann je nach Akutheit des Beschwerdebildes die Anwendung von Kälte oder Wärme in Betracht kommen. Schonende Kältepackungen, wenn es um Entzündungen geht, Wärme, wenn eher der Verschleiß mit der Verspannung

Manche Orthopäden behandeln Kalkablagerungen in der Schulter mittels einer Stoßwellentherapie, mit der normalerweise Nierensteine von außen durch die Haut zertrümmert werden. Der Erfolg ist jedoch umstritten.

im Vordergrund steht. Durch die Wärme kann die geschmeidigere Muskulatur leichter beübt werden. Auch Massagen, insbesondere so genannte Tiefenfriktionen, können dazu beitragen, das verhärtete Gewebe wieder zu lockern, die Durchblutung zu verbessern und die Schmerzen zu lindern. Anschließend kann besser geübt werden. Herkömmliche Massagen allein können nicht auf Dauer helfen.

Beim akuten Entzündungsgeschehen und bei hoch akuten Schmerzbildern muss der Arzt auch Medikamente einsetzen.

Mit der immer größer werdenden Arthroskopieerfahrung, also der Möglichkeit, durch ein Sichtrohr in das Gelenk hineinzuschauen, können auch gleichzeitig operative Eingriffe vorgenommen werden, wenn sie trotz allem erforderlich sind. Das ist der Fall, wenn alle konservativen Maßnahmen nicht zu einer Verbesserung des Beschwerdebilds führen. Andere Operationen sind angezeigt, wenn die Schulter immer wieder aus dem Gelenk rutscht (luxiert) oder bestimmte Verletzungen sowie Verletzungsfolgen vorliegen.

Injektionen in das Schultergelenk zur Beseitigung hoch akuter Beschwerden sollten äußerst zurückhaltend vorgenommen werden. Das so genannte Quaddeln kann, gezielt eingesetzt, nicht nur oberflächlich, sondern tief genug in die Schmerzpunkte gespritzt, durchaus Erfolge bringen. Um ein dauerhaft gutes Ergebnis zu erzielen, muss aber auch die Übungsbehandlung mit eingeschlossen werden.
So wichtig das Üben ist, sollte man es nicht übertreiben, um keine Verschlechterung durch Überlastung zu riskieren. Auch beim Üben gilt deshalb nicht: viel hilft viel, sondern gezielt hilft viel.

Rücken

Rückenschmerzen – was tun?

Rückenschmerzen sind die häufigsten Schmerzen, über die Erwachsene klagen. Kaum jemand wird sein Leben lang davon verschont. Trotzdem läßt sich nicht vorhersagen, wann, warum und wie stark jemand Schmerzen hat – oder auch nicht. Was die berühmte Bandscheibe angeht, so weiß man, dass bei dreißig Prozent der Bevölkerung Bandscheibenvorfälle auftreten, ohne dass diese überhaupt etwas davon spüren. Der Vorfall wird nur zufällig in einem ganz anderen Zusammenhang entdeckt, und das überrascht viele. Man glaubt doch, wenn ein Bandscheibenvorfall auftritt, dann müsste das ganz dramatisch sein, und der Betreffende könnte sich vor Schmerzen kaum noch rühren. Das trifft, wie gesagt, nicht zu. Oft ist es weniger ein Vorfall als die Bandscheibe selbst, die wehtut. Vor allem der Faserring, der den gallertartigen Innenkern der Bandscheibe umgibt, ist hoch empfindlich und reagiert mit massiven Schmerzsignalen. Auch die vielen kleinen Wirbelgelenke können geradezu Schmerzsalven abfeuern, wenn sie nicht ganz exakt aufeinanderstehen, in eine winzige Fehlstellung verschoben sind, die man im Röntgenbild gar nicht sieht. Dass die Muskulatur dabei verkrampft, dass sie versucht, den Schmerzpunkt zu entlasten, und dabei selbst zur Schmerzquelle wird, ist ein weiterer Faktor. Und auch Bänder und Sehnen zerren schmerzhaft an ihren Ansatzpunkten.

Außerdem, wer hat schon ein so breites Kreuz, dass er nicht einmal Rückenstärkung braucht? Wer ist davor geschützt, dass ihm jemand in den Rücken fällt? Es ist ein Kreuz mit dem

Kreuz, das heißt, psychische Belastungen und seelische Nöte spielen oft eine wesentliche Rolle.

Darüber hinaus ist die Wirbelsäule aber tatsächlich ein organischer Schwachpunkt und sehr verschleißanfällig. Was die schmale, lange Wirbelsäule alles ausbalancieren muss! Kein Wunder, dass es manchmal schwer fällt, Haltung zu bewahren und den Kopf oben zu behalten. Eine falsche Bewegung, ein Ruck, schon schießen Schmerzen ein, vielleicht sogar ein Hexenschuss.

Wenn man das alles hört, muss man sich wundern, warum nicht noch viel mehr Menschen viel häufiger über Rückenprobleme klagen. Und man wundert sich auch immer wieder, dass die einen kaum, die anderen aber sehr große Beschwerden haben. Was wir im Röntgenbild oder in anderen bildgebenden Verfahren sehen, sagt selbst bei ausgeprägten Veränderungen nichts über den Grad der Schmerzen aus. Das kann nur der Betreffende selbst beurteilen.

Den allermeisten, etwa neunzig Prozent, kann ambulant geholfen werden. Eine Krankenhauseinweisung ist überflüssig. Schmerzlinderung, entzündungshemmende und abschwellende Maßnahmen stehen im Vordergrund, wenn überhaupt etwas getan werden muss. Die allermeisten Beschwerden gehen von selbst wieder vorbei.

Bei ganz akuten Schmerzen ist es trotzdem oft unumgänglich, Medikamente, Spritzen und Tabletten oder Zäpfchen einzusetzen. Wenn man den Schmerz lindern kann, kann sich auch die Muskulatur entkrampfen, gleichzeitig wird der entzündliche Reizzustand gebessert. Medikamente zur Muskelentspannung machen oft müde. Sie sollen erst abends eingenommen werden.

Ein gezielter chirotherapeutischer Griff kann bei einer Blockierung von Wirbelgelenken Linderung bringen. Voraussetzung ist selbstverständlich die korrekte Diagnose. Die anschließende Nachbehandlung mit Gymnastik und weiteren physikalischen Maßnahmen ist unabdingbar. Besonders hilfreich ist oft die Neuraltherapie, also die Lösung von Verspannungen über dem betroffenen Segment mit Hilfe von Quaddeln (kleinen Injektionen eines lokalen Betäubungsmittels). Diese Behandlung ist der Akupunktur vergleichbar, häufig aber in der Wirkung intensiver. Zusätzlich kann Magnesium zur Muskelentspannung beitragen und Vitamin E die entzündliche Reizung günstig beeinflussen.

Bei Verspannungen und Verhärtungen ist häufig Wärme sinnvoll. Das können Fangopackungen sein, aber auch einige Hausmittel wie der warme Kartoffelsack oder ein Heublumensack. Im hoch akuten Zustand kann Kälte besser sein und Wärme eher verschlechtern. Sie muss dann weggelassen werden. Das gilt auch für Massagen. Sie sind dann hilfreich, wenn sie lockern und entspannen. Empfindet man sie eher als Verschlechterung, ist entweder eine Massage nicht korrekt durchgeführt worden, oder sie ist zu diesem Zeitpunkt nicht angezeigt.

In die Klinik, wenn die Schmerzen zu stark sind

Wen es ganz schlimm erwischt, der wird stationär, also in der Klinik, behandelt. Das ist höchstens bei zehn Prozent der Betroffenen nötig. Das heißt aber nicht, dass operiert werden muss. Es geht um eine intensivere Schmerzbehandlung bei hoch akuten, schwersten Schmerzen oder bei bereits lang anhaltenden starken Schmerzzuständen, die bisher allen Behandlungsmaßnahmen widerstanden haben.

Es können zum Beispiel Medikamente direkt an den Ort des Geschehens gespritzt werden, also an die schmerzhafte Nervenwurzel oder die Bandscheibe. Wenn man davon ausgeht, dass es sich vor allem um eine Anschwellung und Entzündung handelt, wird direkt über dem betroffenen Gebiet durch die Haut in die Nähe des entsprechenden Wirbelsäulenabschnitts eingegangen. Unter Röntgenkontrolle wird an die gereizte Nervenwurzel oder vorgefallene Bandscheibe das Medikament bzw. eine Kombination verschiedener notwendiger Substanzen gespritzt. Mit der Entzündungshemmung und Abschwellung ist dem Patienten meist geholfen.

Mit neuer Technik gegen hartnäckige Kreuzschmerzen

Sollte der Verdacht bestehen, dass es sich nicht nur um eine Entzündung und Schwellung handelt, sondern dass bereits nach längerem Bestehen des Beschwerdebildes Verklebungen eingetreten sind, dann gibt es heute ein neues Behandlungsverfahren.

Man geht davon aus, dass Entzündungsvorgänge durch die Absonderung der Sekrete Verklebungen der Gewebe verursacht haben.
So kann es sein, dass eine Nervenwurzel eingeklemmt im Zwischenwirbelloch nicht mehr gleiten kann, sondern eingesperrt ist und daher auch nicht mehr abschwellen kann.
Es kann auch sein, dass sowohl der Faserring einer Bandscheibe mit in das Geschehen verwoben ist als auch der Kern der Bandscheibe. Alle Gewebe können also miteinander verbacken sein und verhindern, dass der Betroffene von seinen Schmerzen zu befreien ist.
In solchen Fällen wird ein Katheter durch eine Öffnung am Kreuzbein zwischen Knochen und harter Hirnhaut, also epidural, zu dem Geschehen vorgeschoben. Am häufigsten betroffen ist der Zwischenwirbelbereich zwischen dem 4. und dem 5. Lendenwirbel. Der Katheter kann auch höher, bis zum 2. und 3. Lendenwirbel, hochgeschoben werden.
Eine Lösung aus Enzymen, Kochsalz und zusätzlich Kortison bewirkt das Abschwellen und eine Entzündungshemmung. Mit Hilfe des

Katheters selbst können die Verklebungen mechanisch gelöst werden. Der Katheter bleibt nach der ersten Behandlung liegen, damit in den folgenden drei Tagen die Behandlung noch mehrmals wiederholt werden kann. Diese so genannte Racz-Methode ist für viele Patienten mit sehr hartnäckigen Beschwerden ein hilfreicher Fortschritt.

Die Wirbelsäulen-Kathetertechnik nach Professor Racz hat sich auch bei bereits voroperierten Patienten bewährt, die erneute Schmerzen haben und bei denen ein zweiter Eingriff wegen narbiger Verwachsungen nicht mehr möglich ist.

Bei Reizzuständen, Fehlstellungen und beginnender Arthrose in den Wirbelgelenken können seit kurzem schmerzleitende Nervenfasern mit einer computergesteuerten Thermosonde ausgeschaltet (koaguliert) werden.

Bandscheibenvorfall – operieren?

Ein Bandscheibenvorfall, das klingt dramatisch, aber wie schon gesagt, dreißig Prozent der Betroffenen spüren gar nichts davon. Bei anderen tut es dagegen wirklich gemein weh. Am häufigsten ist der Schwachpunkt der Wirbelsäule betroffen, das Kreuz. Aus heiterem Himmel kann der so genannte Faserring, der den weichen Bandscheibenkern umgibt, reißen. Dann drängt das weiche, gallertartige Gewebe nach außen: Bandscheibenvorfall (Prolaps). Zerreißt der Faserring nicht, wird aber vorgepresst, spricht man von der Bandscheibenvorwölbung (Protrusio). Auch das kann starke Schmerzen machen, nicht nur im Kreuz, sondern in ein oder beide Beine ausstrahlen.

Beim so genannten »Ischias« zieht der Schmerz von einem Punkt am Gesäß an der Seite des Beins entlang bis in den Fuß und die Zehen. Die Schmerzen können ganz akut einschießen, sie können sich aber auch langsam zunehmend entwickeln. Meist geht die Vorwölbung wieder von selbst zurück. So erstaunlich es klingt, auch beim Bandscheibenvorfall haben bis zu neunzig Prozent der Betroffenen innerhalb von drei Monaten keine Beschwerden mehr, sie gehen von selbst wieder weg. Bei den meisten ist das schon in den ersten vier Wochen der Fall.

Nicht nur aus diesem Grund ist man heute mit der Operation viel zurückhaltender geworden. Unstrittig erforderlich ist sie aber, wenn irreparable Schäden drohen. Das ist der Fall, wenn das vordrängende Bandscheibengewebe zu stark auf die empfindlichen Nervenstrukturen in den Zwischenwirbellöchern drückt. Die Folge sind nicht nur Schmerzen und Gefühlsstörungen wie Kribbeln, Ameisenlaufen, Stechen und andere Missempfindungen, sondern es treten als Zeichen höchsten Alarms Lähmungserscheinungen auf: zum Beispiel Lähmungen der Fußhebermuskulatur, Taubheitsgefühle im Bein, Blasenstörungen mit

Roboter operiert Wirbelsäule

Ist auf Grund starker Verschleißerscheinungen die Entfernung mehrerer Bandscheiben nötig, oder ist die Wirbelsäule instabil, müssen die betroffenen Wirbel mit kleinen Metallplatten versteift werden. Die Schrauben dieser Platten können heute roboterunterstützt und mit computergesteuerten Navigationssystemen sehr präzise platziert werden. Ohne Roboter- bzw. Computerhilfe liegt die Quote fehlerhaft eingebrachter Wirbelschrauben bei bis zu 25 Prozent.

Harnverhaltung oder Mastdarmstörung mit der Unfähigkeit, den Stuhl zu halten. Durch eine Operation muss umgehend Entlastung geschaffen werden, damit sich die Nerven erholen können, wieder ernährt werden und nicht absterben.

Allein eine Nervenwurzelreizung ohne die geschilderten Alarmzeichen ist kein Grund zur Operation, selbst wenn sie starke Schmerzen macht. Es müssen die geschilderten Möglichkeiten zur Schmerzbehandlung und Entzündungshemmung eingesetzt werden, und auch an die Racz-Methode kann gedacht werden.

Wenn Patienten zu sehr auf eine Operation drängen, weil sie glauben, damit viel schneller von ihren Schmerzen befreit zu werden, ist das Ergebnis solcher Operationen, die nicht unbedingt notwendig waren, oft enttäuschend. Bis zu fünfzig Prozent der Patienten haben weiterhin Beschwerden, und der erhoffte

Bewährt haben sich so genannte minimalinvasive Eingriffe. Der vorgequollene Bandscheibenanteil wird über ein Endoskop zerkleinert und abgesaugt oder mit mikrochirurgischen Minizangen entfernt.

Vorteil der minimalinvasiven Eingriffe: weniger Schmerzen, schnellere Heilung.

Erfolg stellt sich nicht ein. Deshalb unterzieht sich etwa jeder Zehnte erneut einer Operation. Ob dann alles gut wird, ist aber nicht sicher.

Obwohl die Fortschritte der modernen Operationstechnik groß sind und die Eingriffe immer kleiner werden, ist also Zurückhaltung geboten. Es sei denn, es muss wegen der Gefahr der Nervenschädigung unbedingt operiert werden. Ob das Einsetzen künstlicher Bandscheiben, das zur Zeit erforscht wird, diese Situation ändern kann, bleibt abzuwarten.

In Zukunft keine Rückenschmerzen – was tun?

Auch wenn ich betont habe, dass eine Operation nur sehr selten nötig ist und viele Beschwerden, auch wenn sie zunächst stark sind, von selbst vergehen, heißt das nicht, dass man nichts tun muss. Wer Rückenschmerzen hat, sollte sich ganz genau untersuchen lassen, um herauszufinden, welche Ursachen seine Beschwerden haben. Es ist ja durchaus nicht immer die Bandscheibe daran schuld. Es kommt auf das gesamte Gefüge der Wirbelsäule an, auf die Knochen, die Gelenke, die Bänder und die ganze Muskulatur. Genauso wichtig ist aber auch die Beweglichkeit der Wirbelsäule. In welchen Abschnitten ist sie eingeschränkt, möglicherweise ganz aufgehoben? Es gibt also starre Abschnitte an der Wirbelsäule. Andere dagegen sind überbeweglich. Erst wenn ganz genau Abschnitt für Abschnitt, Segment für Segment, untersucht worden ist, kann gezielt behandelt werden. Der größte Teil der Beschwerden lässt sich durch gezieltes Üben beheben.

In erster Linie geht es darum, die aufeinander gepressten kleinen Gelenke zu entlasten, die verspannte Muskulatur zu entkrampfen und mit großer Vorsicht durch leichte, gezielte Handgriffe Linderung zu erreichen. Dort, wo Muskeln verkürzt sind oder verkrampft, sind Dehnübungen angezeigt. Schlaffe Muskulatur muss beübt werden. Es kommt darauf an, dass Muskeln und Bänder wieder zum natürlichen Halteapparat der Wirbelsäule werden, zu einer Art schützendem, beweglichem Korsett.

Selbstverständlich bedarf es dazu einer ganz genauen Anleitung. Es geht darum, Verhärtungen wieder aufzulösen und Schwachpunkte zu stärken. Und das bezogen auf das jeweils gestörte Segment, also den Wirbelsäulenabschnitt. Das klingt kompliziert. Allein kann man das auch nicht von Anfang an. Mit einer guten Anleitung ist dann aber selbstständiges Üben möglich. Alle Maßnahmen, die durch Ärzte oder andere Therapeuten durchgeführt werden, können niemals so anhaltend und auch vorbeugend sein, wie das, was man selber tut. Üben, üben, morgens und abends regelmäßig, wie das tägliche Zähneputzen. Wer es macht, hat die beste Garantie dafür, seine Beschwerden loszuwerden, und auch dafür, dass sie nicht mehr, zumindest aber nicht so oft, wiederkommen.

In modernen Fitnessstudios werden laufend einstündige Rückenkurse unter fachkundiger Anleitung angeboten. Auch ältere Menschen können mitmachen und Spaß daran haben.

Stärken Sie Ihrem Kreuz den Rücken

Und wer doch immer wieder Rückfälle hat, braucht vielleicht einmal eine Zeit lang jemanden, der sein schweres Kreuz mitträgt. Warum nicht professionelle Hilfe annehmen? Ein Psychotherapeut, der Nackenschläge verkraften hilft, stärkt auch den Rücken.

Hüfte

Hüftgelenke: besonders anfällig für Arthrose

Knie- und Hüftgelenke sind am häufigsten von Verschleiß betroffen. Am Hüftgelenk bestimmen verschiedene Faktoren das Ausmaß der Abnutzung. Fehlstellungen, die die Krafteinwirkung nicht auf das gesamte Gelenk verteilen, sondern auf bestimmte Punkte konzentrieren, führen zu erhöhtem Verschleiß. Wenn zusätzlich Übergewicht besteht, geht der Verschleiß noch schneller voran. Das gilt auch für schwere körperliche Arbeit. Auch Stoffwechselstörungen können sich schädigend auf die Hüftgelenke auswirken. Bei Diabetes und Fettstoffwechselstörungen denkt man dabei an eine schlechtere Durchblutung und damit schlechtere Versorgung der Gelenke mit Nährstoffen. Bei der Gicht sind es vor allem Entzündungsprozesse.

Die ersten Zeichen, die auf den Verschleiß hinweisen, sind ziehende Schmerzen in der Leistengegend. Zunächst treten sie nur bei körperlicher Belastung auf und verschwinden wieder. Beim so genannten Anlaufschmerz spürt man nur am Anfang der Bewegung die Schmerzen, beim weiteren Laufen lassen sie wieder nach. Nach und nach nehmen die Schmerzen zu. Das bedeutet, die Gehstrecke, die schmerzfrei bewältigt werden kann, wird immer kürzer. Schließlich bleibt der Schmerz auch ohne Belastung bestehen. Man spricht vom Ruheschmerz. Auch die Beweglichkeit der Hüftgelenke wird immer weiter eingeschränkt.

Die Behandlung richtet sich nach dem Stadium der Erkrankung. Am Anfang kann Gymnastik helfen. Dabei soll verkrampfte Muskulatur entspannt werden, und vernachlässigte Muskelgruppen sollten gestärkt werden. Das Gelenk hat dadurch besseren Halt, wird entlastet und gleichzeitig geschützt.

Auch Bewegung, vor allem unter Entlastung der Gelenke, ist wichtig. Schwimmen oder Fahrrad fahren sind besonders geeignet. Dabei werden die Gelenke wieder besser »geschmiert«.

Manchmal kann dem Verschleiß auch vorgebeugt werden, wenn die Stellung der Hüftgelenke durch eine Operation verbessert wird. Man spricht von Umstellungsosteotomie.

Die Behandlung der Fehlanlage der Hüften wird im Säuglingsalter mit Spreizwindeln und anderen Hilfsmitteln behandelt. Durch die Korrektur der Stellung der Gelenke werden gemeinsam mit der Bewegung in der richtigen Richtung das Ausreifen und damit die Korrektur der Fehlanlage erreicht oder zumindest günstig beeinflusst.

Bei der Arthrose, also dem Verschleiß bei Erwachsenen, werden zum Teil Medikamente zur Verbesserung der Gelenkschmiere noch eine gewisse Zeit unterstützend helfen können. Dann allerdings ist es doch notwendig, Schmerzmittel und entzündungshemmende Medikamente einzunehmen.

Der Zeitpunkt, an dem letztlich eine Operation in Betracht gezogen werden muss, richtet sich nach dem Beschwerdebild. Werden die Schmerzen unerträglich, wird die Menge der notwendigen Schmerzmittel zu groß, wird die Bewegungsfreiheit so eingeschränkt, dass das Leiden die Lebensqualität erheblich mindert, sollte man sich zum Einsetzen eines künstlichen Gelenks, einer Endoprothese, entschließen.

Auch bei Oberschenkelhalsbrüchen wird älteren Patienten heute oft ein neues Hüftgelenk eingepflanzt, weil sie damit schon einen oder zwei Tage später wieder aufstehen und durch Bewegung gefährliche Komplikationen (Thrombosen, Embolien) vermeiden können.

Die Aussichten, mit einem solchen Gelenkersatz gut zurechtzukommen, sind immer besser geworden. Verantwortlich dafür sind immer verfeinertere Operationstechniken, aber auch die bessere und gezieltere Diagnostik, teilweise mit dem Einsatz computergesteuerter diagnostischer Systeme. Es werden immer geeignetere und auch von der Oberfläche her passendere Materialien verwendet, die länger halten und durch einen immer geringeren Abrieb immer weniger zu Unverträglichkeiten mit dem körpereigenen Gewebe führen. Die besseren Ergebnisse gelten sowohl für die Zeit nach der Operation als auch im Hinblick auf die Anzahl der Jahre, die diese Prothesen halten. Fünfzehn, zwanzig Jahre und auch noch länger sind heute keine Seltenheit mehr. Wenn dann ein Problem auftaucht, sei es durch Materialermüdung oder andere Komplikationen, kann erneut operiert werden.

Trotz allen bereits erzielten Fortschritts wird immer noch intensiv weitergeforscht und weiterentwickelt, sowohl, was die Materialien angeht, als auch in Bezug auf die Hightech-Medizin. Zum Beispiel wird zur Zeit Erfahrung mit Navigationssystemen gesammelt. Sie sollen helfen, die Endoprothese absolut exakt in die genau richtige Position zu bringen.

Auch Robotersysteme sind schon im Einsatz. Sie sollen dem Operateur bestimmte Schritte der per Computer genau vorausgeplanten Operationen abnehmen. Noch dauert eine Operation mit Roboter länger und hat neben einigen Vorteilen auch Nachteile, insbesondere im Anschluss an die Operation. An entsprechenden Verbesserungen wird gearbeitet.

Für den Erfolg der Operation scheint aber zumindest zur Zeit noch nicht so sehr ausschlaggebend zu sein, ob jemand mit allen Finessen der Hightech-Medizin operiert wird, sondern ob der Operateur Erfahrung hat, und wie sorgfältig er sich auf den einzelnen Patienten einstellt. Das Wichtigste ist heute wie früher, dass der Patient den Arzt seines Vertrauens findet.

Zirka 180 000 Hüftgelenke werden jedes Jahr Patienten in Deutschland eingesetzt.

Ziel all dieser Operationen ist, dass der Betroffene sich wieder frei bewegen kann; das gilt auch für die Ausübung der meisten Sportarten. Extreme sind selbstverständlich zu vermeiden. Aber sogar alpines Skifahren ist nicht verboten. Voraussetzung ist sowohl die gelungene Operation als auch die Mitarbeit des Patienten, insbesondere in der Zeit der Rehabilitation.

Schon ein bis zwei Wochen nach der Operation darf der Patient vorsichtig aufstehen und gemeinsam mit der Krankengymnastin/dem Krankengymnasten die ersten Schritte machen. Vorher wurde auch schon im Bett vorsichtig gezielt bewegt. Die Nachbehandlung findet in entsprechenden Rehabilitationseinrichtungen statt. Nach zehn Wochen sollte der Patient wieder ohne Krücken normal gehen können.

Knie

Das Knie – Lieblingsgelenk für Verschleiß

Von allen Gelenken ist das Knie das Gelenk, das am häufigsten Beschwerden macht. Es wird bei Unfällen am häufigsten verletzt. Und es ist auch das anfälligste Gelenk für Verschleißerscheinungen, also Arthrose. Darüber hinaus gibt es noch viele weitere Erkrankungen, die das Kniegelenk mit betreffen können, ob beim entzündlichen Gelenkrheuma, bei der Gicht, bei Infekten oder Immunerkrankungen. Von Arthrose oder Gelenkverschleiß am Knie können zwar auch schon jüngere Menschen betroffen sein, hauptsächlich sind sie aber im höheren Lebensalter zu finden. Wer hat nicht schon einen älteren Menschen beobachtet, der, wenn er aufstehen möchte, ziemlich ächzt und eine Zeit lang braucht, bis er in Gang kommt. Das ist der typische Einlaufschmerz oder Anlaufschmerz bei der Arthrose. Es ist so, als müsste das Gelenk erst etwas geschmiert werden, damit man es wieder einigermaßen schmerzfrei bewegen kann. Dann geht es eine Weile, aber mit zunehmender Belastung treten erneut Beschwerden auf. Durch das Körpergewicht und vor allem bei Abnutzung geht die schützende Knorpelschicht an den am meisten belasteten Stellen im Knie zugrunde. Dann reiben bei jeder weiteren Belastung die verschlissenen, nackten Knochenflächen aufeinander, der schützende Knorpel fehlt, das tut gemein weh; am meisten beim Treppensteigen. Wenn man nach unten geht, noch mehr als beim Hinaufsteigen.

Schuld an den Arthrosen ist in den meisten Fällen der Zahn der Zeit, also der Verschleiß, gepaart mit Fehlstellungen, die äußerlich nicht sichtbar sein müssen und trotzdem zu höherem Abrieb an den stärker belasteten Stellen führen. Kommt Übergewicht dazu, ist die Belastung noch größer.

Die Folge ist nicht nur die Veränderung im Gelenk selbst. Auf Grund der Beschwerden versucht der Betroffene, die schmerzhafte Seite zu entlasten, und be- und überlastet die gesunde Seite. Insgesamt kommt es zu Haltungsschäden und damit weiteren Beschwerden, ob in der Hüfte, im Kreuz, im ganzen Rücken, bis hin zum Nacken.

Auch das Tragen schwerer Lasten kann ein zusätzlicher Faktor sein. Zu wenig Bewegung heißt »Einrosten« der Gelenke, sie werden nicht ausreichend mit Gelenkschmiere versorgt. Genauso schädlich wie zu wenig Bewegung und Anlass für vorzeitigen Gelenkverschleiß ist eine Überforderung, zum Beispiel beim Hochleistungssport. Ebenfalls vorzeitig, also schon in jüngeren Jahren, machen sich

Kann man Arthrose beseitigen?

Manche Chirurgen sagen ja, allerdings nur operativ. Ziel ist es, sogar auf völlig kahlen Knochen durch zwei bis drei arthroskopische Eingriffe das Wachstum von neuem Ersatzknorpel anzuregen. Ist noch abgenutztes Knorpelgewebe vorhanden, stutzt der Spezialist die ausgefransten Knorpelfasern mit einer Art schnelldrehendem Rasiermesser auf eine einheitliche und kurze Faserlänge zusammen (*shaving*). Der Knorpel wird angefrischt. Es kommt zu einer Blutung. Die Blutzellen haften sich an den Fasern an und bilden eine Blutplombe. Aus dieser Vernarbung entwickelt sich in den nächsten Monaten eine fest sitzende Schicht aus neuem Faserknorpel. Andere Fachleute betrachten dieses Gewebe allerdings nicht als Knorpel, sondern als Narbengewebe. Ob es belastbar ist und welche Vorteile es bringt, werden erst Langzeitbeobachtungen zeigen. Wenn gar kein Knorpelgewebe mehr vorhanden ist, bearbeiten einige Chirurgen den freiliegenden Knochen mit einer Kugelfräse (*Abrasion*). Man fräst eine knapp einen Millimeter dünne Schicht ab. Auch hier bildet sich im Anschluss eine so genannte Bioprothese aus neuem Ersatzknorpelgewebe, die die Knochenflächen überzieht, also ebenfalls nicht Knorpel, sondern Ersatz. Auch diese Methode muß noch genauer verfolgt werden.

Die Forschung arbeitet derzeit an der Entwicklung eines künstlichen Meniskus aus Kollagen. Dabei dient der Kollagenmeniskus hauptsächlich als Gerüst für körpereigene Zellen, die einwandern und zu einem neuen Meniskus heranwachsen sollen. Der klinische Einsatz dieser Methode wird schon in ein bis zwei Jahren erwartet.

> **Die Menisken federn die hohen Belastungskräfte auf das Knie ab. Sie wirken wie die Puffer zwischen zwei Eisenbahnwaggons.**

stärkere Fehlstellungen bemerkbar, zum Beispiel O- oder X-Beinstellungen. Je nach Ausmaß der Fehlstellung kann eine Operation angezeigt sein, die korrigierend eingreift, eine so genannte Umstellungsosteotomie. Dabei wird mit einem operativen Eingriff die Achsenfehlstellung so behoben, dass die Gelenkflächen wieder korrekt aufeinander gleiten können und dadurch die einseitige Belastung und der weitere Verschleiß vermindert wird. Die Achse in Ober- und Unterschenkel wird sozusagen begradigt. Das ist zwar ein größerer Eingriff, aber er lohnt sich.

Sind die Gelenkflächen durch einen solchen Eingriff wieder korrekt aufeinander gestellt, kann der Verschleiß weniger schnell fortschreiten.

Ist schon einiges an Schäden eingetreten, lässt sich durch gezielte Gymnastik wieder viel verbessern. Eine stabile Muskulatur mit einem festen Bandapparat ist der beste Schutz für ein Gelenk, ein so genannter natürlicher Verband. Abbau von Übergewicht ist dabei eine »Erleichterung« im umfassenden Sinn. Auch Medikamente können im Vorfeld eingesetzt werden, vor allem solche, die dazu dienen, die Gelenkschmiere zu verbessern. Sie können zunächst in Tabletten- oder Kapselform oder auch als Pulver eingenommen werden. Später reicht das nicht mehr aus. Dann bringen Injektionen eines Hyaluronsäurepräparats, direkt in das Gelenk, eine Zeit lang Linderung.
Das Gelenk wird wieder besser geschmiert, und auch die körpereigene Produktion von Gelenkschmiere soll wieder verbessert werden.

Wenn all diese Maßnahmen nicht mehr greifen, kann im Rahmen einer Gelenkspiegelung, einer Arthroskopie, nicht nur genau untersucht, sondern auch gleichzeitig operiert werden. Die Operation besteht darin, raue Oberflächen und Unebenheiten abzutragen, Kanten und Ecken etwas zu glätten und freie Gelenkkörperchen abzusaugen. Man sagt dazu »Gelenktoilette«. Gleichzeitig werden die Menisken auf Einrisse, Abrisse und Teilabrisse untersucht und falls nötig operativ korrigiert, zum Teil auch wieder angenäht. Immer seltener wird ein Meniskus ganz entfernt.
Im Anschluss an die arthroskopische Operation erfolgt eine ebenso sorgfältige Nachbehandlung, wie nach einer offenen Knieoperation. Obwohl das Gelenk nicht wieder hergestellt wurde, sondern lediglich störende Elemente entfernt wurden, haben doch sehr viele Patienten einen großen Vorteil von diesem Eingriff mit Schmerzlinderung und verbesserter Beweglichkeit.

Ein besonderes Problem ist die schützende Knorpelschicht. Man weiß, dass Knorpelzellen, die einmal zerstört worden sind, nicht mehr nachwachsen. Wo Knorpel abgerieben ist, entsteht die so genannte »Knochenglatze«. Der Knochen liegt dann frei, und wenn die Gegenseite des Gelenks auf einer solchen Fläche reibt, tut das besonders weh und ist ein besonderer Schwachpunkt für weiteren Verschleiß. Deshalb wird schon seit Jahrzehnten nach Möglichkeiten gesucht, Knorpel zu ersetzen. Teilweise versucht man, Knorpelstanzzylinder an nicht belasteten Gelenkflächen zu entnehmen und an die Stellen ohne Schutzschicht zu verpflanzen. Auch das Anzüchten von Knorpelzellen im Labor wird durchgeführt, und man versucht mit bestimmten Methoden, sie ins Knie zu transplantieren und dort ein Anwachsen auf den offenen Stellen zu erreichen. Es liegen aber noch keine großen und vor allen Dingen keine Langzeiterfahrungen vor.

Ist der Verschleiß so weit fortgeschritten, dass keine ausreichende Schmerzlinderung mehr möglich ist, wird heute mit gutem Erfolg der Gelenkflächenersatz ausgeführt. Dabei handelt es sich meist nicht um ein vollständiges künstliches Gelenk, sondern um Metallkappen für die Gelenkflächen. Die Erfolgsaussichten dieser Operationen sind sehr gut. Ein ganzes künstliches Gelenk ist in der Regel nur nötig bei großen Zerstörungen, zum Beispiel nach Unfällen.

Es ist viel zu wenig bekannt, dass diese Operationen längst aus dem Stadium der Erprobung sind. Die meisten Menschen haben von den guten Erfolgen der Hüftgelenksoperationen gehört. Das Knie steht dem in nichts nach. Die Unsicherheit beruht auf zu wenig öffentlicher Information, nicht auf zu wenig Erfahrung mit den Operationen.

Über Erfolg und Misserfolg entscheidet nicht allein die gelungene Operation, sondern vor allem die gute Nachbetreuung und die Aktivität des Patienten. Das heißt gezielte Krankengymnastik, Stärkung der Muskulatur, bei Übergewichtigen Gewichtsabnahme. Was in der Nachbetreuung und bei der Krankengymnastik erlernt wurde, muss auch im Alltag weitergeführt werden. Alles zusammen ist die beste Voraussetzung, um das gute Operationsergebnis lange zu bewahren.

Auch wenn die Chirurgie heute große Fortschritte gemacht hat, um Schmerzen zu lindern und wieder Beweglichkeit nach Gelenkzerstörungen zu erreichen, so muss doch alles daran gesetzt werden, dass wir unsere Gelenke so lange wie möglich gesund erhalten. Dazu ist es nötig, dass wir sie nicht überlasten wie bei Extremsportarten, sie aber auch nicht rosten lassen. Ein gutes Durchbewegen der Gelenke verbessert die Gelenkschmiere und kann den Gelenkabrieb hinauszögern. Genauso wichtig ist aber ein Krafttraining, um die Muskulatur zu stärken. Eine gut trainierte

Muskulatur ist der beste Verband für jedes Gelenk und ganz besonders auch für das Kniegelenk. Und je weniger Übergewicht das Gelenk zu tragen hat, umso günstiger, nicht nur für das Knie.

Das geplagte Sportlerknie – Warum ist es so oft verletzt?

Dass immer mehr Menschen in ihrer Freizeit Sport treiben, kann man vom gesundheitlichen Standpunkt her nur begrüßen. Aber wie immer gibt es zwei Seiten, und so bleibt es nicht aus, dass wir leider auch immer mehr mit Sportverletzungen zu tun haben. An erster Stelle, das heißt in über zwei Drittel der Fälle, sind die Beine betroffen, am stärksten gefährdet ist das Kniegelenk. Ob beim Fußballspielen oder Skifahren, beim Bergsteigen, Bergwandern, Tennisspielen oder Joggen, das Knie ist gefährdet und der Verletzungsmechanismus fast immer gleich: Drehung des Unterschenkels gegen den Oberschenkel und Verkippung zur Seite. Oder einfacher ausgedrückt: Der Fuß ist fixiert, bleibt stehen, im Knie erfolgt eine abrupte, plötzliche Drehung. Am besten kann man sich das vorstellen, wenn man an unsere Fußballer denkt, an das so genannte »Stehenlassen des Beins«, und Sie alle kennen ja die vielen Verletzungen, die diese Sportler dann haben. Ähnlich ist die Gefahr zum Beispiel beim Tennisspielen, auch hier bleibt der Fuß stehen, während das Knie und der Oberschenkel schon weiterdrehen. Oder aber beim Bergabgehen, man fällt in eine Unebenheit, und der Fuß kann sich nicht schnell genug lösen. Beim Skifahren die große Gefahr für das Knie, wenn sich die Sicherheitsbindung nicht rechtzeitig löst. Aber auch eine Vielzahl anderer Verletzungsmöglichkeiten ist gegeben.

Erste Hilfe bei Knieverletzungen: Eine Eispackung schützt vor Schwellungen.

Hauptsächlich betroffen von Verletzungen im Knie sind die Menisken, die Kreuz- und die Seitenbänder. Vom Meniskusschaden spricht man ja sehr viel, trotzdem ist es nicht immer einfach, sich vorzustellen, was da wirklich passiert. Die Menisken sind Scheiben, die eine Art Pufferwirkung ausüben und die Unebenheiten der Gelenkflächen des Knies bei den unterschiedlichen Bewegungen ausgleichen sollen. Der innere Meniskus ist mit dem Innenband verwachsen, deshalb ist er bei diesen Verdrehungsverletzungen ganz besonders gefährdet. Es kann zum Abriss am so genannten Vorder- oder Hinterhorn des Meniskus kommen, also dort, wo er vorn bzw. hinten seine Ansatzstellen hat, er kann aber auch der Länge nach reißen. Gerade bei dieser Verletzung kommt es dann nicht selten zu einem Einschlagen des eingerissenen Teils in das Gelenk hinein und dort zu Verklemmungen, die selbstverständlich starke Beschwerden auslösen können. Der Hauptschmerz wird am inneren Gelenkspalt empfunden, ganz besonders, wenn das Bein nach außen abgewinkelt werden soll.

Die Kreuzbänder verbinden den Unterschenkel mit dem Oberschenkel, sie verhindern, dass der Unterschenkel nach vorn oder hinten ausweichen kann. Der Verletzungsmechanismus ist meist eine Drehbewegung bei leichter Beugung des Beins, auch wieder ganz besonders beim Fußball. Hier steht weniger der Schmerz im Vordergrund als vielmehr die Überbeweglichkeit im Kniegelenk.

Die Seitenbänder, also das Innen- und Außenband, sind bei entsprechenden Verletzungen sehr viel häufiger gezerrt oder angerissen, nur sehr selten wirklich abgerissen. Hier sind es wieder die Schmerzen, die uns zu schaffen machen.

Bei allen Knieverletzungen ist es ganz wichtig, nicht zu lange darauf zu warten, dass es schon von selbst wieder besser wird, sondern wenn nicht nach wenigen Tagen Schmerzlinderung und eine ausreichende Stabilität des Knies zurückgekehrt sind, doch unbedingt den Arzt aufzusuchen. Bleiben Bänder überdehnt, kann es zum so genannten Schlottergelenk kommen, und hier droht sehr frühzeitig ein doch erheblicher Verschleiß, der zu Arthrose führt und dann später enorme Beschwerden macht.

Moderne Hightech-Nachbehandlung

Die richtige Nachbehandlung, die oft mehrere Monate dauern kann, ist für den Behandlungserfolg nach einer Knieoperation mindestens genauso wichtig wie der Eingriff selbst. Gerade frisch operierte Knorpel- und Knochenflächen im Knie heilen am besten, wenn das Knie passiv bewegt wird. Deshalb wird heute kein Gipsverband mehr angelegt, der Patient erhält stattdessen lediglich Verbände oder eine Bewegungsschiene.

Außerdem bekommt er im Idealfall eine elektrische Vorrichtung mit nach Hause, die das Gelenk im Liegen laufend passiv beugt und streckt. Physikalische Therapien lassen das Gelenk schneller abschwellen. Schon wenige Wochen nach dem Eingriff können die geschwächten und zurückgebildeten Muskeln durch spezielle Übungen schon früh wieder aufgebaut werden, ohne dabei das Knie zu belasten. Dazu sind Übungen an Geräten geeignet, bei denen das Körpergewicht während des Trainings nicht auf dem Knie ruht. Es lassen sich Koordination und Muskelkraft zielgerichtet trainieren. Dank neuer Hightech-Geräte kann der Arzt die Funktion des Kniegelenks und die Kraft der Beinmuskulatur computergesteuert testen.

Bänderrisse im Knie sind nicht immer einfach zu diagnostizieren. Die Kernspintomographie bringt Klarheit.

Ein gerissenes Kreuzband sollte auf jeden Fall operiert werden, denn hier kann nichts von selber heilen. Nur dann wird das Knie wieder stabil und belastbar. Bei den Meniskusverletzungen kann heute auch viel häufiger repariert und der Meniskus als Puffer im Knie erhalten werden. Wenn es möglich ist, wird immer durch das Arthroskop, also das Sichtrohr, hindurch operiert. Das heißt allerdings nicht, dass die Nachbehandlung nicht genauso sorgfältig erfolgen muss wie früher.

Ob bei Kniegelenksverletzungen operative Maßnahmen erforderlich sind oder nicht, auf jeden Fall kommt es darauf an, dass die Bänder sich wieder straffen können, vor allen Dingen aber, dass die Muskulatur bestmöglich gekräftigt wird. Eine straffe, intakte Muskulatur gewährleistet eine gute Führung im Gelenk, das bedeutet Schutz vor Verschleiß und ist die beste Vorbeugung, um unsere Gelenke gesund zu erhalten.

Das gilt genauso in der Verhütung von Unfällen und Verletzungen. Je besser wir trainiert sind, je kräftiger die Muskulatur ist, umso mehr Chancen haben wir, einen Sturz abzufangen, eine unglückliche Bewegung auszugleichen. Sind wir untrainiert, fehlt die Kondition, fehlt das Training für die Muskulatur, ist die Verletzungsgefahr deutlich erhöht. Durch ein vernünftiges Training und das Vermeiden von Überbeanspruchung könnten viele Sportverletzungen verhindert werden. Ist es aber doch dazu gekommen, dann muss die Behandlung konsequent durchgeführt werden, um Spätschäden zu vermeiden. Die vorgeschriebenen Ruhezeiten müssen eingehalten werden. Maßnahmen, um den Reizzustand zu lindern, wie Kälteanwendungen, bestimmte Sprays, Salben, Gele sind durchaus wirksam, auch die Einnahme bestimmter Medikamente. Ganz wichtig schließlich das gezielte Aufbautraining, denn hier entscheidet es sich, ob durch die eigene aktive Mitarbeit die Muskulatur so gekräftigt wird, dass die volle Belastbarkeit des Knies wieder hergestellt werden kann.

Ein gerissenes vorderes Kreuzband sollte man operieren. Innenbänder heilen fast immer von selbst, Außenbänder und hintere Kreuzbänder häufig auch.

Füße

Schmerzen, Ballen, Hammerzehen – der Preis für zu enge Schuhe

Fußschmerzen, achtzig Prozent der Bevölkerung leiden irgendwann im Lauf des Lebens darunter. Der häufigste Grund: »durchgetretene« Füße. Das ist zwar nicht wissenschaftlich, aber jeder weiß, was damit gemeint ist. Die Fußwölbung sinkt ein, der Vorfuß wird breiter, der typische Senk-/Spreizfuß entsteht. Es beginnt der Druckschmerz unter dem Fuß, dort, wo man auch die Hornhautschwiele tastet, die der erhöhte Druck verursacht hat. Und immer deutlicher wird der so genannte Ballen. Das Großzehengrundgelenk tritt an der Fußinnenseite hervor, die große Zehe weicht immer stärker nach außen ab und bereitet Schmerzen. Die Druckstelle über dem Ballen bekommt eine immer dickere Hornhaut. Druck – Hornhaut – Entzündung – Rötung – Schmerzen und immer wieder Schmerzen. Zusätzlich entzündet sich auch noch der Schleimbeutel schmerzhaft. Aber auch damit ist es noch nicht getan. Durch die vielen Verschiebungen und Fehlstellungen werden auch die übrigen Zehen in Mitleidenschaft gezogen. Insbesondere die zweite Zehe schiebt sich häufig über die erste. Sie ist stark gebeugt, und das ist auch bei den übrigen Zehen nach und nach häufig der Fall. Man spricht von Krallen- und Hammerzehen. Dort, wo sie am meisten im Gelenk gebeugt sind, reibt und drückt das Oberleder der Schuhe. Es entstehen die typischen, schmerzhaften Hühneraugen. Frauen sind viel häufiger betroffen als Männer, im Verhältnis neun zu eins.

Die Hauptursache für diese Veränderungen sehen die Fachleute nach wie vor im falschen Schuhwerk. Dabei sind es bei Frauen gar nicht in erster Linie die hohen Absätze als vielmehr zu enge, zu spitze und zu kleine Schuhe. Insbesondere die spitze Schuhform ist der »Zehenkiller« Nummer 1. Die Zehen werden ja förmlich in die Abweichung zur Halux-Valgus-Stellung, also Ballenstellung, getrieben. Wenn hohe Absätze dazukommen, ist die spitze und enge Schuhform besonders schädlich, weil die Zehen umso mehr in die Zwangsfehlstellung hineingedrückt werden. Nun könnte man annehmen, dass die Jugend

Kaufen Sie Schuhe wirklich groß genug? Die Zehen brauchen 1,5 Zentimeter Platz zum Abrollen.

Schmerzen

mit ihren modischen, großen und dicken Sport- und Freizeitschuhen viel weniger gefährdet ist. Leider bedeutet eine äußerlich auf lässig und sportlich getrimmte Schuhform noch lange nicht, dass der Fuß nicht gedrückt wird und tatsächlich genügend Platz, aber auch gleichzeitig Halt hat.

Wenn die Füße nur eine Minute auf 15 Grad abkühlen, bleiben alle Schleimhäute dreißig Minuten lang schlecht durchblutet. In dieser Zeit können sich Erreger ausbreiten und Infekte verursachen, zum Beispiel eine Erkältung. Rechtzeitig ein warmes Fußbad kann schützen.

Ganz lassen sich diese so schmerzhaften Fehlentwicklungen wohl nicht verhindern. Vorbeugend ist aber darauf zu achten, möglichst immer Schuhwerk zu tragen, das den Zehen Raum lässt und dennoch dem Fuß Halt gibt. Barfußlaufen in geeigneter Umgebung und Fußgymnastik können sehr hilfreich sein. Sehr häufig wird eine Anlage mit so genannter Bindegewebsschwäche als Hauptursache angegeben. Fachleute beurteilen das anders. Eine Anlage spielt nur in wenigen Fällen die Hauptrolle. In der überwiegenden Mehrzahl ist sie zwar ein gewisser Risikofaktor, aber sicher nicht der wichtigste.

Bei Schmerzen wird zunächst das gesamte Repertoire der Behandlungsmöglichkeiten, ob Medikamente, Spritzen oder physikalische Therapie, genutzt. Ganz wichtig ist die sorgfältige Fußpflege mit Entfernung der Hornhautschwielen und Behandlung der Hühneraugen. Rechtzeitig eingesetzt, sind in bestimmten Fällen Einlagen sehr entlastend, schmerzlindernd und vor weiterer Verschlimmerung schützend.

Fußreflexzonenmassage löst Spannungen und ist wohltuend. Ob es tatsächlich Verbindungen zu jedem Organ gibt, ist sehr umstritten. Bei Fußschmerzen ist eine Massage aber immer eine Wohltat.

Eine Operation kommt erst dann in Betracht, wenn die Schmerzen unerträglich sind. Lediglich aus Gründen der Eitelkeit sollte man auf keinen Fall eine Operation in Erwägung ziehen. Weil unser Fuß ein so kompliziertes Gebilde ist, ist die Gefahr, dass das Ergebnis nicht den Erwartungen entspricht, groß. Leidet man jedoch schon unter so starken Schmerzen, dass man kaum noch laufen kann, bringen die Operationen in der Regel deutliche Linderung und Besserung und sind daher in diesen Fällen angezeigt.

Dabei wird bei vorhandenen Hammerzehen selbstverständlich sowohl die Korrektur der Hammerzehen als auch des Ballens durchgeführt. Es gibt viele verschiedene Operationsmöglichkeiten. Fachleute müssen im Einzelfall entscheiden, welche Operation, aber auch welche Kombination von operativen Eingriffen für den Einzelnen angezeigt sind, um ein bestmögliches Ergebnis zu erreichen. Das kann sich, wenn die Veränderungen noch nicht zu weit fortgeschritten sind, auf Eingriffe an Muskeln und Sehnen beschränken. In fortgeschritteneren Fällen müssen zusätzlich mehr oder weniger ausgedehnte Korrekturen an den Knochen vorgenommen werden.

Ganz wichtig für den Erfolg der Operation ist die richtige Nachsorge. Je nach Ausmaß und Schwere der Operation rechnet man mit drei bis sechs Monaten, bis man wieder »fast« normal laufen kann. Ich sage »fast«, weil auch in Zukunft die Füße sorgsamer als vor der Operation gepflegt werden sollen. Das betrifft sowohl die Fortführung der gymnastischen Übungen als auch das Tragen von richtigem Schuhwerk, was aber nicht heißt, dass Frauen ganz auf die Schönheit des Schuhwerks verzichten müssten. Auch hohe Absätze sind in besonderen Situationen erlaubt, sollten aber nicht im Alltag getragen werden.

Fersensporn – und jeder Schritt tut weh

Gemein, wenn jeder Schritt wehtut. Man kann nicht auftreten. Es ist, als ob von unten ein Nagel in die Ferse bohrt. Zumindest stellt man sich die Ursache der Beschwerden genau so vor. Schließlich hat sich durch Überlastung eine Knochenausziehung gebildet, und das muss man ja wohl beim Auftreten spüren, je größer sie wird, umso mehr. Das stimmt nicht ganz. Es hängt nicht von der Größe dieser Knochenspitze ab, ob man Beschwerden hat und wie stark sie sind. Hauptsächlich tut der Zug am Sehnenansatz weh, wenn sich durch Überlastung eine Reizung und Entzündung gebildet hat.

Gelingt es, die Entzündung zu behandeln, den Reizzustand zu beseitigen, dann verschwinden die Beschwerden, obwohl am Knochen nichts geändert ist. Aus diesem Grund heißt Hilfe auch nicht, dass die einzig richtige Lösung in der Operation bestünde. Viel zu häufig kehren die Beschwerden wieder, wenn man die Ursache, die Überlastung am Sehnenansatz, nicht behoben hat. Es wird nur operiert, wenn alle anderen Möglichkeiten der Behandlung nicht zum Erfolg geführt haben.

> Fersensporn: Die Schmerzen macht nicht der Sporn, sondern die Entzündung.

An erster Stelle steht die Entlastung. Dazu gibt es bestimmte Einlagen, die dort eine Aussparung haben, wo der größte Druck besteht, aber gleichzeitig auch eine Entlastung des Sehnenzugs am Knochen ermöglichen. Deshalb reicht es also nicht, nur in die Schuhsohle ein Loch zu machen, obwohl viele auch damit schon Linderung spüren.

Zusätzlich kommen Medikamente und auch Spritzen in Betracht, die alle entzündungshemmend und schmerzlindernd wirken sollen. In ausgeprägten Zuständen kann manchmal auch auf die Injektion einer Kortisonlösung nicht verzichtet werden. Äußerlich werden Umschläge, Salbenverbände und Bäder angewendet.

Große Hoffnung wurde in ein neues Behandlungsverfahren gesetzt. Mit Stoßwellen, ähnlich der Methode bei der Behandlung von Steinen, nur selbstverständlich in anderen Größenordnungen, wird von außen die Sehnenansatzstelle behandelt. Viele Patienten berichten, dass ihnen diese nicht eingreifende Therapie sehr geholfen habe. Dennoch wird sie zur Zeit nicht von den Kassen erstattet, weil nachvollziehbare wissenschaftliche Belege fehlen. Daran wird zur Zeit gearbeitet.

Selbstverständlich muss begleitend zu allen Therapiemaßnahmen die Belastung auf den betroffenen Fuß insgesamt eine Zeit lang deutlich verringert werden. Das heißt vorübergehend nicht Tennis spielen oder auf die Sportart verzichten, die zur Überlastung geführt hat. Bei Stehberufen alles tun, was den Fuß entlastet. Den Fuß hochlagern, wann immer es geht, Fußbäder anwenden, auch mit galvanischen Bädern kann geholfen werden. Selbstverständlich das richtige Schuhwerk mit weichen Sohlen. Eine Weile auf dünne Ledersohlen verzichten. Ein besonderes Problem ist das Übergewicht. Auch wenn die Gewichtsabnahme mit zu den schwersten Aufgaben gehört, auf lange Sicht wäre sie, nicht nur für die Linderung der Beschwerden durch den Fersensporn, eine Entlastung im umfassenden Sinn.

> **Nicht der Knochen tut weh, sondern die Entzündung der Sehne, auf die er drückt. Kortison kann hier helfen.**

Rheuma

Rheuma – das Leiden mit den vierhundert Gesichtern

Rheuma ist die Volkskrankheit Nummer eins. Nach statistischen Erhebungen leiden 75 bis 85 Prozent aller Erwachsenen im Lauf ihres Lebens einmal unter rheumatischen Beschwerden. Dass die Zahl der Betroffenen so groß ist, verwundert nicht, wenn man bedenkt, daß der Begriff »Rheuma« sehr weit gefasst ist. Man versteht darunter alle Erkrankungen, die mit Bewegungseinschränkung und Schmerzen einhergehen: Wenn man also humpelt, weil der große Zeh bei einem Gichtanfall dick geschwollen ist und wehtut, sagt man dazu genauso Rheuma wie bei einem Knie, das durch Verschleiß gereizt ist und das Auftreten schmerzhaft macht.

Ein Hexenschuss, bei dem man sich kaum bewegen kann, fällt genauso unter den Begriff Rheuma wie Muskelverspannungen im Nacken oder die ernste Form des entzündlichen Gelenkrheuma, auch rheumatoide Arthritis genannt. Dabei kommt es zu Fehlstellungen, Schmerzen und Bewegungseinschränkung durch mehr oder minder große Zerstörung der Gelenke.

Wenn jemand sagt, ich habe Rheuma, dann meint er also »sein« Rheuma. Ein anderer kann eine ganz andere Krankheit haben. Rheuma ist nur der Überbegriff für viele, Experten vermuten vierhundert, verschiedene Krankheiten. Wörtlich übersetzt heißt Rheuma lediglich Fließen oder Strömen, es ist also der fließende Schmerz. Und der kann ganz schön bohren, nagen und das Leben zur Qual machen.

Jeder weiß das, der Schmerzen zum Beispiel im Knie hat. Treppensteigen, vor allem aber nach unten gehen, vom Sessel aufstehen oder überhaupt erst mal in Gang kommen, es sticht, reibt, tut höllisch weh! Am allerhäufigsten steckt dahinter Verschleiß. Die degenerativen rheumatischen Erkrankungen stehen an der ersten Stelle und sind mit Abstand die häufigste Form der rheumatischen Erkrankungen.

Es sind die Abnützungserscheinungen an Gelenken, die Arthrosen. Im Einzelnen mehr dazu beim Thema Knochen und Gelenke, Nacken, Rücken, Schulter, Hüfte, Knie, Füße siehe Seite 208-210, sowie Seite 260-284.

Entzündliches Gelenkrheuma

Das entzündliche Gelenkrheuma, die rheumatoide Arthritis, ist zahlenmäßig die kleinste Gruppe der rheumatischen Erkrankungen, aber sie macht die größten Beschweren. Mehr als eine Million Menschen sind bei uns betroffen.

Die Ursachen sind noch immer nicht ganz geklärt. Es ist eine Erkrankung, bei der das Immunsystem fehlgesteuert wird, möglicherweise nach Auslösern, die etwas mit Infekten zu tun haben können. Das bedeutet, der Körper greift die eigene Gelenkinnenhaut an. Es kommt zur schmerzhaften Entzündung, die schließlich zur Zerstörung des Gelenks führt. Es können nur einzelne oder wenige Gelenke, aber auch viele betroffen sein, beim Morbus Bechterew auch die Wirbelsäule. Auch Organe können Schaden nehmen, insbesondere die Augen. Die typischen Veränderungen haben die meisten schon gesehen, vor allem die abweichende Stellung der Finger und die aufgetriebenen Knöchel.

Für den Einzelnen ist es immer ein sehr schweres Schicksal, das es zu tragen gilt. Und es sind nicht nur die Älteren, sondern auch immer wieder die Jungen betroffen, auch Kinder und Kleinkinder.

Beim entzündlichen Gelenkrheuma, der rheumatoiden Arthritis, die so sehr mit Schmerzen verbunden ist, gilt es noch mehr als sonst, dass unser aller Verständnis helfen kann, Schmerzen zu lindern. Gerade wenn die Gelenke unter Kleidern versteckt sind, oder wenn eine Ruhephase zwischen Schüben das Bild nicht so deutlich erscheinen lässt, ist dieses Verständnis besonders gefragt.

Die Krankheit verläuft in Schüben. Sie beginnt häufig an den Händen. Typisch, und oft das erste Zeichen, die Morgensteifigkeit der Finger. Darum schwellen vor allem Fingermittel- und Grundgelenke an. Rötung und Schmerzen zeigen das akute Geschehen. Dazwischen kann es immer wieder zum Abklingen und zu Ruhephasen kommen.

Welche Gelenke weiter betroffen werden, ist individuell sehr verschieden. Es können so gut wie alle größeren und kleineren Gelenke betroffen sein, auch die Zehengelenke. Die Erkrankung kann aber auch auf wenige Gelenke beschränkt bleiben.

Die besondere Problematik ist, dass es ohne Behandlung zur Zerstörung der Gelenke kommt. Die Konsequenzen sind Behinderungen bis zur Unfähigkeit zu gehen oder die Hände zu gebrauchen. Das gilt es zu verhindern, und das gelingt heute immer besser. Man kann zwar noch nicht heilen, aber immer öfter können die Krankheit gestoppt und eine weitere Gelenkzerstörung verhindert werden.

Mit der so genannten Basistherapie, Gold und D-Penicillamin, wird versucht, an der Wurzel des rheumatischen Geschehens anzugreifen und es möglichst in Schach zu halten. Zusätzlich kommen je nach Akutheit und Ausmaß des Gelenkbefalls weitere Medikamente hinzu, die vor allem den entzündlichen Zerstörungsprozess, aber auch die Schmerzen bekämpfen sollen. Zuerst sind es die bekannten Mittel gegen Rheumaschmerzen, die noch kein Kortison enthalten (Ibuprofen, Diclofenac, aber auch die anderen bekannten Mittel, auch Aspirin).

Heute gibt es als neue Medikamentengruppe die so genannten COX-II-Hemmer. Sie wirken nicht stärker als zum Beispiel Aspirin. Der große Vorteil aber, sie greifen den Magen nicht an und können deshalb auf Dauer vertragen werden.

Im hoch akuten Schub wird Kortison eingesetzt. Gezielt, in der richtigen Dosierung und über die richtige Zeit ist es in der Rheumabehandlung auch weiterhin ein unverzichtbarer, wertvoller Bestandteil.

Ist der Entzündungsprozess sehr stark, kommen auch Mittel zum Einsatz, die sonst vor allem in der Krebstherapie verwendet werden, um das Zellwachstum zu drosseln (zum Beispiel Methotrexat). Bei Rheuma soll es die aggressiven Zellen, die die Gelenkinnenhaut wuchern lassen, stoppen.

Cyclosporin soll die überschießenden Immunreaktionen bremsen. Dazu wird auch das altbekannte Malariamittel Chloroquin eingesetzt.

Durch eine intelligente Kombination all dieser Mittel lassen sich auch schwere chronisch-rheumatische Gelenkentzündungen nicht nur stoppen, sondern bessern.

Es gibt berechtigte Hoffnung, dass sehr bald noch besser geholfen werden kann, dass die Gelenke wieder ganz gesund werden und bleiben.

Bereits viel versprechend im Einsatz sind die so genannten TNF-alpha-Antikörper, die blockierend in die Entstehung der rheumatisch-entzündlichen Abläufe eingreifen. Eine weitere Substanz, Leflunomid, soll ebenfalls die krank machende Immunreaktion unterdrücken, die das Rheuma verursacht.

Radioaktive Spritze stoppt Entzündung im Gelenk

Radioaktive Spritze – moderne Rheumatherapien: das Ende der Schmerzen?

Neue Rheumamittel, so genannte COX-II-Hemmer, hemmen gezielt das Enzym Cyclooxygenase II. Dieses Enzym lässt Stoffe entstehen, die die gefürchteten Arthritisschmerzen und -schwellungen in den Gelenken hervorrufen. Die COX-II-Hemmer lindern die Schmerzen genauso wie andere Rheumamittel. Der Vorteil liegt darin, dass sie den Magen nicht angreifen, der Schutz bleibt erhalten. Diese Mittel sind deshalb zur Dauertherapie geeignet.

Ist nur ein großes Gelenk oder sind wenige Gelenke vom chronischen Entzündungsprozess betroffen, wird frühzeitig entweder die Gelenkinnenhaut operativ entfernt, oder es kann eine radioaktive Spritze helfen. Der Nuklearmediziner injiziert den Patienten dazu unter örtlicher Betäubung eine radioaktive Substanz direkt in das Gelenk. Zum Einsatz kommen die Isotope Yttrium 90 (für das Kniegelenk), Rhenium 186 (für Schulter-, Ellbogen-, Hand-, Hüft- oder Sprunggelenk) oder Erbium 169 (für einzelne Finger- und Zehengelenke). Sie lagern sich gezielt auf der Oberfläche der entzündeten Gelenkschleimhaut ab. Alle diese Stoffe senden Betastrahlen aus, die nur eine Reichweite von wenigen Millimetern haben. In diesem Bereich zerstören sie die krankhaft wuchernden Knorpelzellen. Folge: Die Entzündung heilt ab, die Gelenkinnenhaut verschorft und wird unempfindlich, der Schmerz lässt nach oder verschwindet ganz. Damit das gesunde Gewebe nicht versehentlich geschädigt wird, erfolgt die Injektion unter einer Röntgenkamera. Damit kann der Arzt die Lage der Nadelspitze genau kontrollieren. Anschließend stellt er das betroffene Gelenk für zwei Tage ruhig, damit das radioaktive Arzneimittel nicht abtransportiert wird. Danach muss sich der Patient noch eine Woche schonen. Diese Behandlung (Radiosynoviorthese) darf inzwischen ambulant durchgeführt werden. Je nach Schwere der Erkrankung hält die Wirkung kürzer oder länger an, manchmal sogar dauerhaft. Die Entscheidung, ob dieses Verfahren in Betracht kommt, sollte der Patient mit seinem behandelnden Rheumatologen und dem Arzt für Nuklearmedizin gemeinsam treffen.

Rheumadiät – hilft sie?

Gibt es eine bestimmte Rheumadiät, oder gibt es sie nicht? Diese Frage ist in den vergangenen Jahren sehr kontrovers diskutiert worden. Rein klassisch orientierte Mediziner haben stets gesagt, es gibt sicher keine ganz spezielle Kostform, aber selbstverständlich ist eine gesunde Ernährung, reich an Vitaminen, Mineralstoffen, Ballaststoffen, nicht zu fett, nicht zu kalorienreich und auch nicht zu salzig oder zu süß, für uns alle sinnvoll, also auch für den Rheumapatienten. Andere Mediziner haben immer wieder gesagt, es gibt doch Zusammenhänge zwischen Ernährung und Rheuma. Besonders umstritten ist und war, ob Fleisch eine Rolle spielt. Vor allem auf Schweinefleisch sollte verzichtet werden. Man empfahl vegetarische Kost, und mancher schwor auf das Durchführen von Fastenkuren.

In der Tat berichten viele Patienten darüber, dass Heilfasten ihnen entscheidend Linderung bei ihren entzündlichen Gelenkbeschwerden gebracht hat. Weniger deutlich sind Erfahrungen bei anderen rheumatischen Erkrankungen, zum Beispiel den degenerativen Gelenkerkrankungen, also Verschleißzuständen.

Ganz ähnliche Ergebnisse brachte nun eine wissenschaftliche Studie. Sie bestätigte, dass Patienten mit entzündlichem Gelenkrheuma den größten Erfolg durch kurzzeitiges Fasten hatten, wenn ein akuter Schub der Erkrankung mit verstärkten Beschwerden vorlag. Die Linderung hielt allerdings häufig nur bis zur Rückkehr zu normaler Kost an. Im Gegensatz dazu hatten Patienten, die im Anschluss an das Fasten vegetarisch ernährt wurden, einen sehr viel anhaltenderen Effekt in der Linderung ihrer Beschwerden. Ausschlaggebend für diesen Unterschied soll die so genannte Arachidonsäure sein. Sie kommt in Pflanzen, vor allem in Nüssen, vor, und unser Körper kann sie auch selbst aus anderen Stoffen aufbauen. Der größte Gehalt findet sich aber im Fleisch, bevorzugt im Schweinefleisch.

Die Arachidonsäure wirkt wie ein Übermittler für Entzündungsvorgänge im Körper. Im Übermaß zugeführt, kann sie den Entzündungsprozess verstärken. Das geht allerdings nur, wenn eine Anlage zum entzündlichen Rheuma besteht. Gesunde Menschen können Fleisch ohne Probleme essen und werden niemals dadurch Gelenkentzündungen bekommen.

Dennoch ist es eine Bestätigung dafür, dass Rheumapatienten Fleisch in der Ernährung zumindest reduzieren sollten. Im akuten Schub ist es sinnvoll, auf vegetarische Kost umzustellen oder sogar einige Tage zu fasten. In den Zwischenphasen muss aber auch der Rheumapatient nicht ganz auf Fleisch verzichten. Er sollte es allerdings nur in Maßen zu sich nehmen. Aus diesem Grund empfiehlt die jetzige Ernährungsregel, dass zwei Fleischmahlzeiten pro Woche erlaubt sind. Außerdem werden zwei oder drei Fischmahlzeiten empfohlen, und die restlichen Tage sollten fisch- und fleischfrei sein. Es geht also nicht um eine rein vegetarische, sondern um eine vegetarisch betonte Kost. Es ist günstig, sich auf Gemüse, Salate und Obst zu konzentrieren. Auch magere Milchprodukte, Käse, Joghurt, Quark sind erlaubt, um eine ausreichende Kalziumzufuhr zu gewährleisten.

Zusätzlich kann die Gabe von Antioxidantien sinnvoll sein. Man weiß, dass die Entzündungsübermittler nur in oxidierter Form ihre schädigende Wirkung entfalten können. Das Gleiche gilt ja auch für bestimmte Fette und die Prozesse an den Gefäßwänden. Natürliche Substanzen, die wie ein »Rostschutz« gegen die Oxidation wirken, sind vor allem Vitamin E, C, aber auch A und Mineralstoffe wie Selen und Zink. Vom Vitamin E werden für den Rheumapatienten 400 mg am Tag empfohlen. Beim Vitamin C wird immer noch diskutiert, aber sicher ist es mehr, als bisher in den allgemeinen Ernährungsregeln angenommen wurde. 400 bis 800 mg werden empfohlen, und auch ein Gramm ist ohne ein Problem der Überdosierung zu vertragen, die ja bei wasserlöslichen Vitaminen ohnehin gering ist. Im Gegensatz dazu sollte man beim fettlöslichen Vitamin A bzw. seiner Vorstufe, dem Betacarotin, sorgfältig darauf achten, die angegebenen Dosierungen nicht zu überschreiten.

Fasten und vegetarische Kost können manchmal Rheumabeschwerden lindern.

Jeder Patient sollte selbst herausfinden, ob ihm eine Diät hilft. Heilen kann sie Rheuma jedoch nicht.

Zink und Kupfer entfalten beim entzündlichen Gelenkrheuma ihre Wirkung außerdem über entzündungshemmende Enzyme.

Neue Kenntnisse gibt es auch über den Einfluss von Fischölen auf die entzündlichen Gelenkprozesse. Die Beobachtung, dass Eskimos so selten unter entzündlichem Rheuma leiden, führte zur Erforschung dieser speziellen Fettsäuren. Wahrscheinlich verdrängen sie die Arachidonsäure und können dadurch die Entzündungsbotenstoffe bremsen. Ob bei Verschleißerkrankungen der Gelenke ein Effekt zu erwarten ist, ist zur Zeit fraglich. Zwei Fischmahlzeiten in der Woche sind aber sicher für uns alle günstig.

Zwar ist mit der Umstellung der Ernährung allein das entzündliche Rheuma nicht befriedigend zu behandeln. Mit Hilfe der Ernährung können aber auf längere Sicht Medikamente eingespart und damit unerwünschte Nebenwirkungen reduziert werden. Kurzzeitiges Fasten und vorübergehende Umstellung auf vegetarische Kost können im akuten Schub dem Patienten ebenfalls Möglichkeiten eröffnen, sein Krankheitsbild selbst zu beeinflussen. Manches hoch wirksame Medikament wird dann vielleicht nicht oder weniger gebraucht.

Schon Kinder können Rheuma haben!

Vielleicht sind Sie verwundert, dass ich mich mit Rheuma bei Kindern beschäftige. Ich wollte doch ein Buch schreiben, in dem es nicht um spezielle Krankheitsbilder geht, sondern um uns alle.

Beste Früherkennung

Eltern sollten darauf achten, ob sich ihre Kinder normal bewegen.

Ich möchte Ihnen von »meinen« rheumakranken Kindern erzählen, weil ich Schirmherrin der Elternkreise in Bayern bin und weil es mir eine Herzensangelegenheit ist, für diese Kinder und ihre Familien einzutreten.

Nur wer weiß, was diese Krankheit bedeutet, kann ermessen, was die Kinder und ihre Eltern und auch alle Therapeuten leisten.

Mitfühlen, mitempfinden, ist etwas, das uns alle angeht.

Wir sollten nicht mitleiden, das kostet Kraft und hilft nicht. Aber Anteil nehmen, verstehen, öffnet unseren Blick für andere und auch für uns selbst. Wie klein sind dann manchmal eigene Sorgen. Fast hat man ein schlechtes Gewissen, mit welchen Nichtigkeiten man sich das Leben schwer macht, wenn man sieht, was andere zu bewältigen haben. Und was erleben wir? Die Beschäftigung mit den anderen hat uns selbst geholfen. Es ist ein gegenseitiges Geben und Nehmen – und das ist gut so.

Das herzliche Lachen, die Freude eines Kindes über einen kleinen Fortschritt, darüber, dass etwas gelingt, was gestern noch nicht möglich war, habe ich immer im Ohr. Ich sehe und fühle aber auch die Tränen bei Schmerzen und Rückschlägen. Und ich spüre immer wieder die Zuversicht.

Lassen Sie uns alle mehr am Schicksal anderer teilnehmen. Oft macht allein Verständnis schon vieles leichter. Deshalb möchte ich Ihnen von »meinen« rheumakranken Kindern erzählen.

Viele können es gar nicht glauben, aber in der Tat, es gibt Rheuma auch schon bei Kindern, und sogar bei Kleinkindern können schmerzhaft entzündete Gelenke auftreten. Es handelt sich dabei um verschiedene Formen des entzündlichen Gelenkrheumas. Es können nur ein oder wenige Gelenke betroffen, aber auch viele Gelenke befallen sein, einschließlich der Finger- und Zehengelenke oder auch der Wirbelsäule. Es kann einen symmetrischen Befall der Gelenke geben, und es können auch andere Organe in Mitleidenschaft gezogen werden. Ganz besonders zu achten ist dabei immer auf Augenentzündungen.

Ich denke, jeder kann nachvollziehen, wie sehr es zu Herzen geht, wenn Kinder so tapfer diese Erkrankungen ertragen. Dass sie kaum über Beschwerden und Schmerzen reden oder, solange sie noch klein sind, überhaupt nicht klagen, hat damit zu tun, dass sie Schmerzen noch nicht einordnen können. Sie helfen sich, indem sie dem Schmerz ausweichen, das Gelenk möglichst nicht belasten. Sie fangen an zu humpeln und Ausweichbewegungen zu machen. Sie wollen, nachdem sie bereits laufen gelernt haben, wieder getragen werden, sich nicht auf die Beine stellen. Sie sind unruhig und schlafen auch unruhig. All das sind Zeichen dafür, dass sie Schmerzen haben, es aber nicht mit Worten ausdrücken können.

Obwohl nun sicher jeder fragen wird, wie man denn nur helfen kann, leiden nicht nur die Kinder, sondern vor allem auch ihre Familie, Eltern und Geschwister, unter dem Unverständnis der Umwelt.

Weil die Krankheit so wenig bekannt ist, wird den Familien durch das Unwissen vieles noch zusätzlich erschwert.

Da die Krankheit in Schüben verläuft, die so schwer sein können, dass immer wieder einmal stationäre Behandlung notwendig wird, ist es häufig erforderlich, dass auch die Mutter oder ein Elternteil oder auch mal Geschwister für längere Zeit mit dem Kind in der weit entfernt gelegenen stationären Einrichtung bleiben. Wieder zu Hause, sieht man dem Kind oft gar nichts mehr an. Nachbarn und »Freunde« können deshalb oft gar nicht verstehen, wie groß die Sorgen und Nöte der Familie waren und sind. Außenstehende können sich nicht vorstellen, wie aufwändig und anstrengend die Behandlungen sind, in die die Angehörigen mit einbezogen werden müssen. Sie werden zu gymnastischen Übungen angeleitet und sogar dazu, diagnostische Maßnahmen durchzuführen. Es muss genau beobachtet werden, ob ein weiteres Gelenk befallen wird, ob ein bereits betroffenes Gelenk einen neuen Schub erfährt. Dazu müssen die Angehörigen, meist die Mütter, ihre Kinder sehr gezielt auf jedes Gelenk hin untersuchen können – alles Maßnahmen, die in entsprechenden Spezialeinrichtungen vermittelt werden.

Ungewöhnliche Therapiegeräte sind eine große Hilfe, aber nicht selten auch Anlass für Schwierigkeiten. So hat Professor Hans Truckenbrodt von der Rheuma-Kinderklinik in Garmisch-Partenkirchen ein Gerät entwickelt, das aussieht wie ein Roller mit Sitz. Dieses Gerät entlastet die betroffenen Knie- und Sprunggelenke und hilft dem Kind, sich schmerzfreier fortzubewegen. Außerdem sind die entzündeten Gelenke weniger von Deformierungen bedroht, wenn man sie entlasten kann. Trotzdem glauben Außenstehende manchmal, das Kind ist nur zu faul zum Laufen, es ist nur bequem. Selbst in der Schule ist es nicht leicht, den Lehrern zu vermitteln, dass es sich nicht um eine Art Fahrrad oder Spielzeug handelt, das im Fahrradkeller abgestellt werden muss, sondern dass es ein Therapiehilfsmittel ist und auch im Haus vom Kind benutzt werden sollte, auch und besonders auf den langen Gängen.

> **Fast 50 000 Kinder erkranken allein in Deutschland pro Jahr an Rheuma. Bei 90 Prozent der Rheumakinder verläuft die Krankheit akut und verschwindet bald wieder. Denn die akute Form ist mit Medikamenten relativ gut zu behandeln.**
>
> **Derzeit leben 5 000 Kinder in Deutschland, bei denen das Rheuma chronisch geworden ist. Jährlich kommen fast 1 000 neue Patienten unter 16 Jahren dazu.**

Rheumakrankheit ist eine chronische Erkrankung. Im Gegensatz zum Erwachsenen haben Kinder aber viel häufiger die Aussicht auf Ausheilung, zumindest auf Stillstand des Geschehens. Wenn man das mit möglichst wenig bleibenden Schäden erreichen, wenn man möglichst viele Gelenkfehlbildungen verhindern kann, dann hat sich alle Mühe gelohnt, dann ist das angestrebte Ziel erreicht. Immer kann das nicht gelingen, aber mit sehr konsequenten Maßnahmen doch in vielen Fällen. Wenn wir einzuschätzen lernen, welch enorme Leistung Eltern Tag für Tag erbringen, deren Kind Rheuma hat, dann können wir alle mit unserem Verständnis ein bisschen mithelfen, dass diese schwere Zeit für die Betroffenen etwas leichter, zumindest aber nicht noch zusätzlich belastet wird.

Rheuma und Infekte

Jede der vierhundert verschiedenen Rheumaerkrankungen kann anders sein. Es müssen nicht immer die Gelenke an erster Stelle stehen. Auch die Muskulatur und vor allem das Bindegewebe kann mit Entzündungen erkranken (Kollagenosen). Auch das macht große Schmerzen und schränkt die Beweglichkeit ein.

Auch Organe können betroffen sein. Bei dem früher so häufigen rheumatischen Fieber lösen Streptokokken im Zusammenhang mit einer Angina Mandelentzündung, Gelenkentzündungen mit starken Schwellungen und Schmerzen aus. Insbesondere war auch das Herz gefährdet, sowohl durch eine Herzmuskelentzündung als vor allem auch durch die Entzündung des zarten Überzugs der Herzklappen mit der Gefahr der Klappenentzündung.

Dieser Gefahr kann heute durch den rechtzeitigen Einsatz von Antibiotika, besonders Penicillin, vorgebeugt werden.

Gelenke können auch auf andere Infektionen mit Entzündungen reagieren. Bekannt ist die Gelenkentzündung durch Borrelien nach einem Zeckenbiss. Am häufigsten ist das Knie betroffen. Manchmal schwillt es erst Wochen oder Monate nach dem Zeckenbiss schmerzhaft an.

Je früher Antibiotika eingesetzt werden, desto erfolgreicher können sie noch helfen. Auch Salmonellen (Clamydien) und noch eine ganze Reihe weiterer Erreger können Gelenkentzündungen hervorrufen. Antibiotika helfen.

Auch beim Morbus Bechterew, der rheumatischen Erkrankung, die vor allem durch eine Versteifung der Wirbelsäule und der Darmbeingelenke gekennzeichnet ist, werden als Auslöser Darminfekte diskutiert. Sie liegen aber lange zurück, wenn die Krankheit erkannt wird. Die Fehlsteuerung des Immunsystems ist dann nicht mehr zurückzudrehen (noch nicht!).

Fibromyalgie – wenn der Arzt trotz Muskelschmerzen nichts findet

Einen Muskelkater hatte jeder schon einmal und weiß, dass das ganz schön wehtun kann. Man ächzt und stöhnt, aber man weiß, es geht vorbei und man sollte in Zukunft mehr trainieren. Was aber, wenn jemand ohne erkennbaren Grund Muskelschmerzen hat? Wenn sie immer wieder auftreten, chronisch werden und schließlich über Jahre bestehen bleiben? Es kann sich dabei um eine Fibromyalgie handeln. Die Schmerzen wechseln zwar in der Intensität, ganz frei fühlen sich die Patienten aber nur selten. Oft sagen sie: »Ich weiß gar nicht mehr, wo die Schmerzen genau sitzen, es tut einfach überall weh.«

Dazu kommen weitere Beschwerden, insbesondere belastende Schlafstörungen. Tagsüber Müdigkeit, Abgeschlagenheit, verminderte Leistungsfähigkeit. Nicht selten wird die Stimmung depressiv.

Ganz vorrangig sind Frauen betroffen, etwa siebenmal häufiger als Männer. Die Beschwerden treten besonders häufig in den Wechseljahren auf. Ein Zusammenhang mit den Hormonen konnte aber nicht nachgewiesen werden. Am ehesten wird eine Störung im so genannten Serotoninhaushalt vermutet. Wissenschaftler nehmen an, dass diese Substanz einen wesentlichen Einfluss auf die Entstehung eines Schmerzfaktors, der Substanz P, hat, die erhöhte Schmerzempfindlichkeit der Muskulatur hervorruft. Außerdem besteht ein Zusammenhang mit den Vorgängen in unserem Körper, die wir unter Stress beobachten. Sehr häufig sind nervöse Darmstörungen im Sinne eines irritablen Kolons vorhanden, häufiger Harndrang, Unregelmäßigkeiten in der Regel, Magenprobleme, Herzrasen, Schwitzen bei kalten Händen und Füßen, trockener Mund und andere Symptome mehr, die wir ja alle in aufregenden Situationen kennen.

Dass ein so langes Leiden auf die Seele drückt, ist nicht verwunderlich. Dennoch muss gefragt werden, ob auch seelische Belastungen Auslöser für das Krankheitsbild sein können.

Möglicherweise kommt es zuerst zu lokal begrenzten Verspannungen, zum Beispiel Kreuzschmerzen oder Nackenverspannungen. Ist es nicht gelungen, die Beschwerden konsequent zu behandeln, konnten die Verspannungen nicht gelöst werden, breitet sich möglicherweise das Geschehen allmählich auf die gesamte Muskulatur aus.

Selbstverständlich werden die Patienten gründlich untersucht. Es kommt eine Reihe anderer Erkrankungen in Betracht, die ausgeschlossen werden müssen. Weil häufig über Gelenkbeschwerden geklagt wird, über Schwellungsneigung der Finger, aber auch der Gelenke, muss an Erkrankungen aus dem rheumatischen Formenkreis gedacht werden. Aus diesem Grund werden Laboruntersuchungen gemacht, Röntgenaufnahmen und vieles mehr. Auch Stoffwechselstörungen, insbesondere der Schilddrüse, müssen ausgeschlossen werden.

Viele der Patienten sind sehr enttäuscht, dass sie immer wieder hören: »Wir können nichts finden.« Das Charakteristische ist, dass organische Erkrankungen bei diesem Beschwerdebild nicht nachweisbar sind. Und trotzdem bilden sich die Betroffenen ihre Beschwerden nicht ein. Sie leiden unter ihren Schmerzen, und es muss geholfen werden.

Das Problem dabei ist, wie man die Fehlsteuerung, für die der Patient selbst überhaupt nichts kann, zurückdrehen kann. Wie kann die Produktion von Schmerzfaktoren reduziert oder eingedämmt werden?

Es gibt in dieser Richtung erste Ansätze mit speziellen Medikamenten. Darüber hinaus weiß man auch, dass viele Patienten günstig auf eine kleine Dosis eines Antidepressivums ansprechen. Es wird abends gegeben und verbessert sowohl den Schlaf als auch die Schmerzsymptomatik. In fortgeschrittenen Fällen helfen Schmerzmittel relativ wenig.

> Fibromyalgie (Muskelsteifigkeit) wurde früher auch als »Weichteilrheuma« bezeichnet.
>
> Oft helfen Antistress-Programme, Dehnungs- und Ausdauerübungen, Wärme und sanfte Massagen.

Es ist sehr günstig, die körperliche Leistungsfähigkeit durch gezieltes Training wieder aufzubauen. Sportliche Aktivitäten sind nach guter Vorbereitung immer besser möglich und bewirken nicht nur eine verbesserte Leistungsfähigkeit, sondern gleichzeitig eine Schmerzlinderung. Unter Anleitung, sei es in einer Rehabilitationseinrichtung oder auch in ambulanten Gruppen, wird viel geleistet, um die Bewältigung des Alltags zu verbessern. Auch Schmerzbewältigungsstrategien sind erlernbar. Gespräche mit Psychologen, aber auch mit gleichermaßen Betroffenen, sind eine wichtige Hilfe. Im Alter hören die Beschwerden oft ganz von selbst auf. Dennoch muss alles daran gesetzt werden, um den jahrelangen Leidensweg für die Betroffenen so erträglich wie irgend möglich zu machen.

Gicht

Nicht verwechselt werden dürfen Gelenkrheuma und Gicht. Äußerlich können sie sich sehr ähneln, die Ursachen sind aber ganz verschieden. Beim Gelenkrheuma fallen häufig die Finger und Hände besonders auf. Das ist auch der Grund für die Verwechslung mit der Gicht. Auch hier können die Finger Knoten und Schwellungen aufweisen. Die Ursache dafür ist ebenfalls eine Entzündung. Bei der Gicht wissen wir aber, woher sie kommt, und deshalb können wir sie auch ganz anders behandeln.

Dem Krankheitsbild der Gicht liegt eine Stoffwechselstörung zugrunde. Der Betroffene bildet mehr Harnsäure als ein Gesunder. Die Harnsäure fällt schließlich in Form von Kristallen aus. Geschieht das im Gelenk, dann entsteht eine Entzündung. Sind der Harnsäureanfall und die Bildung von Kristallen sehr groß, dann kommt es zu dem hoch akuten Gichtanfall mit Schwellung, Rötung und starken Schmerzen. Am häufigsten betroffen wird davon das Großzehengrundgelenk; man spricht von Podagra.

Die Harnsäure kommt teilweise aus der Nahrung, teilweise bilden wir sie selbst. Alles Lebende unterliegt einem ständigen Auf- und Abbau, so auch unser Körper, und mit ihm jede Zelle mit all ihren Bestandteilen. Es fallen daher immer wieder Abbauprodukte an, die ausgeschieden werden müssen. Das Abbauprodukt der Substanzen der Zellkerne (Purine), und zwar sowohl unseres Körpers als auch der Nahrung, die wir aufnehmen, ist Harnsäure. Sie gelangt in das Blut und wird vorwiegend über die Niere ausgeschieden. Die Konzentration der Harnsäure im Blut bzw. Serum kann man messen. Sie sollte 6 mg/Prozent bei der Frau und 6,5 mg/Prozent beim Mann nicht überschreiten. Beim Menschen mit der Anlage zur Gicht steigt sie aber – zum Teil erheblich – über diese Werte an. Die Harnsäure kann aber auch ohne die Anlage zur Gicht hoch sein. Diese Menschen bekommen weder Gelenkprobleme noch Harnsäuresteine in der Niere.

Kalorien- und fettreiche Kost, Fleisch sowie besonders Innereien und Alkohol erhöhen den Harnsäurespiegel noch weiter. Je übergewichtiger jemand ist und je üppiger er sich ernährt, umso eher wird auch bei solchen Patienten, bei denen die Krankheit sonst unterschwellig verlaufen würde, ein Anfall ausgelöst, oder es treten andere Anzeichen der Gicht auf. Hier liegt also der Zusammenhang zwischen der Zunahme der Gichterkrankungen und dem Wohlstand.

In der Zeit zwischen den Anfällen spürt der Patient von seiner Gicht meist gar nichts. Das bedeutet aber nicht, dass dem Organismus in dieser Zeit kein Schaden zugefügt würde. Besonders die Niere ist durch die sich ablagernden Harnsäurekristalle gefährdet. Immer wieder flackern Entzündungen auf, und es können sich Steine bilden. Im Lauf der Jahre wird die Gicht schließlich chronisch. Die Gelenke erholen sich nicht mehr, sondern bleiben geschädigt. Es bilden sich Gichtknoten unter der Haut und an den Ohrknorpeln, Schleimbeutel- und Sehnenscheidenentzündungen quälen den Patienten.

Das alles muss heute nicht mehr sein. Es gibt Medikamente, die den Harnsäurespiegel unter die kritische Schwelle senken, wenn sie zuverlässig eingenommen werden. Deshalb sind die Diätvorschriften nicht mehr so streng wie früher. In der Hauptsache geht es darum, schlank zu bleiben oder bereits vorhandenes Übergewicht wieder abzubauen. Innereien sollten nicht gegessen werden. Fleisch und Fisch in Maßen und auch purinreiches Gemüse, wie Hülsenfrüchte, Spargel und Pilze, sind zu beschränken. Vor allem ist Zurückhaltung im Umgang mit Alkohol geboten. Dagegen sollte sehr viel Flüssigkeit getrunken werden, mindestens zwei Liter pro Tag, am besten Wasser.

Starkes Schwitzen

Wer hätte sich nicht schon über die Ränder im Hemd oder in der Bluse geärgert? Was hat man nicht alles versucht. Immer wieder neue Stifte und Sprays ausprobiert, und trotzdem. Ob Schweißblocker oder Deodorant, man schwitzt doch, und manch einer kann sich selbst nicht riechen. Immer diese Sorge, auch die anderen würden den Geruch bemerken. Noch schlimmer trifft es Menschen, die übermäßig an den Händen schwitzen. Der Leidensdruck kann so groß werden, dass er Krankheitswert bekommt. Die Betroffenen wagen kaum, jemand anderem die Hand zu geben. Ihre Berufsausübung ist erschwert, denn sie können kaum etwas anfassen, ohne Flecken zu hinterlassen, ob auf dem Blatt Papier oder dem Aktenordner. An den Füßen, denkt man, ist es leichter, das Schwitzen zu verbergen. Laufend Socken wechseln und auch die Schuhe. Aber so einfach ist es nicht.

Für alle, die so sehr unter dieser so genannten lokalen Hyperhidrose oder verstärktem örtlichem Schweißfluss leiden, gibt es neue Hoffnung.

Botulinumtoxin ist das stärkste Gift, das wir kennen. Der Name kommt von Botulus (lat. Wurst). Es ist der Keim, der früher als Wurstgift bezeichnet wurde und heute für das so genannte Ballonisieren von Konserven verantwortlich ist, die dann hoch giftig und tödlich sind.

Und ausgerechnet dieses Gift soll helfen? Wie immer kommt es auf die richtige Dosis an. Eine genau bemessene Dosis wird durch einzelne Injektionen in den Bereich gespritzt, der am meisten schwitzt, also in die Achseln, an die Handflächen oder Fußsohlen. Die Schweißdrüsen werden dadurch so blockiert, dass sie keine Flüssigkeit mehr absondern. Es ist die eleganteste Methode, um den Betroffenen zu helfen. Leider hält die Wirkung nicht auf Dauer an. Etwa nach einem halben Jahr muss die Behandlung wiederholt werden, dann ist die Wirkung des Botulinumgiftes abgeklungen. Sich in die Fußsohlen spritzen zu lassen, ist außerdem eine heroische Tat. Der Leidensdruck macht's manchem möglich.

In der Achsel gibt es auch weitere Hilfsmöglichkeiten, um dauerhafter das übermäßige Schwitzen abzustellen. Mit Geräten, die den Kanülen beim Fettabsaugen ähnlich sind, können die Schweißdrüsen durch kleine Einstiche in der Achsel »abgesaugt«, kürettiert, werden. Selten gelingt das bei der ersten Behandlung vollständig. Es kann aber jederzeit nachbehandelt werden, wenn das Restschwitzen noch stört. Schließlich ist seit langem eine Operationsmöglichkeit bekannt. Dabei wird die gesamte Region, in der eine übermäßige Schweißproduktion in der Achsel besteht, herausgeschnitten und die Haut zusammengenäht. Dieses Verfahren hat selten schöne kosmetische Ergebnisse. Häufig werden die Narben sehr breit. Aus diesem Grund wird in der Regel heute eher eine der gerade erwähnten Methoden angewendet.

An Füßen und Händen können vielen auch altbewährte Methoden Linderung bringen, wenn das Schwitzen nicht so hochgradig stark ist. Galvanische Bäder wirken günstig, auch wenn man bis heute nicht genau erklären kann, warum. Über einen längeren Zeitraum regelmäßig angewendet, hemmen sie die Schweißproduktion.

Für Menschen, die insgesamt viel schwitzen, gibt es noch keine besonderen neuen Verfahren. Einige Patienten, die wegen Herz oder Blutdruck mit Betablockern behandelt werden, berichten, dass auch ihr Schwitzen besser geworden sei.

Ein Fehler sollte aber auf jeden Fall vermieden werden. Manche Menschen denken, dass sie weniger schwitzen müssen, wenn sie möglichst wenig trinken. Das ist nicht der Fall und führt nur zur Gefährdung, ganz besonders der Nieren, aber auch insgesamt des Kreislaufs. Dass genügend Elektrolyte ergänzt werden müssen, auch Salz, gilt für alle, die stark schwitzen, ob das bei Hitze im Sommer ist oder beim Sport oder weil sie die Anlage zum übermäßigen Schwitzen haben, oder weil sie in heißer Umgebung arbeiten müssen.

Starkes Schwitzen kann auch Zeichen einer Schilddrüsenüberfunktion sein. Deshalb beim Arzt einen Bluttest machen lassen. Zuckerpatienten wissen, dass es gefährlich wird, wenn der kalte Schweiß beginnt: Eine Unterzuckerung droht.

Übermäßiges Schwitzen unter den Achseln kann heute sehr elegant bekämpft werden. Botulinumtoxininjektionen stoppen das Schwitzen für etwa sechs Monate. Dann kann die Behandlung wiederholt werden.

Wasser allein würde nach großem Flüssigkeitsverlust noch mehr ausschwemmen und könnte bei einem schlecht gefüllten Kreislauf also einen Zusammenbruch, einen Kollaps, provozieren. Mit einem Zusatz von etwas Salz passiert das nicht. Der Grund: Pro Molekül NaCl, also Kochsalz, werden zehn Moleküle Wasser im Körper zurückgehalten. Der Kreislauf bleibt gefüllt oder wird so wieder aufgefüllt. Deshalb sollten auch Menschen mit einem hohen Blutdruck, die ja sehr sparsam mit Salz sein müssen, mit ihrem Arzt besprechen, wie viel Salz auch für sie günstig ist, wenn sie sehr stark schwitzen.

Die Haut, das Spiegelbild der Seele – pflegen wir sie!

Dass die Haut Spiegelbild der Seele ist, weiß der Volksmund schon lange: Es geht unter die Haut, wir fahren aus der Haut, erröten in peinlichen Situationen, werden vor Schrecken ganz blass, schwitzen vor Angst, bekommen eine Gänsehaut, fühlen uns nicht wohl in unserer Haut. Man kann es uns also an der Nasenspitze ansehen, wie es uns geht. Die Haut ist grau und stumpf bei Kummer und Ärger, dagegen rosig und frisch im Glück. Genauso wie unsere Seele von innen nach außen scheint, können wir sie aber auch von außen beeinflussen. Wir fühlen mit der Haut zärtliches Streicheln, empfinden Trost, aber genauso harten Druck oder Schläge als Strafe. Die Haut ist Sitz der erogenen Zonen. Tast-, Schmerz- und Wärmesinn geben uns Informationen und rechtzeitige Warnungen. Die Haut ist Stützmantel, Regulationsorgan zur Anpassung an Temperaturunterschiede, Ausscheidungsorgan. Sie ist eine große biochemische Fabrik zur Herstellung von Hormonen und Zellen, die die Immunabwehr unterstützen.

Wie wichtig unsere Haut ist, merken wir oft erst, wenn sie gestört, erkrankt oder sogar zerstört wird. Wer erinnert sich nicht an die spektakuläre Szene aus dem James-Bond-Thriller »Goldfinger«, in der der ganze Körper einer jungen Frau mit Goldbronze überzogen wurde und sie daran starb.

So etwas wird uns im täglichen Leben kaum widerfahren, Verbrennungen dagegen können jeden von uns gefährden. Lebensrettend oder schlimme Folgen verhindernd können dann rechtzeitige und richtige Erste-Hilfe-Maßnahmen sein: Vergessen Sie vor allem alle »altbewährten« Hausmittel wie das Aufbringen von Öl, Mehl oder Kartoffelscheiben auf die Verbrennungswunde. Das einzig Richtige ist kaltes Wasser. Lang genug anwenden, bis die

Schmerzen gelindert sind oder, bei größeren Verbrennungen, der Notarzt kommt (siehe Seite 305, Verbrennungen).

Hautärzte, Apotheker und Kosmetikerinnen können beraten, welche Präparate für welchen Hauttyp am geeignetsten sind. Es können auch individuelle Rezepturen verordnet werden.

Die Haut sieht nicht nur frisch aus, sondern wir fühlen uns auch so, wenn wir uns von innen und außen pflegen. Das heißt vernünftiger Umgang mit der Sonne, richtige Ernährung, vor allem genug trinken, viel Bewegung an der frischen Luft und ausreichend viel Schlaf. Und warum sich nicht auch mit ausgiebiger Körperpflege verwöhnen. Weiche duftende Zusätze zum Bad, Körperlotions, Feuchtigkeitscremes, Hautbürstungen, jeder hat seine Vorlieben. Wundermittel gibt es nicht, auch wenn manche Produkte die Haut etwas mehr glätten und aufquellen lassen als andere.

Nicht auszuschließen ist bei der Verwendung pflegender Hautprodukte, ähnlich wie bei der dekorativen Kosmetik, eine mögliche allergische Reaktion. Allein der Aufdruck »allergiegetestet« besagt nicht, dass keine Allergien vorkommen. Er heißt lediglich, dass hier Substanzen vorliegen, die weniger allergieauslösend sind. Wer zu Allergien neigt, muss Experte in eigener Sache werden und wissen, was er nicht verträgt. Deshalb unbedingt bei einer allergischen Reaktion zum Hautarzt, das Präparat mit Packungsbeilage mitnehmen und sich testen lassen.

So genannte biologische oder Naturkosmetika sind ebenfalls nicht frei von der Gefahr für Allergien. Gerade bei pflanzlichen Inhaltsstoffen wie Avocado, Aloe, Ringelblume und vielen anderen mehr sind Allergien keine Seltenheit. Der Verzicht auf Konservierungsstoffe hilft denjenigen, die darauf ihre Allergie haben. Andererseits verderben solche Präparate schnell und können bei nicht sachgemäßer Lagerung und zu langer Verwendung Hautinfektionen begünstigen. Auch bei Natur-

Je nach Körperbau beträgt die Gesamtfläche der Haut 1,5 bis 1,8 Quadratmeter (enthalten sind neun Millionen Nervenzellen und 72 Kilometer Nervenfasern).

produkten muss jeder das für ihn geeignete Präparat herausfinden.

> **Die Haut ist das sensibelste Organ des Menschen. Ein einziger Quadratzentimeter Haut enthält 500 Nervenzellen, 150 freie Nervenendigungen und vier Meter Nervenfasern.**

Bei Kosmetik denken die meisten an dekorative Kosmetik, also Lippenstift, Lidschatten, Rouge und so weiter. Es gibt aber auch die so genannte pflegende Kosmetik. Das sind alle Mittel zur Körperpflege. Die Haut des älteren Menschen braucht sie eher noch mehr als die der Jungen. Denn Pflege heißt hier nicht nur Hautpflege. Sie bedeutet, sich rundherum wohl zu fühlen, und das tut auch der Seele gut. Konkret allerdings kommt es beim älteren Menschen darauf an, dass er die besonders trockene Haut mit entsprechenden Präparaten pflegt. Dazu lässt er sich am besten in seiner Apotheke beraten. Obwohl die Haut in der Regel trocken ist, verträgt nicht jeder fette Präparate, manch einer kommt besser mit mehr Feuchtigkeit zurecht. Außerdem muss man auch wissen, ob man besondere Empfindlichkeiten oder Allergien hat. Diese Maßnahmen sind sowohl für Haut und Seele bestimmt als auch für das Wohlfühlen und können darüber hinaus Erkrankungen verhindern.
Auf einer trockenen Haut gehen Infekte und damit Entzündungen sehr viel schneller an als auf einer Haut mit einem guten Feuchtigkeitsfilm. Auch der Säureschutzmantel muss bedacht werden, der ebenfalls eine Barriere für Keime darstellt.

Pflegende Kosmetik bedeutet also, etwas dafür zu tun, dass wir uns in unserer Haut wohl fühlen, im umfassenden Sinn des Wortes.

Haut und Wasser – Freund und Feind

Wenn jemand sagt »Du brauchst aber dringend mal wieder frische Luft«, dann weiß man, was gemeint ist. Man sieht blass, fahl, müde aus, das typische »Stubenhockergesicht«. Und es stimmt, wenn man dann wirklich hinausgeht und sich den Wind um die Ohren wehen lässt, wie anders kommt man dann zurück. Gut durchblutet, riecht nach frischer Luft, hat den Wind nicht nur in den Haaren, sondern das Gefühl, es kann wirklich wieder mit Volldampf

Die Haut erneuert sich ständig: Oberhautzellen leben 20 bis 30 Tage.

weitergehen. Eine Haut, die gut durchblutet ist, sieht einfach anders aus. Da muss man nicht bei schönem Wetter draußen gewesen sein. Gerade Wind und auch etwas Regen tun wohl. Kosmetikerinnen wenden die so genannte Vaporisation an, behandeln also mit Dampf. Draußen im Regen können wir unserer Haut dasselbe auf natürliche Weise zukommen lassen. Die Feuchtigkeit der Luft, die noch frisch und tauschwer ist, ist eines der besten Schönheitsmittel.

Und was ist mit all dem Schmutz, der sich gleichzeitig auf unserer Haut niederschlägt: Wasser ist zum Waschen da. Eine Binsenweisheit, sollte man meinen. Aber heute glauben schon viele, es wäre bei all den feinen Kosmetika nicht mehr zeitgemäß, noch Wasser vor allem an das Gesicht zu lassen. Lediglich normale Seifen sollten nicht angewendet werden. Im Gesicht zumindest keine alkalischen Seifen, eher Syndets. Manchmal ist bei sehr empfindlicher Haut auch eine Reinigungsmilch verträglich. Nachgespült werden sollte aber wie eh und je mit klarem, frischem Wasser. Das erfrischt noch immer am besten und macht munter. Anschließend natürlich je nach Hauttyp eine Feuchtigkeitscreme mit mehr oder weniger Fettanteil auftragen.

So wohltuend Wasser sein kann, ein Zuviel des Guten ist ungesund. Das gilt vor allem für Menschen, die gar nicht genug vom Duschen bekommen können. Dabei wird der schützende Säuremantel der Haut weggeschwemmt. Die Haut wird trocken mit feinster Schuppung, rissig und gereizt. Sie kann jucken, man kratzt sich, irritiert die Haut noch mehr: Exsiccationsekzematid heißt dafür der komplizierte Fachausdruck, also ekzemartige Veränderung durch Austrocknung. Die Gefahr, dass auf dieser Haut Infekte angehen, ist groß. Deshalb: Nicht übertreiben und nach dem Duschen und Baden immer den ganzen Körper je nach Hauttyp mit der geeigneten Feuchtigkeitscreme oder Lotion pflegen.

Für den Körper gilt: »Bürsten Sie sich schön.« Eine gründlichere Reinigung als bei sachtem, vorsichtigem Hautbürsten kann man sich kaum vorstellen. Der Haupteffekt liegt aber auch hier in einer Förderung der Hautdurchblutung. Die Haut sieht nicht nur rosiger, also wirklich gut durchblutet, aus, sondern auch straffer. Darüber hinaus dienen Hautbürstungen der Beruhigung des vegetativen Nervensystems. Die Haut ist ja unser sensibelstes Organ. Wir fühlen mit der Haut: Liebkosungen ebenso wie Strafe, Wärme ebenso wie Kälte.

An der Haut können wir ablesen, ob wir uns wohl fühlen, ob wir eine Gänsehaut bekommen, ob uns etwas gegen den Strich läuft, ob wir kratzbürstig sein möchten oder sogar einen Ausschlag bekommen. Man weiß, dass es Ekzeme gibt, die allein durch hohe nervliche Anspannung zustande kommen. Verantwortlich für die hohe Sensibilität der Haut sind tausende und abertausende von Nervenendigungen, die hier unsere Empfindungen nach außen und von außen nach innen melden. Deshalb wirken sich Bürstenmassagen so wohltuend und ausgleichend aus. Man darf sie allerdings nicht hektisch und in Eile durchführen, sondern muss sich Zeit dafür nehmen, muss die Haut streichen, ja streicheln. Nicht zu rasch den Pulsschlag überholen, sondern langsam und mit Gefühl. An den Beinen von den Füßen nach oben bürsten, von außen nach innen, auch die Kniekehlen nicht vergessen. An den Armen ebenso, am Bauch ganz vorsichtig und mit kreisenden Bewegungen bürsten, noch viel vorsichtiger auf der Brust, etwas kräftiger wieder und ebenfalls mit kreisenden Bewegungen am Po. Für den Rücken nimmt man am besten Massagebänder mit rauher Innenseite oder Bürsten mit langem Stiel.

Ähnlich günstig wie die Bürstungen, die man selbst ausführen kann, wirken Bindegewebsmassagen. Auch sie nützen den Effekt, dass es bei diesen Massagen durch das Verschieben der Haut gegen das Unterhautgewebe zu einem Reiz auf die Nervenendigungen kommt und damit zum vegetativen Ausgleich.

Zwischen 8 und 10 Uhr morgens finden die meisten Zellteilungen statt, zwischen 20 und 22 Uhr abends die wenigsten.

Verbrennungen auf der Haut – Narben auf der Seele

Dass unsere Haut lebenswichtig ist, merken wir oft erst, wenn sie gestört ist, erkrankt oder sogar zerstört wird. Die Haut ist nicht nur Schutzorgan, sondern sehr viel mehr. Wir atmen nicht nur durch die Nase, auch die Haut erfüllt eine Art Atemfunktion. Wir scheiden Wasser nicht nur durch die ableitenden Harnwege aus, auch die Haut dient der Regelung des Wasserhaushalts, aber auch der Temperatur. Wenn wir schwitzen, bedeutet

das, dass wir gleichzeitig Wärme ableiten.
Die Haut hat Entgiftungsfunktionen. Vor allem ist die Haut aber unser Organ für sensible Empfindungen. Wie lebensbedrohlich, ja mit dem Leben unvereinbar es sein kann, wenn die Haut ihre Funktion nicht mehr ausübt, kennen die meisten weniger aus medizinischen Fachbüchern oder eigenem Erleben. Erinnern wir uns noch mal an den bereits erwähnten James-Bond-Film »Goldfinger«. Die mit Gold bemalte Frau musste sterben, weil ihre Haut nicht mehr atmen konnte.

In unserem Alltag geht es glücklicherweise nicht um Gold und Bronze, aber auch wir können von schweren Verletzungen der Haut betroffen werden, die unser Leben bedrohen, zum Beispiel ausgedehnte schwere Verbrennungen. An diese wird viel zu wenig gedacht. Jeder von uns kann gefährdet sein. Immer wieder kommen Stichflammen bei Grillfesten vor, wenn voller Ungeduld das Grillfeuer mit Benzin oder Spiritus angefacht wird.

Das Hantieren mit Feuerwerkskörpern, Explosionen im Haus oder am Arbeitsplatz, Unfälle auf der Straße oder bei Arbeiten mit heißen Stoffen, zum Beispiel Teer oder Bitumen, überall können Unglücksfälle passieren. Kleinkinder sind besonders in der Küche gefährdet, alles, was auf dem Ofen steht, ist interessant, ob heißes Wasser, Suppe oder was auch immer. Und Streichhölzer – ein klein wenig Zündeln – wie schwer können die Folgen sein.

Bei Verbrennungen heißt die wichtigste Erste-Hilfe-Maßnahme: kaltes Wasser! Auf keinen Fall darf auf Verbrennungswunden Öl aufgebracht, Kartoffelscheiben aufgelegt werden oder irgendwelche anderen »altbewährten« Hausmittel. Sie bedeuten nur, dass die Wunden verschmieren, verkleben und anschließend sehr viel schlechter heilen.

Kaltes Wasser hat mehrere wichtige Bedeutungen. Erstens ist es am besten schmerzlindernd von allen Maßnahmen, zweitens nimmt man an, dass durch die Kälte das tiefere Eindringen von giftigen Verbrennungsprodukten in das Gewebe verhindert wird und damit größere Schäden möglicherweise noch gemindert werden können. Die Dauer der Anwendung richtet sich nach dem Schmerz. Wenn der Schmerz nachlässt, kann man eine Pause machen, wenn der Schmerz wieder kommt, weiter kühlen.
Am besten verwendet man fließendes Wasser, ob Wasserhahn, Gartenschlauch oder Dusche. Bei ausgedehnten oder tiefen Verbrennungen wird selbstverständlich zusätzlich und schnellstmöglich ärztliche Hilfe geholt. Bei Unfällen mit großflächigen Verbrennungen muss der Patient stationär aufgenommen werden, denn wie ich am Anfang geschildert habe, ist die Situation lebensbedrohlich.
Etwa ab zwanzig Prozent verbrannter Haut, es können bei Kleinkindern und geschwächten Personen aber auch bereits zehn Prozent sein, besteht Lebensgefahr.

In der Behandlung schwer Brandverletzter werden zur Zeit große Fortschritte gemacht. Das Stichwort dazu heißt »Hautzüchtung«. Aus Amerika kommend, wird diese Möglichkeit am Zentrum für Schwerbrandverletzte in München unter Professor Mühlbauer intensiv erforscht und fortentwickelt. Es geht um das Problem, dass Verbrennungen III. Grades nur heilen bzw. ohne wulstige und stark behindernde Narbenzüge bleiben, wenn sie mit Haut bedeckt werden. Soweit möglich, hat man bisher die notwendige Haut von nicht verbrannten Stellen des Betroffenen entnommen. Sind die Verbrennungen sehr ausgedehnt, ist eine zusätzliche Hautentnahme aber nicht möglich. Vorübergehende Deckung mit fremdem Gewebe ist zeitlich begrenzt, es wird wieder abgestoßen. Dank der Münchner Forschung ist es gelungen, aus briefmarkengroßen Hautflecken des Verletzten Hautareale zu züchten, die die vierhundertfache Größe haben. Das ist durch bestimmte Techniken der Aufschließung des Gewebes und Zellvermehrung möglich geworden. So kann man nun mit der eigenen Haut nach etwa drei Wochen der Anzüchtung bereits die endgültige Versorgung des Verletzten vornehmen. Auf diese Weise wird dem Betroffenen viel Leid erspart. Der Klinikaufenthalt kann sehr viel kürzer sein als früher. Die Narbenbildung erfolgt kosmetisch erheblich günstiger. Eine sorgfältige Nachbehandlung ist dafür Voraussetzung. Das heißt, es müssen über längere Zeit angefertigte Maßverbände getragen werden, manchmal fast eine Art Maßanzug, damit die transplantierte Haut unter Kompression nicht nur gut anwächst, sondern auch anschließend möglichst glatt einheilt, mit so wenig wulstigen Narben wie möglich.

Nicht nur Feuer und Hitze können Verbrennungen verursachen, sondern auch Chemikalien (Verätzungen) und elektrischer Strom.

Nach der Phase der Intensivbehandlung sorgt die plastische Chirurgie für eine möglichst weitgehende Wiederherstellung der Körperfunktionen und der äußeren Erscheinung Schwerbrandverletzter.

Das Netz der Schwerbrandverletzten-Spezialeinrichtungen ist in den Ländern der alten Bundesrepublik sehr gut organisiert. Die Möglichkeit der Züchtung von Haut, sowohl von Eigenhaut des Patienten als auch von Fremdhaut zur vorübergehenden Deckung, ist inzwischen so weit gediehen, dass von München aus auch andere Zentren versorgt werden sollen.

Dazu allerdings bedarf es noch erheblicher finanzieller Mittel.

Spendenkonto: Verein zur Förderung der Behandlung Schwerbrandverletzter, Deutsche Apotheker- und Ärztebank, Konto-Nr. 2 458 993, BLZ 700 906 06

Ich bin Gründungsmitglied dieses Vereins, weil ich weiß, wie schwer es für die Betroffenen ist, mit den Brandverletzungen zu leben. Bei den meisten bleiben Narben nicht nur auf der Haut, sondern auf der Seele. Jeder von uns kann plötzlich zu den Betroffenen gehören.

Lassen Sie uns zusammenhelfen, damit die Narben weniger wehtun. Sind mehr als zwanzig Prozent der Hautoberfläche verbrannt, ist das Leben bedroht.

Hautkrebs – wenn die Sonne zum Feind wird

Sonne und Hautkrebs – dass Zusammenhänge bestehen, wissen wir inzwischen alle, und selbstverständlich wissen wir auch, wie man sich schützen kann.

Weit gefehlt! Eine stichprobenartige Umfrage unserer »Sprechstunden-Redaktion« hat bestätigt, was die Fachgremien und die Deutsche Krebshilfe immer wieder beklagen: Unkenntnis und Sorglosigkeit sind größer, als wir es je gedacht hätten. Information tut Not!

Die Erkrankungen an Hautkrebs nehmen rapide zu. Am häufigsten mit 80 Neuerkrankungen pro Jahr auf 100 000 Einwohner ist in Deutschland das Basaliom, der Basalzellenkrebs. Er beginnt wie ein kleiner heller Knoten vorwiegend im Gesicht, ähnlich einem Mitesser. Es wird allmählich über Jahre größer, oft sind kleine Gefäße sichtbar. Schließlich sinkt der Knoten im Zentrum ein, dort kann sich eine

Der Dermatologe Professor Bieber kontrollierte auf dem Bonner Münsterplatz 354 zufällig ausgewählte Passanten. Ergebnis: Fünf Prozent hatten einen unentdeckten Hautkrebs! Und: Die Patienten werden immer jünger, manche waren unter dreißig.

Menschen mit dunklen Haaren und dunklem Hauttyp bekommen seltener Hautkrebs, weil sie durch das viele Melanin in ihrer Haut besser vor den schädlichen UV-Strahlen der Sonne geschützt sind.

Kruste bilden. Der perlschnurartige Randschaum schimmert porzellanartig. Rechtzeitig entfernt, ist dieser Krebs geheilt. Wartet der Patient zu lange, gibt es zwar keine Metastasen, also Tochtergeschwülste, das Wachstum ist aber zerstörerisch. Große Teile des Gesichts können so beschädigt werden, dass sie kaum noch chirurgisch zu reparieren sind.

Der zweithäufigste Hautkrebs ist das Spinaliom, der Stachelzellkrebs. Fünfundzwanzig Neuerkrankungen auf 100 000 Einwohner in Deutschland pro Jahr. Auch er beginnt bevorzugt an den Stellen, die besonders der Sonne ausgesetzt sind, am Nasenrücken, dem Ohrrand, auf den Wangen, bei Männern ganz besonders auf der Glatze, aber auch am übrigen Körper. Zuerst sieht man eine kleine Rötung mit rauer Oberfläche. Typisch sind dann die Auflagerungen von Hornschuppen, die die Betroffenen oft wegzukratzen versuchen; besonders wenn sie sich nicht mehr wegkratzen lassen, wenn »Hauthörner« stehen bleiben, ist höchste Alarmstufe gegeben. Rechtzeitige chirurgische Entfernung ist auch hier die Möglichkeit der Heilung.

Am gefürchtetsten ist das Melanom, der schwarze Hautkrebs. Elf Neuerkrankungen auf 100 000 Einwohner in Deutschland pro Jahr. Am Anfang kann es nur ein kleiner Fleck sein. Besonders zu beachten ist bei jedem dunklen Mal die A-, B-, C-, D-Regel:

A = Asymmetrie, der Fleck verändert die Form.
B = Begrenzung, der Rand »zerfranst«, ist nicht mehr scharf begrenzt.
C = Colour, die Farbe wird an einigen Stellen heller oder dunkler.
D = Der Durchmesser nimmt zu.

Das Melanom ist so gefürchtet, weil es schon in frühen Stadien Metastasen absiedelt und rasch zum Tod führt. Wer rechtzeitig aufmerksam ist und zum Arzt geht, hat jedoch große Chancen, geheilt zu werden.

Am besten ist es, Hautkrebs gar nicht erst entstehen zu lassen. Die so oft angeschuldigte dünner werdende Ozonschicht hat für die Zunahme des Hautkrebses eine sehr viel geringere Bedeutung als unsere veränderten Freizeitgewohnheiten. Als man sich noch mit Sonnenschirmchen die vornehme Blässe erhielt oder der Bauer auf dem Feld nicht ohne

Neue Diagnosemethoden

Der Arzt untersucht verdächtige Stellen mit einem Auflichtmikroskop, das mit superhellem Licht arbeitet und eine zwanzigfache Vergrößerung besitzt. Vorher wendet er einen Trick an: Er benetzt die Haut mit Öl, dadurch fällt die Lichtbrechung weg. So erkennt der Arzt völlig andere Strukturen, als wenn er nur mit einer normalen Lupe die Haut betrachten würde. Mit Ultraschall kann er außerdem die Dicke bzw. Tiefe eines Melanoms feststellen. Erprobt werden zur Zeit auch computergestützte Videoverfahren. Dabei werden aufgenommene Bilder von verdächtigen Hautstellen per Computer mit tausenden eingespeicherten Hautkrebsbildern verglichen und nach den kleinsten Gemeinsamkeiten analysiert.

Hut und lange Ärmel arbeitete, gab es deutlich weniger Hautkrebs. Am gefährlichsten für das Melanom sind Sonnenbrände, die wir im Kindesalter bekommen. Sie legen den Grundstein für die Veränderung in den Keimzellen der Haut. In späteren Lebensjahren kann es dann an jeder beliebigen Stelle der Haut zur Melanombildung kommen, also auch an solchen Stellen, die nicht direkt der Sonnenbestrahlung ausgesetzt sind. Besonders gefährdet sind Personen, die viele Pigmentmale aufweisen. Bei über vierzig Muttermalen ist das Risiko für ein Melanom fünfzehnfach erhöht. Für die Veränderung in der Erbsubstanz sind die UVA-Strahlen verantwortlich, die in die tieferen Schichten der Haut bis zu den Keimzellen vordringen können.

Für die anderen Hautkrebsformen, die in den höheren Hautschichten angesiedelt sind, sind die UVB-Strahlen, das heißt also die direkte Sonneneinwirkung, auch im Erwachsenenalter verantwortlich. Diese Zusammenhänge sind erst seit wenigen Jahren bekannt, deshalb wird heute auch die Benutzung von Solarien nicht mehr uneingeschränkt empfohlen. Es heißt, dass maximal fünfzig Sonnenbäder pro Jahr vertragen werden.

Hier nun die Maßnahmen für einen sinnvollen Sonnenschutz in der Reihenfolge ihrer Bedeutung: *Between eleven and three slip under a tree,* zwischen elf und drei Uhr schlüpf unter einen Baum, heißt es in Australien. In unseren Breiten ist die Zeit, den Schatten aufzusuchen, von zwölf, spätestens dreizehn Uhr bis fünfzehn Uhr. Je nach Land und Sonnenstand kann diese Empfehlung auch einen längeren Zeitraum betreffen.

Spinaliome bilden Vorstufen, kleine rote Stellen mit einer Kruste, die der Hautarzt rechtzeitig entfernen kann. Das geht sogar mit chemischen Mitteln oder dem Laser.

Sich richtig kleiden. Das heißt, sich bedecken. Ganz besonders Kindern nicht nur Hut und Hemdchen anziehen, auch Po und Beine dürfen nicht verbrennen.

Wer doch ein Sonnenbad nimmt, und das ist zu günstigen Tageszeiten ja durchaus für eine bemessene Zeit erlaubt, sollte unbedingt Sonnenschutzmittel mit Lichtschutzfaktoren verwenden, die dem Hauttyp und der Strahlenintensität der Sonne angepasst sind. Es müssen UVB- und UVA-Filter enthalten sein. Über die individuellen Einzelheiten kann Ihr Apotheker Sie am besten beraten.

Melanome im Frühstadium (nicht dicker als 0,7 Millimeter) haben eine Heilungsrate von 95 Prozent, wenn sie rechtzeitig operiert werden und sich noch keine Tochtergeschwülste gebildet haben.

Schönheit

Schönheit, die von innen kommt

Was ist eigentlich Schönheit? Wenn man bei schwierigen Begriffen sichergehen will, dass man sich nicht gleich von Anfang an auf eine falsche Fährte begibt, dann schaut man erst einmal im Lexikon nach. Ich habe eine große Enzyklopädie zu Hilfe genommen, aber was habe ich gefunden? Nichts! Da steht etwas über Schönheitspflege vom alten Orient über die Griechen und Römer bis in unsere Zeit, von Hippokrates bis zur Französischen Revolution. Da steht etwas über Schönheitspflästerchen bis hin zu Schönheitsoperationen. Aber über Schönheit – nichts! Gibt es Schönheit gar nicht? Natürlich gibt es Schönheit. Nur es muss nicht jeder das Gleiche darunter verstehen. Eine Rose ist schön. Aber es gibt auch Leute, die Rosen nicht mögen. Ein Sonnenuntergang ist schön, aber manch einer hat dabei schon Angst vor der Nacht. Ein Bild ist schön. Denken wir an die Tänzerinnen von Degas, die Landschaften von Monet, die Badenden von Renoir oder die Sonnenblumen von van Gogh. Aber wir wissen auch, dass Bilder nicht immer als schön empfunden werden, geschweige denn als Kunst.

Und wie steht es mit der menschlichen Schönheit?

Wenn wir uns nur vom Äußeren leiten lassen, ist es kein Wunder, dass darüber nichts im Lexikon steht. Zu häufig wechseln die Schönheitsideale. Rubens hätte ein Mannequin unserer Tage sicher nicht ohne Not als Modell genommen. Und in der Schönheitsgalerie in Schloss Nymphenburg würde sich eine moderne junge Frau im »Wetlook« sicher auch merkwürdig ausnehmen.

Aber lassen wir die Figur und die modischen Details. Eine zarte, reine Haut war schon immer begehrenswert – große Augen, eine gerade Nase, ein fein geschwungener Mund. Aber reicht das schon, um schön zu sein?

Und vor allen Dingen, um schön zu bleiben? Ich habe einmal bei Schopenhauer »über die Weiber« nachgelesen. Er sagt: »Mit den Mädchen hat es die Natur auf das, was man, im dramaturgischen Sinne, einen Knalleffekt nennt, abgesehen, indem sie dieselben, auf wenige Jahre, mit überreichlicher Schönheit, Reiz und Fülle ausstattet, auf Kosten ihrer ganzen übrigen Lebenszeit, damit sie nämlich, während jener Jahre, der Phantasie eines Mannes sich in dem Maße bemächtigen könnten, dass er hingerissen wird, die Sorge für sie auf zeitlebens zu übernehmen ... Sonach hat die Natur das Weib, eben wie jedes andere ihrer Geschöpfe, mit den Waffen und Werkzeugen ausgestattet, deren es zur Sicherung seines Daseins bedarf, und auf die Zeit, da es ihrer bedarf; wobei sie denn auch mit ihrer gewöhnlichen Sparsamkeit verfahren ist. Wie nämlich die weibliche Ameise nach der Begattung die fortan überflüssigen, ja, für das Brutverhältnis gefährlichen Flügel verliert, so meistens, nach einem oder zwei Kindbetten, das Weib seine Schönheit; wahrscheinlich sogar aus demselben Grunde.«

Genug der Gehässigkeiten Schopenhauers! Nun möchte ich sagen, wann ich einen Menschen für schön halte: Niemand ist frei vom ersten Eindruck, der durchaus Gefallen an schönen äußeren Formen findet. Das endgültige Bild, das sich einprägt, hängt aber von der ganzen Persönlichkeit ab. Davon, ob eine Harmonie von außen und innen, von Körper, Geist und Seele besteht. Davon, ob innere Schönheit eine kalte Fassade in ein lebendes Wesen verwandelt. Für mich ist Schönheit: Leben – ruhig mit Fältchen oder Runzeln, aber leuchtenden Augen. Schönheit ist etwas Positives, etwas, das »ja« sagt, auch zu Fehlern. Es ist das gewisse Etwas, das in keinem Lexikon steht. Die Ausstrahlung eines Menschen, der mit sich im Einklang lebt. Der seine guten und seine schlechten Seiten akzeptiert und versucht, das Beste daraus zu machen. Der nicht ständig mit sich zerstritten ist, weil er mit den eigenen Fehlern nicht fertig wird.

Jeder Mensch hat Fehler, das macht uns ja so menschlich. Das soll auch der Grund dafür sein, dass Gläubige des Islam angeblich in jeden echten Teppich einen Fehler knüpfen, denn fehlerfrei ist nur Gott.

Das heißt aber auf keinen Fall: Wir sollen uns gehen lassen. Wir müssen durchaus an uns arbeiten. Aber das heißt, wir müssen für uns und nicht gegen uns arbeiten. Wir müssen uns selbst mögen, dann können wir uns auch anderen öffnen. Wer das schafft, hat diese Ruhe, Selbstsicherheit, dieses innere Lächeln, das ein Gesicht so schön macht. Es erfüllt das, was Romano Guardini meint, wenn er sagt: »Nur wer zu Hause ist, kann Gäste empfangen.«

Ein Mensch, der so in sich gehen kann, gleicht einer wohlgeformten Kugel, die ohne Kanten und Ecken rollt. Die Kugel gilt als die vollendetste Form. So meinte ja auch Plato, seien die Menschen auf der Welt ursprünglich alle Kugeln gewesen. Sie kugelten so munter auf der Welt herum, dass sie den Neid der Götter erregten. Da nahmen die Götter ein großes Schwert und schlugen die Kugeln entzwei. Und …? Ich meine: Seither suchen wir nach der verlorenen Hälfte.

Aber das Glück liegt nicht immer in der sprichwörtlichen »anderen Hälfte«. Das Glück liegt genauso in uns selbst, in der Fähigkeit, wieder rund zu werden. Die vollendete Kugel, das hieße dann für mich vollendete Schönheit.

Gegen Falten – Schönheit aus der Spritze

Nicht nur Blumen welken. Auch unsere Haut welkt, wenn wir älter werden. Das heißt, sie verliert ihre Spannkraft, wird schlaff, bekommt Falten. In Würde alt werden, bedeutet für die meisten, dass man zu den Falten stehen soll, dass sie Inschriften des Lebens sind, in denen man durchaus auch vergnügt lesen kann. Es gibt aber viele, die das nicht wollen und dennoch nicht das Gefühl haben, würdelos zu sein. Sie stehen durchaus zu ihrem Alter, möchten aber die äußere Erscheinung soweit möglich korrigieren.

Sie fühlen sich einfach wohler, wenn vielleicht nicht das ganze Gesicht, aber doch die markantesten Einschnitte wieder weicher sind. Das gilt auch für immer mehr Männer. Frauen fühlen sich besonders durch die »Zornesfalte« zwischen den Augenbrauen gestört. Auch die Nasolabialfalten von den Nasenflügeln zum Mundwinkel sind ihnen oft zu tief. Heruntergezogene Mundwinkel durch tiefe Falten lassen jemanden griesgrämig erscheinen, obwohl er es gar nicht ist. Und dann gibt es natürlich noch eine Reihe individueller Wünsche.

Bei all diesen Falten bringen auch die teuersten Präparate keine wirklich deutlichen Resultate. Früher hieß es dann, wenn man sich nicht damit abfinden kann, unter das Messer.

Heute nehmen die verschiedenen Techniken der Faltenunterspritzung genau die gewünschte Zwischenstellung ein. Noch keine Operation, aber mehr als jede Kosmetik.

Begonnen hat es mit der Injektion von hoch gereinigtem Rinderkollagen. Kollagen ist der wichtigste Bestandteil des Bindegewebes. Er bleibt einige Monate am Ort des Einspritzens.

Ein kleiner Teil wird sogar in das eigene Gewebe eingebaut, oder regt dort, ähnlich der Narbenbildung, ein wenig die Neubildung von eigenem Gewebe an. Deshalb kann die Falte ein bisschen weniger tief bleiben, wenn der allergrößte Teil des Kollagens schon wieder abgebaut ist. Das ist meist nach vier bis sechs Monaten der Fall.

Das größte Problem ist, dass Rinderkollagen ein Eiweiß ist, auf das man allergisch reagieren kann. Es kommt dann zur Rötung über den Injektionsstellen, auch Knotenbildungen sind möglich. Bei Immunstörungen können die Reaktionen erheblich sein. Deshalb müssen alle nach entsprechenden Krankheiten gefragt werden, natürlich auch nach Allergien.

Bei allen ist ein Allergietest mit Kollagen erforderlich. Da eine Reaktion erst nach einigen Wochen sichtbar werden kann, darf die Behandlung erst nach drei, besser nach vier Wochen vorgenommen werden, wenn sich nichts gezeigt hat.

In der letzten Zeit sind bezüglich der Verträglichkeit der Kollagenprodukte große Fortschritte gemacht worden. Bei Fragen nach einer BSE-Gefahr lautet die Antwort der Hersteller, dass das Kollagen aus Amerika stammt und aus einer streng überwachten Herde, die ausschließlich für die Zwecke der Kollagengewinnung gehalten wird, also keinerlei Kontaktmöglichkeit für eine BSE-Gefährdung hat.

Durch die Unterspritzung werden die Falten etwas im Niveau gehoben. Die scharfen Einschnitte können durch punktförmig aneinandergesetzte kleine Injektionsmengen unscheinbar gemacht werden. Über das Ergebnis sagen die meisten, sie hätten Komplimente bekommen, dass sie wunderbar erholt aussähen. Der Eingriff selbst ist nach Abklingen der kleinen Einstiche von Außenstehenden nicht zu erkennen und nicht belastend. In sehr seltenen Fällen kann es Blauverfärbungen geben. Weitere Komplikationen sind fast ausschließlich von Menschen mit Immunerkrankungen bekannt.

Einen besonderen Fortschritt stellen die neuen gentechnisch hergestellten Präparate (Restylane) dar. Da sie nichts mehr mit tierischem Eiweiß zu tun haben, sagt der Hersteller, dass es keine Allergien gibt. Deshalb muss nicht getestet werden. Wer dies wünscht, kann nun gleich behandelt werden. Ich mache zumindest bei denjenigen, die Allergien haben, trotzdem sicherheitshalber einen Test. Bei Immunerkrankungen rate ich immer noch von der Behandlung ab. Vor kurzem wollte eine Rheumapatientin trotzdem unbedingt auf eigenes Risiko behandelt werden. Die Tests fielen tatsächlich gut aus. Auch die erste Behandlung, die ebenfalls eher als Test mit nur wenigen kleinsten Injektionen an geeigneten Stellen im Gesicht durchgeführt wurde, verlief ohne Probleme. Erst dann war ich bereit, die Behandlung wie gewünscht durchzuführen. Es ist gut gegangen – und die Patientin ist glücklich.

Die neuen Präparate halten etwas länger und sind durch ihre besondere Konsistenz sehr gut zu verarbeiten. Es gibt Produkte für tiefe Falten, aber seit März 2000 auch für ganz feine Fältchen. Das ist eine große Erleichterung und Verbesserung bei der Behandlung der Lippenfältchen. Das Unterspritzen der Lippenkontur mit dem Produkt für tiefere Bereiche glättet zusätzlich diese Fältchen, weil die Kontur etwas gedehnt wird, und es macht den Mund gleichzeitig wieder ausdrucksvoller.

Dass wir Frauen gegenüber den Männern, was die Lippenfältchen angeht, so benachteiligt sind, ist sowieso eine Gemeinheit. Die Männer haben ein anderes Netzwerk des Bindegewebes unter der Haut, das stabiler ist, und die Barthaare tun ein Übriges.

Da verzichten wir Frauen aber doch lieber auf den Bart, und wer will, weiß ja nun, wie er sich helfen kann.

Viele wünschen sich, es möge Präparate geben, die auf Dauer halten, damit man nicht immer wieder neu spritzen muß. Deshalb wird vieles versucht und eifrig herumexperimentiert. Sogar auf die Injektion von Silikon kommen einige zurück. Obwohl es Verbesserungen geben soll, besteht zur Zeit überwiegend große Ablehnung in Fachkreisen – die Erfahrungen der Vergangenheit sind in zu schlimmer Erinnerung.

Das Problem ist, Silikon hat die Tendenz, nicht am Ort der Injektion zu bleiben, sondern abzusinken. Wenn es über der Nasenwurzel injiziert wird, kann es sein, dass es sich später wie ein großer Tropfen im Augenwinkel wiederfindet. Aus den Mundwinkel-Kinn-Falten kann es nach unten wandern und hängt dann unter dem Kinn. Dort kann man es nur mit einem schwierigen chirurgischen Eingriff entfernen, denn Silikon verbindet sich fest mit dem Gewebe. Neuere Silikongele sollen zwar verträglicher sein, sind aber ebenfalls nicht ohne Risiko.

Unerwünschte Gewebsreaktionen gibt es auch bei den Präparaten mit Kunststoffpartikeln, die Kollagen beigemischt werden. Sie müssen äußerst genau in eine ganz bestimmte Hautschicht gespritzt werden. Etwas zu hoch, und schon sieht man die Erhebungen auf der Haut, die dann nicht mehr von selbst weggehen. Man muss operieren, mit der Gefahr von Narben etc. Ein Ergebnis, das sicher niemand wünscht. Auch Fremdkörperreaktionen mit großen Knoten sind möglich.

Bei der Verwendung von Restylane sind diese Komplikationen nicht zu befürchten. Ist einmal nicht gleichmäßig gespritzt worden, so kann man sicher sein, dass sich die Unebenheiten in kurzer Zeit von selbst geben, denn das Kollagen wird wieder abgebaut.

So entpuppt sich die Tatsache, dass die Injektionen nicht auf Dauer halten, als Vorteil.

Ein anderer Vorteil ist, dass jeder selbst darüber entscheiden kann, ob er die Behandlung fortsetzen möchte oder der Natur ihren Lauf lässt. Und man kann zu gegebener Zeit auch über ein Lifting nachdenken.

Botulinumtoxin

Werden an ganz bestimmten Stellen Nerven an der Stirn durch gezieltes Einspritzen kleinster Mengen des Botulinumgifts vorübergehend gelähmt, sieht die Stirn ganz glatt aus. Man kann sie zwar nicht mehr runzeln, die Brauen nicht heben oder zusammenziehen. Das nehmen aber immer mehr Frauen, auch schon junge, gern in Kauf. Auf diese Weise lassen sich auch die »Krähenfüße« oder Lachfältchen glätten, sogar am Hals verschwinden Runzeln. Botox ist zur Zeit der große Renner.

Die Gefahren sind unbeabsichtigte Lähmungen. Am unangenehmsten beim Augenlid. Es hängt herunter, kann nicht mehr richtig geöffnet werden.

Beabsichtigt ist eine solche Nervenschwächung beim Lidkrampf, bei ungewollten, dauernden Zuckungen in einer Gesichtshälfte oder bei spastischen Muskelverkrampfungen, vor allem von Halsmuskeln, aber auch in den Beinen.

Die Wirkung der Injektionen hält bis zu einem halben Jahr an. Dann kann die Behandlung wiederholt werden.

Gegen Falten mit dem Laser

Das klingt wie eine Zauberformel. Der Laser gilt als Wunderwaffe, und die Erwartungen sind hoch. Falten einfach wegzaubern mit Licht. So stellen sich das manche vor. Es ist aber doch ganz anders.

Es werden CO_2-Laser eingesetzt, die die oberste Hautschicht verbrennen. Der Laserstrahl setzt kleinste Verbrennungspunkte dicht hintereinander. Der behandelnde Arzt führt den Strahl so, dass aus den vielen Einzelpunkten Linien entstehen.

Dann wird in einem briefmarkengroßen Feld Linie an Linie gesetzt. Es dürfen keine Hautbrücken stehen bleiben, sonst wird das Ergebnis unregelmäßig und schlecht.

> Weitere Methoden gegen Falten: chemisches Peeling (zum Beispiel mit Fruchtsäuren) und Abschleifen (Dermabrasio).

Neueste Laser haben bereits eine automatische Tiefeneinstellung. Früher musste der Arzt genau einen Farbumschlag beobachten, um zu beurteilen, wann er die richtige Hauttiefe erreicht hatte. Ging er zu tief, war die Folge eine Narbe wie bei anderen Verbrennungen. War er zu hoch, war das Ergebnis unbefriedigend, weil die Falten gleich wieder auftauchten.

Wenn das ganze Gesicht in Kleinarbeit, Briefmarke für Briefmarke, behandelt worden ist, ist das Ergebnis eine große Wundfläche. Der Verbrennungsschorf wird während der Behandlung entfernt.

Es ist also alles andere als das Wegzaubern von Falten mit Licht. Die Schmerzen können anschließend ganz erheblich sein. Außerdem besteht die Gefahr, dass auf der Wundfläche Infektionen angehen. Wer zu Herpes neigt, bei dem kann zusätzlich ein akuter ausgedehnter Bläschenbefall auftreten.

Deshalb wird vorgesorgt: Antibiotika, Antiherpesmittel, Schmerzmittel, etwas zum Abschwellen – da kommt einiges an Chemie zusammen. Glücklicherweise gibt es neue Abdeckungen für die behandelten Flächen. Sie schützen, und es tut nicht mehr so weh.

Im Anschluss an die Behandlung kann das Gesicht bis zu sechs Monate lang gerötet sein. Jede Sonnenbestrahlung ist am Anfang zu meiden. Es könnten sich sofort dunkle Pigmentierungen bilden. Auch später sollte man sich immer gut schützen. Der Aufwand und die Einschränkungen sind also doch groß. Ob das Ergebnis lange anhält, ist noch nicht sicher. Im Augenblick geht man von etwa drei Jahren aus.

Begrenzte Regionen lassen sich oft mit weniger Belastungen behandeln. Das gilt für die Lippenfältchen und auch für die Falten unter den Augen und an der Schläfe. Gerade um den Mund herum kann aber der Farbunterschied der Haut stören: Die behandelte Region ist heller als die Umgebung.

Fettabsaugung

Fettabsaugen – danach werde ich wohl am meisten gefragt. Immer mehr Frauen und auch Männer, ob jung oder älter, wollen sich nicht mehr mit den ungeliebten Pölsterchen abfinden.

Um es gleich vorwegzunehmen: Eine Methode zur Gewichtsregulierung ist es nicht. Je größer die Partien sind, die man gerne schlanker hätte, umso schwieriger ist es, ein gutes Ergebnis zu erzielen. Am besten geeignet sind begrenzte »Polster«, egal ob über der Hüfte, an den Oberschenkeln, am Po oder am Bauch. Der Chirurg muss mit seiner dünnen Saugkanüle Strich für Strich das Fett absaugen. Es soll weder Dellen noch andere Unregelmäßigkeiten geben. Deshalb ist das Ausmaß des Möglichen begrenzt. Außerdem darf nicht zu viel auf einmal abgesaugt werden, maximal fünf Liter, darin ist auch ein großer Teil der eingespritzten Flüssigkeit enthalten. Größere Mengen verkraftet der Körper sehr schlecht; es hat dabei sogar tödliche Zwischenfälle gegeben.

Man sagt, es wird in Tumeszenz operiert, also in einem durch Flüssigkeit aufgedehnten Gewebe. Das Absaugen wird so erleichtert. Dazu ist an die Absaugkanüle eine Vakuumpumpe angeschlossen. Das Fett kann zusätzlich mit Ultraschall verflüssigt werden.

Früher war man darauf bedacht, einen Sicherheitsabstand zur Haut einzuhalten, weil man Sorge hatte, sie zu verletzen. Heute macht man geradezu das Gegenteil. Man kratzt die Haut absichtlich ein wenig von unten an. Dadurch zieht sie sich etwas zusammen, legt sich besser an, und das Problem, dass die Polster weniger sind, die Haut aber schlaff hängt, ist geringer. Das ist auch der Grund, warum man heute auch mit der Altersgrenze deutlich nach oben gerückt ist. Früher hieß es, über dreißig müsste abgeraten werden. Heute gilt, ab fünfzig oder sechzig. Das Machbare wird ganz individuell beurteilt.

Eine besonders kritische Zone sind starke Fesseln. Sie gelten nicht mehr als ausgeschlossen. Dennoch muss der Chirurg große Erfahrung haben, wenn er sich an die Knöchelregion und die Unterschenkel heranwagt.

Bei Männern ist ein Hauptanliegen neben dem Bauch das Doppelkinn. Durch Gewebekleber soll sich die Haut wieder gut anlegen. Es wäre auch schwierig, längere Zeit mit einer Bandage um das Kinn herumzulaufen. An allen anderen Körperpartien sollen Mieder, Miederhöschen mit langen oder kurzen Beinen, Kompressionsstrümpfe und Bandagen nach Maß helfen, dass sich die Haut gut anlegt und strafft. Mehrere Wochen bis zu drei Monaten wird die Kompression empfohlen.

Schönheit mit dem Messer

Wer auch immer sich dazu entschließt, sich einer Schönheitsoperation zu unterziehen, muss ganz sicher sein, dass er das unbedingt möchte. Nur wer ganz sicher und bereit ist, dafür auch Risiken in Kauf zu nehmen, ist auch in der Lage, es zu verkraften, wenn einmal etwas nicht so wird, wie man sich das vorgestellt hat, oder gar Komplikationen auftreten.

Keine Operation ist ganz ohne Risiken, darüber muss man sich immer im Klaren sein.

Am häufigsten werde ich nach den Operationen gefragt, die auch am häufigsten durchgeführt werden: Augenlider, Stirn, untere Gesichtshälfte, Hals oder alles zusammen (Lifting).

Der häufigste plastisch-chirurgische Eingriff überhaupt ist die Straffung der Augenlider. Sie werden ambulant, in örtlicher Betäubung und Sedierung, einem »Fast-Schlaf«, durchgeführt. Um ganz genau während der Operation nochmals kontrollieren zu können, ob genug überschüssige Haut an den Oberlidern entfernt wurde und die Schnittführung präzise das gewünschte Resultat ermöglicht, wird der Operateur manchmal bitten, die Augen zu öffnen und wieder zu schließen.

Einige Patienten lassen nur die Oberlider operieren, weil sie nur dort die überschüssige Haut stört. Führt das sogar zur Sichtbehinderung, oder fühlt sich der Patient durch den Druck auf den Augen belastet und immer müde, wird dieser Eingriff von den Kassen bezahlt, wenn vorher ein ärztliches Attest vorgelegt wird. Die Unterlider werden, wenn nötig oder gewünscht, in derselben Sitzung operiert. Weil die so genannten Tränensäcke so müde aussehen lassen, auch wenn man es gar nicht ist, lassen auch immer mehr Männer diese Operation durchführen.

Die Patienten gehen am Operationstag wieder nach Hause. Je nachdem, was der Chirurg für das Beste hält, damit die Narbe ganz fein und unsichtbar wird, werden die Fäden in mehreren Etappen gezogen, einzelne schon am nächsten Tag, weitere nach zwei oder drei Tagen und der Rest nach einer Woche.

Es können aber auch die ganze Naht und einige Einzelfäden insgesamt nach etwa einer Woche gezogen werden.

Man muss damit rechnen, dass man bis zu vierzehn Tage noch blaue Flecken sehen kann. Es kann aber alles auch schneller abklingen. Sind ein ganzes Lifting oder andere Teileingriffe geplant, kann die Lidstraffung auch kombiniert werden.

Die größte Gefahr bei diesem Eingriff ist, dass zu stark gestrafft wird. Das Unterlid kann dann umkippen (Ektropium). Das sieht nicht nur unschön aus, es gibt auch Probleme mit dem Tränenfluss, Reizungen, Entzündungen und anderes mehr. Beim Oberlid kann die Schließfähigkeit behindert werden. Nervenverletzungen, besonders der sensiblen Hautnerven, können Schmerzen verursachen. Kosmetisch schlecht ist es, wenn die Augenwinkel zu rund werden.

Nicht mehr ganz neu, aber vielen noch nicht bekannt, ist, dass die Stirn heute in der Regel endoskopisch geliftet wird. Drei bis fünf kleinste Schnitte zum Einführen des Endoskops werden in den Haaransatz gelegt. Mit dem Endoskop kann an Muskeln und Sehnen operiert werden, es können gezielt Nerven angeschaltet, Einziehungen gelöst, Einsenkungen aufgefüllt werden. Die Haut zieht sich nach dem Eingriff glatt zurück. Dadurch wird die Stirn höher, der Haaransatz rutscht nach hinten. Das müssen alle bedenken, die ohnehin eine hohe Stirn haben.

Der große Fortschritt besteht darin, dass nicht mehr wie früher die ganze Haut von der Stirn abgelöst, nach hinten gezogen und der überschüssige Teil hinter dem Haaransatz aus dem behaarten Oberkopf herausgeschnitten wird. Es blieb immer eine Narbe über den ganzen Kopf, und wer wenig Haare hatte, musste noch einen zusätzlichen Teil opfern. Das alles wird durch das endoskopische Verfahren erspart. Außerdem ist es viel weniger belastend.

Die untere Gesichtspartie kann allein operiert werden, aber auch gemeinsam mit dem Hals und mit dem Mittelgesicht.

Ob der notwendige Schnitt zum Ablösen der Haut vor dem oder hinter dem so genannten Tragus im Ohr verlaufen soll, sollte heute individuell entschieden werden. Der Tragus, der kleine mit Haut überzogene Knorpelzapfen am Ohreingang, sollte nicht kippen und nicht verzogen werden. Es kommt auch auf die Art der Gesichtsbehaarung an. Es ist nicht schön, wenn zu viel Flaum in das Ohr hineinragt. Dann wäre ein Schnitt vor dem Ohr eventuell günstiger.

Nach hinten verläuft die Schnittführung oberhalb der Nackenhaargrenze in den Haaren. Das ist notwendig, weil man ja irgendwo die überschüssige Haut, die man von Hals und Gesicht wegzieht, abschneiden und die Narben verstecken muss.

Problematisch ist wieder das zu starke Straffen. Nicht nur, dass die Haare an den Schläfen ausfallen können. Auch der Mund sollte nicht unnatürlich verzogen werden, wie man das von früheren Hollywoodgrößen kennt. Es sollten sich auch nicht die merkwürdigen, hart konturierten Bäckchen absetzen. Deshalb kann man nicht so sehr straffen, dass auch die scharfen Nasenfalten befriedigend geglättet sind. Man kann dort mit Injektionen auffüllen oder auch nicht resorbierbares Gewebe chirurgisch implantieren. Die blauen Flecken sind meist nach vierzehn Tagen verschwunden. Die Schwellung kann einige Wochen anhalten, wird aber von den meisten als schön empfunden, weil das Gesicht dadurch besonders jung wirkt.

Vom endoskopischen Stirnlift sieht man, wenn »Künstler« es durchgeführt haben, manchmal außer einer leichten Schwellung gar keine Spuren. Als Komplikationen kann es Nervenverletzungen geben. Dann steht zum Beispiel eine Braue höher als die andere. Auf der gelähmten Seite kann die Augenbraue nicht mehr bewegt, die Stirn nicht mehr gerunzelt werden. Der verletzte Nerv erholt sich meist im Lauf von ein bis zwei Jahren, es kann aber auch eine Dauerschädigung bleiben.

Am meisten stört dann die mangelnde Symmetrie. Sie kann ausgeglichen werden, indem man den Nerv auf der anderen Seite vorübergehend mit Botulinumtoxin ebenfalls lähmt.

Die Spezialisten für Schönheitsoperationen sind die plastischen Chirurgen. Sie haben eine umfassende Ausbildung in allen Bereichen der plastischen und wiederherstellenden Chirurgie absolviert. Auch andere Ärzte aus anderen Fachgebieten dürfen operieren. Es sind Hals-Nasen-Ohren-Ärzte, Dermatologen, Augenärzte und andere chirurgisch tätige Ärzte. Auch die Injektionsbehandlung gegen Falten darf nur von Ärzten durchgeführt werden. Kosmetiker und Kosmetikerinnen bieten zwar zunehmend Injektionen an. Der Hersteller darf die wirksamen Präparate aber nicht an sie abgeben. Was dann im Einzelnen injiziert wird, entzieht sich meiner Kenntnis.

Ein Leitsatz für alle Ärzte, die Schönheitsoperationen durchführen, lautet: Wir dürfen nicht Psychotherapie mit dem Skalpell betreiben. Dieser Satz stammt von Frau Professor Ursula Schmidt-Tintemann. Ich hatte das große Glück, dass ich eine kurze Zeit bei ihr lernen und arbeiten durfte. Sie hat Generationen von plastischen Chirurgen ausgebildet und in Deutschland auf diesem Fachgebiet Pionierarbeit geleistet. Vieles, was sie uns vermittelt hat, wirkt bis heute bei mir nach, zum Beispiel auch der gerade erwähnte Satz.

Wenn jemand glaubt, Partnerschaftsprobleme mit einer Operation lösen zu können, Konflikte wegschneiden lassen möchte, dann kann das beste Operationsergebnis nicht zufrieden stellen. Wenn sich jemand nicht operieren lässt, weil er es unbedingt selbst möchte, sondern sich durch den Partner gedrängt fühlt, ist es auch sehr fraglich, ob er (sie) sich über das Ergebnis freut. Wenn es wirklich die Nase ist, auch objektiv nachvollziehbar, die abstehenden Ohren, das Doppelkinn oder der faltige Hals, die zu große oder zu kleine Brust, dann kann das Skalpell (das Messer des Chirurgen) helfen.

Haarverpflanzung – nie wieder Glatze!

Ob bei Kojak oder Yul Brynner, Glatzen können zu Markenzeichen werden und ganz besonders attraktiv sein. Es gibt aber Männer, die sich damit einfach nicht abfinden wollen. Die Möglichkeit, Haare wieder einzupflanzen, die Haartransplantation, findet großes Interesse, und deshalb möchte ich einmal erklären, wie das geht. Diese Methode kommt übrigens nicht nur für Männer in Betracht. Auch bei Frauen, die zwar nie Glatzen bekommen, aber durchaus auch schüttere und lichte Stellen, kann die Methode eingesetzt werden. Auch auf Kopfnarben oder anderen begrenzten Orten mit Haarausfall ist sie möglich.

Haare wachsen etwa 0,35 Millimeter pro Tag (im Monat 1 cm).

Die zur Transplantation notwendigen Haare spendet man sich selbst. Am Hinterkopf wird ein Haarstreifen mit den Haaren und den dazugehörigen Haarwurzeln entnommen. Diese Haare haben eine andere genetische Information als am übrigen Kopf, sie bleiben ein Leben lang erhalten, auch wenn man sie an einen anderen Ort verpflanzt. Nach der Entnahme wird die Wunde so vernäht, dass später nichts mehr oder nur noch eine strichförmige Narbe zu sehen ist, die von Haar überdeckt wird. Der entnommene Gewebestreifen wird in Transplantate zerteilt, die jeweils nur ein bis etwa drei Haare enthalten. Diese so genannten *micrografts* werden in die vorbereiteten Stanzlöcher eingebracht, an den Stellen, die die Transplantate aufnehmen sollen.

Blonde haben rund 150 000 Haare auf dem Kopf, Dunkelhaarige nur 110 000.

Ein gutes Ergebnis hängt entscheidend von der Erfahrung des Arztes ab. Bei Männern muss einkalkuliert werden, dass die Glatzenbildung weiter fortschreitet. Es darf nicht zum Eindruck eines Haarsaums kommen, hinter dem dann wieder eine kahle Fläche erscheint. Die Planung der Verteilung der Haare ist genauso wichtig wie das Festlegen der künftigen Haarlinie, die ein natürliches Bild ergeben muss.

Auch die Frage, ob eine einzelne Sitzung reicht oder mehrere Sitzungen zur Nachtransplantation notwendig sind, muss bereits im Vorfeld geklärt sein. Letztlich ist das auch alles eine Kostenfrage. Da außer nach Unfällen oder Krankheiten die Kassen keinen Beitrag zahlen, ist genau zu überlegen, ob man einige tausend Mark für die Maßnahme auszugeben bereit ist. Die Haartransplantation hat ihre natürliche Begrenzung durch die Tatsache, dass die Entnahme der Haare aus dem Hinterkopf einen bestimmten Umfang nicht überschreiten darf.

20 Prozent der Männer verlieren die Haare schon mit 25 Jahren, weitere 20 Prozent behalten sie dagegen ihr ganzes Leben lang.

Nach der Transplantation wird je nach Methode für eine Nacht ein fester Kopfverband angelegt oder auch auf den Verband verzichtet, da die Haare in den vorgestanzten Löchern fest verankert sind und nicht verloren werden können. Die Schwellung an der Entnahmestelle am Hinterkopf kann mehr Schmerzen machen, als allgemein angenommen wird. Auch die Stirn kann anschwellen und wehtun. Daher werden häufig entzündungshemmende und abschwellende Medikamente gegeben. Infektionen und weitere Komplikationen sind möglich, allerdings bei sorgfältiger Arbeitsweise und in der Hand von erfahrenen Ärzten selten.

Große Anstrengungen werden bei der Entwicklung künstlicher Haare zur Transplantation unternommen. In einigen Fällen wird heute bereits Kunsthaar transplantiert, es sind damit allerdings einige Schwierigkeiten verbunden, die es zu verbessern gilt. So entwickeln sich leichter Entzündungen, weil es entlang des Fremdmaterials eher zu Reizungen und auch zum Eintritt von Keimen und damit Infektionen kommen kann. Die Widerstandsfähigkeit des Kunstmaterials ist zu verbessern. Man muss damit rechnen, dass innerhalb eines Jahres zehn bis zwanzig Prozent der transplantierten Haare abbrechen. Die Entfernung dieser

Gegen erblich bedingten Haarausfall bei Männern ist seit kurzem ein Medikament mit dem Hormonblocker Finasterid zugelassen, das den Haarausfall stoppt (bei 86 Prozent) und sogar neue Haare nachwachsen lässt (bei 66 Prozent.)

Stümpfe und Ersatz durch neue Haare ist nicht so einfach durchzuführen, wie man sich das wünscht. In den nächsten Jahren sind hier sicher eine Reihe von Fortschritten zu erwarten, falls die Verwendung von Kunsthaar nicht ganz aufgegeben wird.

Was die Verpflanzung der eigenen Haare angeht, so werden sie bei erfolgreichem Verlauf ein Leben lang am neuen Ort wachsen. Die unschönen Effekte von früher, als man ganze Haarbüschel verpflanzte und es dadurch kleine Erhebungen gab, die aussahen wie eine Gänsehaut auf dem Kopf, auf der dann die Haare wuchsen, müssen heute nicht mehr sein.
Eine sinnvolle Hilfe stellt die Möglichkeit der Haartransplantation besonders für Menschen mit störenden Narben nach Verletzungen oder Krankheiten dar. Manch komplizierte Operation, bei der ganze Teile der behaarten Kopfhaut abgelöst und so geschwenkt werden, dass die kahlen Stellen besser zu überdecken sind, kann durch die Transplantation ersetzt werden. In solchen Fällen zahlt wie gesagt häufig die Krankenkasse. Alle anderen müssen tief in die Tasche greifen, und das ist wohl der Hauptfaktor, der die Anwendung der Methode begrenzt.

Frauen mit hormonell bedingtem Haarausfall kann eine gezielte Hormontherapie mit antiandrogenen Tabletten und östrogenhaltigem Haarwasser helfen.

Zähne

Das Geheimnis meiner weißen Zähne

Viele fragen mich immer wieder, warum ich so weiße Zähne habe. Das Geheimnis möchte ich Ihnen gerne verraten. Das Wundermittel habe ich selber durch unsere Sendungen kennengelernt. Wir hatten einmal eine Aktion, die hieß »Bitte überprüfen Sie«. Zuschauer konnten uns fragen, warum bestimmte Hausmittel wirken oder irgendwelche Wunderdinge, ob es dafür Erklärungen gibt und vieles mehr.

In diesem Zusammenhang wurden wir gefragt, ob etwas am »Ölspülen« dran sei. Gemeint war, morgens einen großen Schluck Öl, einfaches Salatöl, in den Mund zu nehmen und damit kräftig die Zähne zu spülen und immer wieder durch die Zähne zu ziehen, so lange, bis das Öl weißlich wird. Anschließend wird das Öl ausgespuckt, der Mund richtig gespült und die Zähne geputzt.

Und wozu soll das nun gut sein? Ein Labor hat für uns folgenden Test gemacht: Es wurde die Mundspülflüssigkeit untersucht, nachdem sich jemand normal, wie üblich, die Zähne gründlich geputzt hatte. Und es wurde die Spülflüssigkeit untersucht, nachdem jemand zuerst gründlich mit Öl gespült und dann geputzt hatte.

Der Unterschied war frappierend: Nach dem Ölspülen und Zähneputzen waren deutlich weniger Keime in der Probe als ohne Öl, nur mit Zähneputzen. Das bedeutet also, dass auch Keime ausgespült wurden, die allein durch Wasser nicht zu entfernen waren. Diese Erklärung leuchtet ein, wenn uns Menschen berichtet hatten, warum sie mit dieser Methode auch weniger anfällig für Erkältungskrankheiten und andere Krankheiten sind, und warum sie immer, wenn eine gewisse Unpässlichkeit heraufzieht, das Ölspülen intensivieren.

Es ist auch eine Erklärung dafür, warum diese Menschen gesünderes Zahnfleisch besaßen und – jetzt die Erklärung für meine weißen Zähne – warum sie viel weniger Zahnbelag aufwiesen. Menschen, die viel schwarzen Tee trinken, profitieren davon übrigens besonders. Man kennt ja die schwarzen Beläge.

Ich war so begeistert von den Ergebnissen, dass ich seit dieser Zeit jeden Morgen meine Zähne mit Öl spüle und anschließend richtig putze.

Voilà, machen Sie es nach.

Welches Öl verwendet wird, hat keine Bedeutung. Es kann ganz einfaches Salatöl sein. Es sollte lediglich möglichst hell sein, also nicht gerade intensiv gelb. Große Vorsicht ist geboten, wenn man das Spülmittel in Reichweite hat, um gleich den Abfluss und das Waschbecken zu säubern. Es darf niemals in einen Becher oder ein anderes Gefäß geschüttet werden, aus dem man trinken könnte. Spülmittel verursacht als Lauge schlimmste Verätzungen in Mund und Speiseröhre, die akut lebensbedrohlich sind bzw. schwerste Schäden verursachen.

Manche Spezialzahnpastasorten, von denen die Werbung behauptet, sie würden die Zähne besonders weiß machen, enthalten zum Teil aggressive Schleifkörper, die den Zahnschmelz möglicherweise schädigen können.

Glaukom – der grüne Star bedroht Ihre Augen

Eine der häufigsten Ursachen für schwere Sehstörungen und sogar Erblindungen ist das Glaukom, der »grüne Star«. Jeder Zehnte über vierzig ist bei uns gefährdet, jeder Hundertste ist betroffen, fünfzigtausend Menschen sind in Deutschland wegen eines Glaukoms erblindet.

Bei den allermeisten wären die Sehschäden zu verhindern gewesen, hätte man das Glaukom rechtzeitig erkannt. Es bedarf dazu nur einer ganz einfachen Untersuchung des Auges und einer Augeninnendruckmessung beim Augenarzt. Dazu wird nach vorheriger Unempfindlichmachung des Auges eine Art kleiner Stempel sehr leicht aufgedrückt. Der Arzt liest die Druckwerte ab. Seit kurzem ist diese Augeninnendruckmessung mit neuen Geräten möglich, die das Auge nicht mehr berühren. Normal ist ein Druck zwischen 10 und 20 mmHg. Höhere Werte sind für die Schäden verantwortlich, die das Glaukom am Auge verursacht. Allerdings gibt es bei ca. jedem vierten Patienten auch so genannte Normaldruckglaukome, bei denen der Innendruck normal ausfällt. Deshalb muss der Augenarzt unbedingt auch untersuchen, ob an der Eintrittsstelle des Sehnervs in die Netzhaut Schäden zu erkennen sind. Dazu reicht eine schmerzlose Augenspiegelung aus.

Ausgelöst wird der Druckanstieg in erster Linie durch eine Abflussbehinderung des Kammerwassers; das ist die Flüssigkeit im Auge, die die nötigen Nährstoffe enthält und gemeinsam mit dem Glaskörper den Augapfel ausfüllt. Bei einem gesunden Auge besteht ein Gleichgewicht zwischen Produktion und Abfluss des Kammerwassers. Wird dieser Abfluss gestört, steigt durch die Flüssigkeit, die immer weiter zunimmt, der Druck im Augeninneren an. Das bedeutet Gefahr für die empfindlichen Strukturen des Auges, die Netzhaut, den Fleck des schärfsten Sehens und den Sehnerv. Der Betroffene merkt von all dem nichts. Die

Drucksteigerung tut nicht weh, und die langsam einsetzenden Sehschäden werden zunächst nicht bemerkt. Sie werden deshalb nicht bemerkt, weil zuerst Einschränkungen in der Peripherie unseres Blickfelds auftauchen. Wenn wir den Blick zentrieren, sehen wir lange Zeit ungestört und scharf. Die sich entwickelnden Schäden können deshalb ein großes Ausmaß annehmen, bevor dem Betroffenen etwas auffällt, zum Beispiel das Sehen wie durch eine Röhre oder Ausfälle bei bestimmten Blickrichtungen.

Eine Ausnahme stellt die ganz plötzliche Drucksteigerung beim akuten Glaukom dar. Der Patient hat heftigste, schwere Schmerzen und wird sicher schnell den Arzt aufsuchen. Das Augenlicht ist hoch gefährdet.

Auch die sich schleichend ausdehnenden Schäden können zur Erblindung führen, wenn schließlich das Zentrum des Sehens betroffen wird. Bei fünfzigtausend Menschen ist das in unserem Land der Fall. Und die Zahl wächst. Rechtzeitige Messung des Augeninnendrucks ist der wichtigste Schutz. Jeder sollte deshalb auch ohne jegliche Beschwerden alle ein bis zwei Jahre – ab dem fünfundvierzigsten Lebensjahr, besser noch ab dem vierzigsten Lebensjahr – zur Augeninnendruckmessung gehen.

Wird ein Glaukom frühzeitig entdeckt, kann wirkungsvoll gehandelt werden. Vorwiegend

Laserdiagnose hilft, grünen Star im Frühstadium zu entdecken

Bei der Netzhauttomographie blickt der Patient in einen kleinen Kasten. Ein ungefährlicher Laserstrahl tastet Sehnerv und Netzhaut ab. Ein Computer verarbeitet alle Messwerte zu einer genauen Landkarte des Augenhintergrunds und zeigt sie als farbiges 3-D-Bild an. Der Arzt kann erkennen, ob der Sehnerv gesund oder angegriffen ist, und rechtzeitig Medikamente verordnen (Professor Völcker, Uni-Augenklinik Heidelberg).

ist es eine örtliche Behandlung mit Tropfen, die in das Auge gegeben werden. Sie können den Abfluss des Augenwassers wieder verbessern und dadurch den Druck senken. Andere Präparate verringern die Produktion des Kammerwassers.

Reicht die medikamentöse Therapie nicht aus, kann zunächst versucht werden, mit dem Einsatz des Lasers zu helfen. Normalerweise sammelt sich ständig Kammerwasser im Trabekelwerk der Kammerwinkel und wird von dort über Kanäle abgeleitet. Ist der Abfluss gestört, kann mit dem Laser durch eine Art Straffung der Abfluss wieder verbessert werden. Nicht immer gelingt damit eine ausreichende Drucksenkung. Dann ist weiterhin die Anwendung der Tropfen notwendig. Reicht auch das auf Dauer nicht aus, muss operiert werden. Dabei wird ein neuer Abfluss des Wassers unter die Bindehaut geschaffen. Es entsteht ein so genanntes Sickerkissen. Dieser Abfluss kann den Augeninnendruck auf Dauer senken. Um unsere Sehfähigkeit zu erhalten, eine Erblindung zu verhindern, ist alles Notwendige vorhanden. Es liegt an uns selbst zu handeln, um die schleichende Gefahr rechtzeitig zu erkennen und damit zu bannen. Lassen Sie Ihren Augeninnendruck messen!

Zur Vorsorgeuntersuchung gegen den grünen Star gehört neben Sehnervdiagnose und Augeninnendruckmessung auch eine Gesichtsfeldbestimmung des Patienten.

Hörsturz – der Infarkt im Innenohr

Ganz plötzlich, aus heiterem Himmel, ohne alle Vorboten, auf einem Ohr taub sein: Hörsturz. Es ist wie ein Schleier, den man wegziehen möchte. Als ob man Wasser ins Ohr bekommen hat. Manche wachen morgens damit auf, glauben, sie können es wegschütteln, aber die Hörstörung bleibt. Außer Hörgeräuschen, ein Rauschen, ein Pfeifen oder Ähnliches, sind keine anderen Symptome mit dem Hörsturz verbunden, vor allen Dingen kein Schwindel, kein Kopfschmerz und auch sonst nichts, was auf eine mögliche Ursache für die plötzliche Hörminderung hinweisen könnte. Genau das macht aber den Hörsturz aus. Er ist die einseitige akute Innenohrschwerhörigkeit ohne erkennbare Ursache, häufig verbunden mit Hörgeräuschen ohne Schwindel.

Aber gibt es nicht zumindest Erklärungen, was hinter einem solchen Hörsturz stecken könnte? Eine ganz akute Durchblutungsstörung? Fachleute tun sich schwer damit. Sie haben keinen Anhalt für Ursache oder Art einer solchen Durchblutungsstörung. Genau weiß man aber, dass es zum Anschwellen der Gefäßinnenhaut kommt.

Vorzeichen, Vorboten, Hinweise auf einen Hörsturz gibt es nicht. Er kommt, wie gesagt, aus heiterem Himmel. Es gibt allerdings Risikofaktoren dafür, ähnlich wie wir sie auch für Herz- und Kreislauferkrankungen kennen: zu großer Stress, Überforderung, wenn einem alles über den Kopf wächst, schlecht eingestellter Blutdruck, falsche Ernährung, Übergewicht, Bewegungsmangel.

Vermutet werden auch mögliche allergische Geschehen, die dann zum Anschwellen der Gefäßinnenhaut führen könnten. Ein Grund, warum bei der Behandlung der Einsatz von Kortison so hilfreich ist. Vermutet werden auch Virusinfekte mit direkter Einwirkung auf das Innenohr, Stoffwechselstörungen und noch eine Reihe weiterer Ursachen.

Ist tatsächlich einmal eine direkte Ursache zu fassen, dann handelt es sich nicht mehr um einen Hörsturz, sondern um eine Hörminderung als Symptom der erkannten Erkrankung. Am häufigsten sind Muskelverspannungen im Nacken bei Problemen mit der Halswirbelsäule. Fast immer ist dabei die Hörverschlechterung mit Schwindel kombiniert. Die Ursache: Die Muskulatur im Nacken ist so hart und verkrampft, dass sie die Blutzufuhr zum Kopf abdrosselt. Besonders betroffen sind zwei Arterien, die nicht nur Blut ins Gehirn, sondern vor allem auch zum Innenohr bringen. Die möglichen Folgen: Schwindel, Hörstörung, Hörgeräusche. Die Therapie heißt Entlastung der Halswirbelsäule, Entkrampfung und Entspannung, nicht nur der Muskulatur, auch der Seele; physikalische Therapie mit Krankengymnastik, Massagen, Neuraltherapie, auch einmal Medikamenten. Gespräche über mögliche Konflikte und Probleme, die »im Nacken sitzen«, sind häufig eine wichtige Hilfe.

Jedes Jahr erleiden 16 000 Deutsche einen Hörsturz.

Selbstverständlich muss der Blutdruck kontrolliert und gegebenenfalls medikamentös eingestellt werden, wenn Diät und Gewichtsregulierung nicht ausreichen, dasselbe gilt für Stoffwechselstörungen.

Bei Hörsturz sofort zum HNO-Arzt! Je früher die Infusionsbehandlung beginnt, desto größer sind die Erfolgsaussichten.

Die meisten Patienten erlangen ihr Gehör innerhalb von zwei Wochen wieder komplett zurück, andere nur teilweise.

Sehr selten kann auch einmal ein Tumor an einem so genannten Hörsturz schuld sein. Das heißt aber nicht, dass man gleich an Krebs denken muss. Am häufigsten ist das so genannte Akustikusneurinom, eine gutartige Geschwulst des Hörnervs. Hier behindert das Wachstum dieser Geschwulst die Durchblutung des Innenohrs. Obwohl das normalerweise ein langsam fortschreitender Prozess ist, kann der Tumor so sitzen, dass ganz plötzlich eine Störung und damit ein Hörsturz auftritt. Und obwohl sich an dem Tumor nichts ändert, kann sich das Gehör wieder erholen. Aus diesem Grunde wird manchmal die Diagnose Akustikusneurinom erst nach längerer Zeit und vielen Irrwegen gestellt. Es sollte deshalb auf jeden Fall daran gedacht werden und entsprechende Untersuchungen erfolgen. Beim jungen

Menschen ist in der Regel die Operation die heilende Hilfe. Beim älteren Menschen, bei dem ein solcher Tumor sehr langsam wächst, ist oft gar keine Therapie nötig.

Handelt es sich um den echten Hörsturz, bei dem all die vorgenannten Ursachen nicht gefunden werden können, dann besteht die Therapie der Wahl in der Gabe von Infusionen zur Durchblutungsverbesserung. Gleichzeitig wird Kortison mit Erfolg angewandt. Je früher die Behandlung stattfindet, umso größer sind die Chancen, dass das Gehör sich wieder normalisiert und auch die Ohrgeräusche, der Tinnitus, verschwinden.

Über die Maßnahmen der klassischen Medizin hinaus sind oft kleine Aderlässe hilfreich, die so genannte Neuraltherapie für den Nacken, Magnesium zur Muskelentspannung, Antioxidantien wie Vitamin E kommen zum Einsatz und anderes mehr, auch pflanzliche Mittel zur Unterstützung der Entspannung. Noch wichtiger ist dabei allerdings, aus dem Stress des Alltags herauszukommen, wieder zu sich selbst zu finden, loszulassen, entspannen zu lernen.

Leider gibt es dennoch immer wieder Patienten, bei denen das Gehör auf Dauer geschädigt bleibt. Die Versorgung mit individuell angepassten Hörgeräten kann dann zumindest die Hörfähigkeit wieder verbessern und sollte möglichst früh erfolgen.

Therapie in der Taucherkammer

Manche Ärzte empfehlen bei Hörsturz zusätzlich eine Sauerstoffbehandlung in einer Überdruckkammer. Für die Wirksamkeit gibt es jedoch noch keine ausreichenden wissenschaftlichen Beweise. Trotzdem berichten Patienten immer wieder von Heilerfolgen. Da die Hörsturzsymptome häufig aber auch spontan wieder verschwinden können, weiß hinterher niemand, ob die Überdrucktherapie maßgeblich dazu beigetragen hat.

Tinnitus, Ohrgeräusche: neue Therapien gegen das Pfeifen im Ohr

Es gibt wohl niemanden, der nicht schon mal ein Pfeifen, ein Rauschen oder Klingeln im Ohr gehört hat. Für die meisten ist das aber nach kürzester Zeit wieder vorbei. Trotzdem können wir alle nachempfinden, was es für jemanden bedeuten muss, der ständig unter solchen Ohrgeräuschen zu leiden hat. Von diesem so genannten chronischen Tinnitus, der länger als ein Jahr anhält, sind in Deutschland über drei Millionen Menschen betroffen. Allerdings ist das Ausmaß der Beeinträchtigung sehr unterschiedlich. Eine große Anzahl fühlt sich zwar vorübergehend immer mal wieder beeinträchtigt, vor allem, wenn sie wieder auf Grund der Ohrgeräusche nicht schlafen kann, sie leidet aber nicht dauernd. Eine kleinere Zahl der Betroffenen ist jedoch durch die Ohrgeräusche so sehr belastet, dass sogar die Bewältigung des Alltags schwer wird. Ob die deutliche Depression, die dabei vorhanden sein kann, durch den Tinnitus nur verstärkt oder ausgelöst oder sogar verursacht wird, ist nicht eindeutig geklärt. Es sind allerdings häufiger Verstimmungszustände schon vor Ausbruch des Tinnitus vorhanden. Hinzu kommen nicht selten Angst, Konzentrationsstörungen und immer wieder das Problem mit dem Schlafen.

Alle Betroffenen haben den Wunsch, es möge doch ein Mittel geben, mit dem man diese Geräusche einfach abstellen könnte. Leider existiert dieses Wundermittel nicht. Es wird zwar immer wieder vollmundig über solche Entdeckungen berichtet, sie halten aber selten, was sie versprechen. Obwohl es in Einzelfällen immer wieder Berichte darüber gibt, dass irgendeine Sondermethode geholfen habe, sagt das doch nichts darüber aus, dass sie objektiv wirksam ist.

Die beste Hilfe bei chronischen Ohrgeräuschen ist eine Behandlung, die ein Gesamtkonzept verschiedener therapeutischer Maßnahmen darstellt, die auf die individuellen Gegebenheiten abgestimmt werden.

Bei akut aufgetretenen Ohrgeräuschen gibt es noch eine Aussicht auf Heilung. Deshalb sollte alles getan werden, was möglich ist, um die Versorgung der Hörsinneszellen zu verbessern. In der Klinik werden vor allem Infusionen durchgeführt. Sinnvoll sind auch Aderlässe mit anschließender Infusion bestimmter Flüssigkeiten. Da man weiß, dass Ohrgeräusche oft im Zusammenhang mit der Zähflüssigkeit des Blutes stehen, ist es sinnvoll, die Fließfähigkeit des Blutes zu verbessern und damit eine Chance zur Beseitigung der Ohrgeräusche zu haben.

Ganz ähnlich wie bei einem Hörsturz stehen akute Ohrgeräusche nicht selten in Zusammenhang mit hohen Stressbelastungen. Deshalb sind Hilfe bei der Stressbewältigung, die Bearbeitung von Konflikten oder eine Verhaltensänderung so wichtig wie andere Therapien.

Eine Hauptursache des Tinnitus ist Lärm. Dies betrifft bereits die jungen Leute, die sich heute nicht nur am Abend dem Lärmpegel in Diskotheken aussetzen, sondern auch tagsüber die Ohren oft nicht zur Ruhe kommen lassen. Schließlich kann eine Störung der Halswirbelsäule mit deutlichen Verspannungen im Vordergrund stehen. Es gibt dabei so genannte reflektorische Beeinflussungen der Durchblutung des Innenohrs und damit der Versorgung der empfindlichen Sinneszellen. Eine Behandlung des verspannten Nackens, eine Behebung von Wirbelblockaden, ob durch gezielte Injektionen eines lokalen Betäubungsmittels im Sinne der Neuraltherapie oder auch durch gezielte Chirotherapie, kann Linderung bringen, wenn die Ohrgeräusche noch nicht zu lange bestanden haben. Krankengymnastische Übungen sollten erlernt und auf Dauer beibehalten werden.

Nach einer Studie der Deutschen Tinnitus-Liga (Adresse siehe Seite 349) beurteilen 61 Prozent der chronischen Tinnituspatienten die ärztliche Hilfe als wenig hilfreich bis völlig unzureichend.

Selbstverständlich gibt es gerade bei den akut aufgetretenen Ohrgeräuschen auch eine Reihe von Krankheiten, die direkt zu behandeln sind. Das können Entzündungen im Mittel- oder Innenohr sein; sehr häufig treten Ohrgeräusche auch nach Unfallverletzungen auf. Ein Tumor kommt nur selten in Betracht, zum Beispiel das so genannte gutartige Akustikusneurinom.

Ist der Tinnitus schon über Jahre chronisch, bringen die genannten therapeutischen Bemühungen keine Fortschritte mehr. Die Experten gehen davon aus, dass es sich dann nicht nur um eine lokale Schädigung der empfindlichen Sinneszellen im Innenohr handelt, auch nicht nur um eine Störung der Verarbeitung der Höreindrücke im Gehirn. Es wird oft eine Entgleisung, eine Entkoppelung der Höreindrücke von den objektiven Geräuschen dahingehend angenommen, dass sich eine Art Teufelskreis verselbstständigt hat. Vergleichbar ist das dem Phantomschmerz. Es kann jemand über kalte Füße klagen, obwohl er beinamputiert ist. Es kann auch jemand Schmerzen in einer Gliedmaße haben, die nicht mehr vorhanden ist. Und ähnlich kann man Höreindrücke wahrnehmen, über Sinneszellen, die ebenfalls nicht mehr funktionstüchtig sind.

Tinnitus erstmals sichtbar gemacht

Am Klinikum rechts der Isar in München gelang es Professor Arnold, Tinnitus mit Hilfe der modernen PET-Technik (Positronen-Emissions-Tomographie) sichtbar zu machen. Er konnte bei Tinnituspatienten in bestimmten Hirnbereichen veränderte Stoffwechselfunktionen nachweisen. Diesen objektiven Nachweis gab es bisher nicht.

Möglicherweise eröffnet sich aber gerade hier in Zukunft ein neuer Weg, um solche Störkreise vielleicht sogar operativ zu durchbrechen, ähnlich wie es heute in der Epilepsiechirurgie möglich ist. Das liegt allerdings noch in weit entfernter Zukunft.

Bereits heute kann man aber helfen, indem die Betroffenen lernen, mit diesen Geräuschen zu leben. Sie können lernen, sie nicht mehr wahrzunehmen. Zum Teil benutzt man dazu so genannte Masker. Es sind Geräte, die ebenfalls Geräusche von sich geben, die das eigene Geräusch zum Teil, aber nicht ganz, überdecken. Der Betroffene kann sich dann immer weniger durch das eigene Geräusch gestört fühlen und eher auf das andere hören und schließlich sein eigenes ganz überhören. Hilfreich ist bei Menschen, die gleichzeitig unter Hörstörungen leiden, und das ist bei jedem zweiten Betroffenen der Fall, eine Hörgeräteversorgung. Wenn er die Umgebungsgeräusche und die Sprache und alles andere wieder besser hört, dann empfindet er oft das Geräusch weniger störend. Es gibt allerdings auch viele Betroffene, die zu laut hören, denen also solche Hörgeräte keine Hilfe bringen.

Und schließlich hilft allen das sich gegenseitig Helfen. Die Arbeit der Deutschen Tinnitus-Liga, eine Selbsthilfevereinigung, ist ein großer Segen für alle Betroffenen. Gemeinsam finden die meisten viel besser einen Weg, um mit den

Geräuschen so zu leben, dass sie sich nicht mehr gestört fühlen.

Bis dahin ist es oft ein weiter Weg. Niemand sollte sich deshalb scheuen, wenn psychotherapeutische Hilfe angeboten wird, diese auch anzunehmen.

Zusammengefasst bezeichnet man die verschiedenen Säulen der Therapie bei chronischem Tinnitus als Tinnitus-Retraining-Therapie (TRT). Es handelt sich dabei also nicht um eine einzelne neue Therapie, sondern um das Gesamtkonzept der bekannten Hilfsmöglichkeiten: Aufklärung, Information (der/des Betroffenen), Anwendung von Geräten, psychologische Hilfestellung. Und bei allem heißt es üben bzw. trainieren, ob im Umgang mit den Geräten oder mit sich selbst.

Schwindel

Die Vielfalt der möglichen Schwindelformen, Ursachen und Therapien, ist auf den ersten Blick verwirrend. Bei genauerem Hinhören, Fragen und Sich-auf-den-Patienten-Einlassen ist es aber gar nicht so schwer, die richtige Diagnose zu finden und dem Patienten bestmöglich zu helfen.

Das wichtigste dabei ist zunächst einmal herauszufinden, wie sich der Schwindel äußert. Erzählt der Patient, er überfällt ihn wie eine Attacke, es dreht sich alles im Kreis, es ist ihm furchtbar schlecht, er muss erbrechen oder kann sich kaum auf den Beinen halten, dann liegt es schon sehr nahe, dass es sich um den einseitigen Ausfall eines Labyrinths, also Gleichgewichtsorgans, handelt. Die Ursache dafür wird in einer Nervenentzündung vermutet. Man denkt dabei an ein Aufflackern einer Herpesinfektion oder auch an Immunstörungen. Aus diesem Grund wird heute nicht mehr automatisch wie früher versucht, mit durchblutungsfördernden Infusionen zu behandeln, sondern es laufen jetzt Studien zur Wirksamkeit von antiviralen Mitteln und vor allem auch zum Einsatz von Kortison als Stoßtherapie. Es liegt nahe, damit die Entzündung einzudämmen und die Beschwerden zu beseitigen. Sollte dennoch der Ausfall des Gleichgewichtsorgans nicht vollständig zurückgebildet werden, können die Betroffenen trotzdem damit rechnen, ihren Schwindel wieder loszuwerden. Das Gehirn verfügt über große Möglichkeiten der Kompensation. Mit einem Schwindeltraining kann der Gleichgewichtssinn wieder ganz gut hergestellt werden.

Schildert ein Patient, dass er sich überhaupt nicht bewegen kann, ohne schwindlig zu sein, zu schwanken, wenn er die Augen öffnet, das Gefühl zu haben wie bei einer Kamera, die nicht ruhig gehalten werden kann, während er ohne Bewegung relativ schwindelfrei ist, muss man an einen beidseitigen Ausfall des Gleichgewichtsorgans denken. Die Behandlung sieht gleich aus wie beim gerade beschriebenen einseitigen Ausfall.

Schildert jemand, dass er bei bestimmten Lageänderungen Attacken von Schwindel bekommt, vor allem beim Umdrehen im Bett oder ähnlichen Positionsveränderungen, dann haben wir die häufigste Form des Schwindels vor uns. Ursache ist ein so genannter Otolith, ein Ohrstein, der in einen Bogengang des Gleichgewichtsorgans geraten ist. Bei Bewegungen bewegt er sich und löst Schwindel aus. Ursache sind meist Erschütterungen des Kopfes, ob beim Sport oder bei kleineren Unfällen. Es können entweder Kalkkonkremente abgesprengt werden, die dann in die Bogengänge gelangen, oder aber es handelt sich um die Ohrsteine, Otolithen, die normalerweise auf den Haarinnenzellen des Gleichgewichtsorgans auf einer Schleimhaut schwimmen und diese bei Bewegungen verbiegen. Die Verbiegung wird dann dem Gehirn als Sinnesreiz mitgeteilt, der uns signalisiert, in welcher Lage wir uns befinden. Nach Professor Brandt, München-Großhadern, ist die Therapie sehr einfach: Durch ganz bestimmte Lagerungsbewegungen kann man die Steine oder Konkremente aus den Bogengängen herausbefördern, an einen Ort, an dem sie keinen Schwindel mehr verursachen. Von dort aus können sie aber immer mal wieder in einen Bogengang wandern und erneut eine Attacke auslösen. Die Patienten lernen dann selbst die Übungen, mit denen sie sich wieder vom Schwindel befreien können.

Klagt jemand darüber, dass er Angst vor dem Schwindel hat, der ihn belastet, wenn er zum Beispiel über Brücken oder Plätze geht, in Kaufhäuser oder dergleichen, dann liegt bereits der Verdacht nahe, dass es sich nicht um eine organische Ursache handelt, denn die richtet sich nicht nach einem Ort, an dem man sich befindet. Erzählen die Betroffenen dann auch, dass sie bei den Gelegenheiten, bei denen sie mit Schwindel reagieren, auch Herzklopfen haben und Schweißausbrüche, und wenn sie auf Befragen oft auch sagen, dass sie Angst haben, dann liegt es sehr nahe, dass es sich hier um die zweithäufigste Schwindelform handelt. Es ist die Instabilität des seelischen Gleichgewichts, die hier ihren Ausdruck findet. Auch diesen Patienten kann man heute in der Mehrzahl sehr gut helfen. Es geht darum, sie über die Zusammenhänge aufzuklären, die den Schwindel verursachen. Es gilt zu verhindern, dass sie die so genannte Vermeidungshaltung annehmen, also aus Angst vor ihren Beschwerden nicht mehr wagen einzukaufen oder über die Straße zu gehen sowie bestimmte Plätze und Orte aufzusuchen. Die Betroffenen müssen ganz im Gegenteil ermutigt werden, die Herausforderungen anzunehmen und damit wieder Eigenständigkeit und Sicherheit zu gewinnen. Sie müssen die Angst oft im wörtlichen Sinn durchschreiten.

Tatsächlich bedrohlich wird es, wenn zusätzlich zum Schwindel, zu Übelkeit und Erbrechen weitere Symptome auftauchen: Sehstörungen wie Doppelbilder, Sprachstörungen, eine Gefühlsstörung, zum Beispiel im Gesicht, ein Pelzigwerden oder auch flüchtige Lähmungserscheinungen. Bei diesen Anzeichen ist immer an einen drohenden Schlaganfall zu denken, und der Patient gehört als dringender Notfall in die Klinik, am besten in eine Spezialeinheit, die so genannte Stroke Unit.

Die anderen Schwindelformen sind zwar belastend, aber nicht lebensgefährlich und können, wie gesagt, heute zum größten Teil sehr gut behandelt werden. Das gilt auch für den Morbus Menière.

Wenn eine Schwindelattacke zusammen mit Hörminderung, Ohrgeräuschen und, wie auch bei den anderen Schwindelzuständen, meist kombiniert mit Übelkeit und Erbrechen auftritt, dann ist an den so genannten Morbus Menière zu denken. Er wird zunächst mit bestimmten Medikamenten (Carbamazepin), die man auch bei Anfallskrankheiten einsetzt, behandelt. Wir brauchen allerdings nur viel kleinere Dosen und haben damit auch kaum Nebenwirkungen.

In bestimmten Fällen sind auch Operationen möglich. Dazu wird mit speziellen Untersuchungen, wie der Magnetresonanztomographie und anderen hoch differenzierten, bildgebenden Verfahren, das Gleichgewichtsorgan genau dargestellt. Der Arzt beurteilt, ob Engstellen an einem Flüssigkeitsstau schuld sein können, ob offene Verbindungen zu Flüssigkeitsüberlastung in bestimmten Bereichen führen und vieles mehr. Die Operation kann dann eine Art Drainage sein, aber auch der Verschluss von Verbindungen, die Flüssigkeit dorthin nachlaufen lassen, wo sie Komplikationen macht. Es handelt sich um Eingriffe unter dem Mikroskop mit winzig kleinen Instrumenten. Wie schon gesagt, sind sie aber nicht für die große Zahl der Menière-Patienten geeignet, sondern nur unter bestimmten Voraussetzungen für einige der Patienten.

Eine nicht sehr häufige Schwindelform, die aber äußerst belastend ist, kann ebenfalls durch eine Operation geheilt werden, wenn sie auf Medikamente, die in der Mehrzahl der Fälle gut wirksam sind, nicht anspricht. Es handelt sich um Patienten, bei denen der Gleichgewichtsnerv attackenweise durch ein pulsierendes Gefäß gereizt wird. Das ist sehr ähnlich wie bei Patienten mit einer Trigeminusneuralgie. Hier finden wir auch in vielen Fällen ein Gefäß, das immer dann den Nerv reizt, wenn es eine große Blutfülle hat, anschwillt und damit die Attacke auslöst. Bei dem anfallsweisen Schwindel ist es ähnlich belastend.

In solchen Ausnahmefällen kann man nun die Medikamente einsetzen, die auch schon beim Morbus Menière erwähnt wurden (Carbamazepin). Sie sind bei den meisten Patienten gut wirksam. Ist das nicht der Fall, kann operativ versucht werden, das Gefäß so weit von der Stelle zu entfernen, an der es immer wieder Reizungen auslöst, dass kein Kontakt mehr möglich ist. Die Ursache für den Schwindel ist damit beseitigt.

Schwindel kombiniert mit Kopfschmerzen ist gar nicht so selten. Es ist zu klären, ob möglicherweise in der Familie eine Belastung mit Migräne vorhanden ist. Es kann sich um eine so genannte Basilarismigräne handeln, eine besondere Form der Migräne, die sich hauptsächlich in Schwindel und Übelkeit äußert, kombiniert mit Kopfschmerz. In solchen Fällen wird wie bei einer Migräne behandelt. Das bedeutet heute in vielen Fällen eine Langzeittherapie mit Betablockern und eine Anfallstherapie wie bei der Migräne. Dabei kann allein das bekannte Aspirin hilfreich sein. Viele Migränepatienten glauben, es wirkt nicht. Das liegt daran, dass meist eine zu geringe Dosis genommen wird. Notwendig ist eine sofortige Gabe von 1000 Milligramm Acetylsalicylsäure. Die Tatsache, dass es heute Präparate in speziellen magenschonenden Formen (zum Beispiel Aspirin Protect) gibt, hat vieles verbessert. Viele Patienten brauchen zusätzlich am Anfang ein Mittel gegen Übelkeit. Dies ist aber nur eine Möglichkeit der Anfallsbehandlung. Die Betroffenen sind die besten Experten und haben im Lauf der Zeit zusammen mit ihrem Arzt meist genau herausgefunden, was ihnen am besten hilft.

Ein stark verspannter Nacken ist seltener am Schwindel schuld, als bisher angenommen. Möglicherweise macht er auf reflektorischem Weg Nervenreizungen, die eher Ohrgeräusche, also Tinnitus, auslösen. Selbstverständlich wird es aber jedem gut tun, wenn ein hoch verspannter, schmerzhafter Nacken behandelt wird und er entsprechend Linderung erfährt.

Auch die so genannten Durchblutungsstörungen, die ohne Alarmzeichen sind und nicht auf bedrohliche Erkrankungen hinweisen, sind heute in der Diskussion. Die Standardtherapie mit Infusionen zur Durchblutungsförderung muss sicher überdacht werden, und es muss größter Wert auf die genaue Abklärung der Ursache gelegt werden. Dann lassen sich wahrscheinlich häufiger Ohrsteine oder Entzündungen ursächlich behandeln.

Kreislaufstörungen sind aber selbstverständlich weiterhin eine häufige Ursache für Schwindel. Vor allem der Blutdruckabfall. Bleiben Schwindelzustände schlecht zu beeinflussen, dann ist immer wieder das Üben mit einem gezielten Schwindeltraining für alle eine Hilfe und ermöglicht es, die meisten von ihrem Schwindel zu befreien. Für die gezielte Diagnostik und Therapie bedarf es erfahrener Fachleute.

Aus diesem Grund gibt es so genannte Schwindelambulanzen. Zum Beispiel in der Neurologie in München-Großhadern unter der Leitung von Professor Brandt, aber auch an einigen anderen Universitätskliniken im Bundesgebiet.

Schwerhörigkeit: »Schrei nicht so, ich bin nicht taub!«

Werden wir alle einmal schwerhörig? Diese Frage ist durchaus berechtigt, denn immerhin leiden bereits vierzehn Millionen Menschen in der Bundesrepublik unter Hörstörungen. Man kann also von einer Volkskrankheit sprechen, die vor allem immer mehr ältere Menschen betrifft. Die Altersschwerhörigkeit ist mit Abstand die häufigste Form der Hörstörung. Woher kommt das?

Es hat sicher mit der Tatsache zu tun, dass wir alle immer älter werden, aber auch damit, dass das Hörorgan selbst hoch empfindlich ist. Man braucht ja nur daran zu denken, auf wie kleinem Raum hier Hör- und Gleichgewichtsorgan zusammengedrängt sind und die Natur etwas geschaffen hat, das man nicht einmal mit heutiger modernster Computertechnik vergleichen kann. Die Sinneszellen im Ohr vermögen nicht nur Schall aufzunehmen und an das Gehirn weiterzuleiten, sondern aktiv den Hörvorgang durch ganz bestimmte Steuerungsvorgänge der so genannten Stereozilien zu beeinflussen. Schädigende Einflüsse wie Lärm oder andere Umweltgifte können hier sicher im Lauf eines langen Lebens eine ganze Reihe von Schäden setzen und dadurch die zunehmende Altersschwerhörigkeit mit bedingen.

Ein weiterer ganz wichtiger Faktor ist, dass das Hörorgan nur von einem einzigen Blutgefäß versorgt wird. Durchblutungsstörungen sind deshalb sehr häufig und wohl mit die wich-

> Unter der Telefonnummer 01 80/5 32 37 54 (DM 1,44 pro Minute) kann jeder einen einfachen Hörtest am Telefon machen.

Moderne Hörgeräte werden immer besser, immer kleiner und sind längst auch computergesteuert (digital). In der Uni Tübingen wird an der Entwicklung von Hörgeräten gearbeitet, die man von außen unsichtbar in den Schädelknochen implantiert. Die ersten Patienten sammeln bereits Erfahrungen damit.

tigste Ursache für die Schäden an den empfindlichen Sinneszellen. Solche Durchblutungsstörungen sind nicht immer nur durch Veränderungen dieses Gefäßes, zum Beispiel bei Arteriosklerose, also Gefäßverkalkung, verursacht. Sie können auch vorübergehend auftreten, wenn wir mit Nackenproblemen zu kämpfen haben. Ein verspannter Nacken bedeutet, dass wir die Blutzufuhr selbst drosseln und es daher zu Hörproblemen kommen kann.

Mit das wichtigste ist, so früh wie möglich auf die zunehmende Schwerhörigkeit aufmerksam zu werden und sie ernst zu nehmen. Viele ältere Menschen merken, dass sie schwerer hören, und leiden darunter, ohne aber aktiv etwas dagegen zu tun. Sie empfinden es als sehr unangenehm und belastend, dass sie immer wieder nachfragen müssen. Statt einen Ohrenarzt aufzusuchen, ziehen sie sich lieber mehr und mehr zurück. Der Weg in die Isolation ist vorprogrammiert. Was es bedeutet, nicht hören zu können, dieses Ausgeschlossensein von anderen im Vergleich zu den Menschen, die nicht sehen können, hat die Amerikanerin Helen Keller beschrieben. Sie war in frühester Kindheit gleichzeitig erblindet und ertaubt. Dennoch war es ihr mit Hilfe einer Erzieherin gelungen, sich zu verständigen, sprechen zu lernen, schließlich sogar zu studieren und eine engagierte Sozialreformerin zu werden. Helen Keller sagt: »Nicht sehen können, heißt, den Menschen von den Dingen zu trennen. Nicht hören zu können, heißt, den Menschen von den Menschen zu trennen.«

Um das zu verhindern, muss sich der Betroffene frühestmöglich untersuchen lassen. Gerade die Altersschwerhörigkeit ist heute mit immer besseren Hörgeräten auszugleichen. Trotzdem klagen ältere Menschen zunächst immer darüber, dass das Hörgerät sie eher behindert als ihnen hilft. Dazu muss man wissen, dass der Hörvorgang mit Gerät tatsächlich ein anderer ist, als ihn das gesunde Ohr vermittelt. Das Gerät ist zwar nicht mehr ausschließlich eine Hörverstärkung, es gelingt mehr und mehr, auch das Verstehen besser zu machen. Der Betroffene muss aber dennoch zunächst Geduld für die Zeit der Gewöhnung aufbringen.

Das kann Wochen, auch Monate, sogar ein bis zwei Jahre dauern. Hinzu kommt, dass ein Gerät auch nicht immer sofort passen muss. Hier sollten alle Betroffenen unbedingt den Mut haben, immer wieder zu ihrem Arzt oder zum Hörgeräteakustiker zu gehen, immer wieder zu sagen, wenn es noch nicht funktioniert, wenn störende Geräusche auftreten, wenn man mit dem Gerät nicht zurechtkommt.

Nach heutigem technischem Standard sollte es möglich sein, doch ein akzeptables Gerät für den Einzelnen zu finden, der dann auch lernt, es richtig einzusetzen. Die Mühe ist es ganz sicher wert, um sich nicht selbst aus der Mitte der Gemeinschaft auszuschließen.

Tauben Menschen, die noch einen intakten Hörnerv haben, können HNO-Spezialisten eine moderne Innenohrprothese (Cochlea-Implantat) einpflanzen und ihnen damit das Gehör zurückgeben bzw. Kindern das Hören (und Sprechenlernen) ermöglichen.

Bleiben Sie gesund durch Vorsorge und Früherkennungstests

Vorsorge heißt, sensibel zu werden für den eigenen Körper. Spüren, was mir gut tut und was nicht. Wir brauchen nicht für alles Vorschriften. Wir müssen nur richtig angeleitet sein, dann werden wir selber eine ganze Menge tun können, um uns vor den Krankheiten zu schützen, die in der Hauptsache durch Fehlverhalten bedingt sind.

Dass es das beste ist, Krankheiten zu verhindern, also wirklich vorzubeugen, ist jedem von uns klar. Sicher wird es immer Schicksalhaftes geben, Erkrankungen, die wir nicht verhindern können. Das kann und darf aber nicht bedeuten, dass wir nichts tun. Es muss im Gegenteil heißen, dass wir alles tun, um diese Krankheiten rechtzeitig zu entdecken, um sie heilen zu können. Und wie geht das? Wie kommt man auf die Spur, obwohl man nichts merkt? Es ist viel einfacher, als die meisten denken: Dafür gibt es die Früherkennungsuntersuchungen. Das sind leicht durchzuführende Tests, Messungen oder Kontrollen, die uns nicht belasten und nicht aufwändig sind. Das Blutdruckmessen zum Beispiel. Nutzen Sie dazu jede Gelegenheit, ob beim Arzt oder auch immer mal wieder in der Apotheke. Und warum?

Einer der wichtigsten Risikofaktoren für Herz-Kreislauf-Erkrankungen ist der hohe Blutdruck. Die Gefahr heißt: arteriosklerotische Schädigung der Gefäße mit Einengung und drohendem Verschluss, also Gefahr von Herzinfarkt und Schlaganfall. Wenn wir bereits etwas von dem hohen Blutdruck merken, dann ist es schon sehr spät. Meist liegen dann bereits schwerwiegende Schäden in den Gefäßen vor. Wird der hohe Blutdruck erkannt, wenn wir noch nichts davon merken, besteht die Chance, dass er noch keine oder keine erheblichen Schäden angerichtet hat und wir das auch in Zukunft verhindern können.

Je nach Höhe der auffälligen Blutdruckwerte müssen sie mehr oder weniger engmaschig kontrolliert werden, auch eine Selbstmessung kann empfehlenswert sein. Es geht darum zu erkennen, ob der Blutdruck in Bereichen bleibt, die lediglich beobachtet werden müssen, oder ob er eine Höhe erreicht, die Behandlungsmaßnahmen erfordert. Das ist der Fall, wenn der untere, der diastolische Wert 90 mmHg überschreitet und der obere Wert über 140 mmHg geht. Ist eine Behandlung nötig, dann ist die Blutdruckmessung gleichzeitig die Erfolgskontrolle der Behandlung. Reichen die Gewichtsabnahme und das sorgsamere Umgehen mit dem Salz aus, oder müssen Medikamente eingesetzt werden? Und wenn Medikamente gebraucht werden, kann man nur durch regelmäßiges Messen den Blutdruck richtig einstellen.

Die allereinfachste und am wenigsten aufwändige Kontrolle, die wir alle für unsere Gesundheit haben, ist das Wiegen. Viele Krankheiten werden durch Übergewicht negativ beeinflusst. Das gilt nicht nur für den hohen Blutdruck, sondern auch für Schmerzen bei rheumatischen Gelenkerkrankungen, und das gilt insbesondere für Stoffwechselstörungen wie Fettstoffwechselstörungen, Gicht oder Diabetes. Ein unterschwelliger Diabetes Typ II

Alle zwei Jahre bieten die Krankenkassen ihren Mitgliedern über 35 Jahren einen »Check-up 35« beim Hausarzt an. Schwerpunkt ist die Früherkennung von Herz-, Kreislauf- und Nierenerkrankungen sowie Diabetes.

kann durch Gewichtszunahme zum Ausbruch kommen, bei Gewichtsabnahme wieder verschwinden. Ob jemand Zucker hat, wird häufig auch erst durch einen Test entdeckt. Deshalb ist es ganz wichtig, den Check-up mit der Bestimmung der Blutwerte wahrzunehmen. Der Nachweis von Zucker im Urin bedeutet, dass die Zuckerkrankheit bereits klare Zeichen setzt. Dennoch ist für viele immer noch Zeit, sie durch richtige Ernährung und, falls nötig, Tabletten oder Insulin gut in den Griff zu bekommen. Wie häufig jemand gar nichts von seiner Situation weiß, wurde ganz deutlich, als Professor Mehnert mit seinem Team vor vielen Jahren in München eine groß angelegte Aktion durchführte. An alle Haushalte wurden Zuckerteststreifen geschickt. Das Resultat war das Aufdecken einer großen Anzahl bisher unerkannter Diabetiker! Und 1999 ergab eine Studie der Universität Regensburg mit speziellen Blutuntersuchungen, dass noch viel mehr Menschen betroffen sind als bisher angenommen.

Der Entdeckung bisher unerkannter Gesundheitsstörungen dient in besonderem Maß der »Check-up 35«, der alle zwei Jahre von den gesetzlichen Krankenkassen bezahlt wird. Es geht um die Untersuchung von Urin, vor allem auf Eiweiß, um rechtzeitig auf Nierenerkrankungen aufmerksam zu werden. Es muss der Blutdruck kontrolliert werden. Ganz bestimmte Laboruntersuchungen sollen unter anderem Diabetes und Fettstoffwechselstörungen aufdecken, die Anlage zu Gicht oder erste Anzeichen von Leber- oder Nierenschäden. All diese Erkrankungen sind zum Großteil in der Frühphase allein durch Verhaltensänderungen zu behandeln. Ganz oben steht dabei meist die Umstellung der Ernährungsgewohnheiten, vor allem auch der schlechten Trinkgewohnheiten. Ein EKG soll Anzeichen einer Herzerkrankung so rechtzeitig anzeigen, dass, falls notwendig, gezielt weiteruntersucht werden kann.

Viele Krebsarten sind heute heilbar, wenn sie früh genug erkannt werden. Die Krankenkassen bezahlen jährliche Vorsorgeuntersuchungen für Frauen ab 20 und Männer ab 45 Jahren.

Auch wenn es nicht überall üblich ist, sollte der Patient völlig entkleidet untersucht werden, damit keine verdächtigen Hautveränderungen übersehen werden. Gerade was die Haut betrifft, sind wir alle aufgerufen, Kontrollen durchzuführen, für die wir nichts weiter brauchen als unsere Augen und unsere Sinne. Sich selbst nackt ansehen, vor dem Spiegel, vor allem auch den Rücken ganz genau betrachten. Wer einen Partner hat, der den anderen nicht nur liebevoll, sondern auch aufmerksam regelmäßig anschaut, ist doppelt gut dran.

So einfach das klingt, für viele ist es ein unüberwindliches Problem, sich überhaupt mit dem Gedanken an Krankheit, insbesondere an Krebs, auseinanderzusetzen. Mit Krebs verbinden die meisten die Vorstellung von Siechtum, schwerem Leiden und Tod. Gerade das soll aber durch die Früherkennung verhindert werden. So groß der Schock der Diagnose für jeden ist, rechtzeitig erkannt, kann heute in vielen Fällen geheilt werden. Je früher erkannt, desto größer die Chance auf Heilung. Je fortgeschrittener die Erkrankung ist, desto schwerer ist es, noch zu heilen.

Die Früherkennungsuntersuchungen auf Krebs sind jährlich angezeigt, dazu gehört auch die Durchführung des Tests auf verstecktes Blut im Stuhl mit den entsprechenden Testbriefchen. Ein positiver Test, also die Beimengung von Blut, muss immer eine gründliche Darmuntersuchung nach sich ziehen. Auf diese Weise könnte sehr viel häufiger Darmkrebs rechtzeitig entdeckt und behandelt werden.

Und immer wieder daran denken: sich selbst regelmäßig abtasten, die Frau ihre Brust, der Mann den Hoden. Diese Maßnahme ist das Einfachste, Wichtigste und Effektivste, was wir selbst zur Früherkennung von Brust- und Hodenkrebs beitragen können.

Vorsorge heißt aber nicht ausschließlich, Krankheiten zu verhindern oder zumindest frühzeitig zu erkennen. Vorsorge heißt auch zu lernen, wie wir gesund bleiben können, mit Freude an der eigenen Gesundheit. Dazu gehören gleichermaßen geistige Beweglichkeit und körperliche Fitness. Beides lässt sich trainieren, spielerisch, mit Spaß. Kein verkrampftes Leistungsstreben, sondern Wiederentdecken der Freude am Spiel, an der Bewegung, am eigenen Körper, das Üben von Koordination und Beweglichkeit.

Unsere Seele fordert ihr Recht mindestens im gleichen Maß wie der Körper und der Geist. Wir sind eine Einheit, und nur die Ausgewogenheit, die Harmonie in uns selbst bedeutet Gesundheit. Unsere Seele will immer mal wieder „baumeln“. Wir dürfen uns nicht ständig nach Unerreichbarem verzehren, Neid und Unzufriedenheit an uns nagen lassen. Wir dürfen Konflikte nicht einfach schwelen lassen, weil wir lieber die Augen davor verschließen. Wir müssen über Lösungsmöglichkeiten nachdenken und versuchen, sie durchzuführen. Das ist oft sehr mühevoll, aber ohne Psychohygiene, ohne das Reinigen unserer Seele von krank machendem Ballast, können wir weder seelisch noch körperlich und geistig gesund bleiben.

Wir müssen lernen, Gesundheit nicht im Sinne einer bitteren Medizin zu sehen, die uns nur Verzicht abverlangt. Gesundheit ist Verlockung, der wir mit Freude nachgeben und nachgehen können und sollen.

Das gilt zum Beispiel auch für das Essen. Wir müssen wieder lernen zu genießen, das, was wir essen, wirklich wahrzunehmen, bewusst zu essen und nicht einfach gedankenlos in uns hineinzustopfen.

Wer gesund bleiben oder wieder werden will, muss Vorsorge treffen, um Risiken zu vermeiden oder so früh zu erkennen, dass Abhilfe möglich ist.

Das Motto heißt: Mehr Spaß am Leben durch rechtzeitige Vorsorge.

Wenn es darum geht, verborgene Gesundheitsgefahren zu entdecken, dann haben wir also wertvolle und wirklich einfach durchzuführende Maßnahmen selbst in der Hand. Wir müssen es nur tun – und das regelmäßig!

BLEIBEN SIE GESUND MIT MIR!

Adressen

Allergien und Atemwege

Deutscher Allergie- und Asthmabund e.V.
Hindenburgstr. 110
41061 Mönchengladbach
Telefon: 0 21 61/8 14 94-0
Fax: 0 21 61/8 14 94-30

Deutsche Atemwegsliga e.V.
Burgstr. 12
33175 Bad Lippspringe
Telefon: 0 52 52/93 36 15
Fax: 0 52 52/95 36 16

Deutsche Haut- und Allergiehilfe e.V.
Gotenstr. 164
53175 Bonn
Telefon: 02 28/3 67 91-0
Fax: 02 28/3 67 91-90

Augen

Initiativkreis Glaukom-Früherkennung e.V.
Postfach 1340
40638 Meerbusch

Alzheimer

Deutsche Alzheimer Gesellschaft e.V.
Kantstr. 152
10623 Berlin
Telefon: 0 30/31 50 57 33
Fax: 0 30/31 50 57 35

Alkohol- und andere Suchtkrankheiten

Nakos
Info-Stelle für Selbsthilfegruppen
Albrecht-Achillesstr. 65
10709 Berlin
Telefon: 0 30/8 91 40 19
Fax: 0 30/8 93 40 14

DHS
Deutsche Hauptstelle gegen die Suchtgefahr e.V.
Postfach 1369
59003 Hamm
Telefon: 0 23 81/90 15-0
Fax: 0 23 81/90 15 30

Blase

ICA
Interstitielle Cystitis Association Deutschland e.V.
Untere Burg 21
53881 Euskirchen
Telefon und Fax:
0 22 51/7 47 80

Brandverletzungen

VFBB
Verein zur Förderung der Behandlung Brandverletzter e.V.
Richard-Strauss-Str. 9a
81677 München
Telefon: 0 89/47 79 66

Cholesterin

Lipid-Liga e.V.
Waldklausenweg 20
81377 München
Telefon: 0 89/7 19 10 01
Fax: 0 89/7 14 26 87

Darm

Deutsche Reizdarm-Selbsthilfe e.V.
Mörickeweg 2
31303 Burgdorf
Telefon: 0 51 36/89 61 06
Fax: 0 51 36/87 36 62

Diabetes

Deutscher Diabetiker Bund e.V.
Danziger Weg 1
58511 Lüdenscheid
Telefon: 0 23 51/98 91 53
Fax: 0 23 51/98 91 50

Ernährung

Deutsche Gesellschaft für Ernährung e.V.
Im Vogelsgesang 40
60488 Frankfurt/M.
Telefon: 0 69/97 68 03-0
Fax: 0 69/97 68 03-18

Fibromyalgie

Deutsche Rheuma-Liga Bundesverband e.V.
Maximilianstr. 14
53111 Bonn
Telefon: 02 28/7 66 70 80
Fax: 02 28/7 66 06 20

Herz und Kreislauf

Deutsche Hochdruckliga
Postfach 10 20 40
69010 Heidelberg
Telefon: 0 62 21/47 48 00
Fax: 0 62 21/40 22 74

Deutsche Herzstiftung e.V.
Vogtstr. 50
60322 Frankfurt/M.
Telefon: 0 69/95 51 28-0
Fax: 0 69/95 51 28-313

Stiftung Deutsche Schlaganfall-Hilfe
Postfach 104
33311 Gütersloh
Telefon: 0 52 41/97 70-0
Fax: 0 52 41/70 20 71

Krebs

Deutsche Krebshilfe e.V.
Thomas-Mann-Str. 40
53111 Bonn
Telefon: 02 28/7 29 90-0
Fax: 02 28/7 29 90-11

Leber

Deutsche Leberhilfe e.V.
Luxemburger Str. 150
50937 Köln
Telefon: 02 21 / 2 82 99 - 80
Fax: 02 21 / 2 82 99 - 81

Magen und Darm

Gastro-Liga e.V.
Deutsche Gesellschaft zur Bekämpfung der Erkrankungen von Magen, Darm, Leber
Friedrich-List-Str. 13
35398 Gießen
Telefon: 06 41 / 97 48 10
Fax: 06 41 / 9 74 81-18

Migräne

Deutsche Migräne- und Kopfschmerzgesellschaft
Neurologische Universitätsklinik
Universitätsstr. 84
93053 Regensburg
Telefon: 09 41 / 9 41 30 70
Fax: 09 41 / 9 41 30 75

Multiple Sklerose

Deutsche Multiple Sklerose Gesellschaft
Vahrenwalder Str. 205–207
30165 Hannover
Telefon: 05 11 / 9 68 34-0
Fax: 05 11 / 9 68 34-50

Osteoporose

Kuratorium Knochengesundheit
Leipziger Str. 6
74889 Sinsheim
Telefon: 0 72 61 / 9 21 70
Fax: 0 72 61 / 6 46 59

Rheuma

Deutsche Rheuma-Liga Bundesverband e.V.
Maximilianstr. 14
53111 Bonn
Telefon: 02 28 / 7 66 70 80
Fax: 02 28 / 7 66 06 20

Elternkreis rheumakranker Kinder
Landesverband Bayern e.V.
Im Schwaigfeld 13
82140 Olching
Telefon und Fax: 0 81 42 / 2 04 13

Schilddrüse

Schilddrüsen-Liga-Deutschland e.V.
Ev. Krankenhaus Bad Godesberg
Waldstr. 73
53177 Bonn
Telefon: 02 28 / 3 86 90 60

Schmerz

Deutsche Schmerzliga e.V.
Hainstr. 2
61476 Kronberg/Taunus
Telefon: 07 00 / 3 75 37 53 75
Fax: 07 00 / 37 53 75 38

Schönheit

Vereinigung der Deutschen Plastischen Chirurgen
Bleibtreustr. 12a
10623 Berlin
Telefon: 0 30 / 8 85 10 63
Fax: 0 30 / 8 85 10 67

Deutsche Gesellschaft Ästhetisch-Plastischer Chirurgen
Bleibtreustr. 12a
10623 Berlin
Telefon: 0 30 / 88 55 16 15
Fax: 0 30 / 8 85 10 67

Schwindel

Ambulanz für Schwindel, Augenbewegungs-und Haltungsregulationsstörungen
Neurologische Klinik
Klinikum München-Großhadern
Marchioninistr. 15
81377 München
Telefon: 0 89 / 70 95 - 36 78

Sport

Deutscher Sportbund
Otto-Fleck-Schneise 12
60528 Frankfurt/M.
Telefon: 0 69 / 6 70 00
Fax: 0 69 / 67 49 06

BLSV
Bayerischer Landes-Sportverband e.V.
»Haus des Sports«
Georg-Brauchle-Ring 93
80992 München
Telefon: 0 89 / 1 57 02-0
Fax: 0 89 / 15 74 -532

Tinnitus

Deutsche Tinnitus-Liga e.V.
Am Lohsiepen 18
42353 Wuppertal
Telefon: 02 02 / 2 46 52-0
Fax: 02 02 / 2 46 52-20

Venen

Deutsche Venen-Liga e.V.
Postfach 1129
56864 Bad Bertrich
Telefon: 0 26 74 / 14 48
Fax: 0 26 74 / 91 01 15

Vorsorge

Bundeszentrale für gesundheitliche Aufklärung
Postfach 91 01 52
51071 Köln
Telefon: 02 21 / 89 92 - 0
Fax: 02 21 / 89 92 - 257

Bei schriftlichen Anfragen bitte möglichst 3 Mark Rückporto beilegen.

Register